백세청년

백세청년

지은이 | 김형일

주간 | 권대웅
기획 | 고유진, 정광준, 박현종
디자인 | 한순복
마케팅 | 양승우, 정복순, 이태훈
업무관리 | 최희은

초판 1쇄 찍음 | 2006년 6월 1일
초판 1쇄 펴냄 | 2006년 6월 9일

펴낸곳 | 도솔출판사
펴낸이 | 최정환

등록번호 | 제1-867호   등록일자 | 1989년 1월 17일
주소 | 121-841 서울시 마포구 서교동 460-8번지
전화 | 335-5755   팩스 | 335-6069
홈페이지 | www.dosolbooks.com
전자우편 | dosol511@empal.com

ⓒ 김형일, 2006

* 이 책의 판권은 지은이와 도솔출판사에 있습니다. 이 책 내용의 전부 또는 일부를
  재사용하려면 반드시 양측의 서면 동의를 받아야 합니다.
* 값은 뒤표지에 있습니다.

ISBN 89-7220-187-1   03510

백세청년

의학박사 김형일 지음

| 추천사 1 |

쉽고 재미있는 장수 비결

김채옥
한국 물리학회 회장 · 이학박사
한양대학교 자연과학대 학장

    건강 백세를 위한 장수 비결을 풀이한 이 책은 특별히 세 가지 장점을 가지고 있습니다.

    첫째는, 매우 재미있고 빠른 속도로 읽을 수 있다는 것입니다. 대부분의 의학서가 딱딱하고 지루하며, 두세 번씩 읽어야 그 뜻을 가까스로 이해하는 경우가 많은데, 이 책은 마치 소설처럼 재미있어 빨리 읽을 수 있습니다.

    둘째는, 의학 상식을 일반인들도 알기 쉽게 풀어주고 있다는 것입니다. 이 책을 읽으면 누구든지 폭넓은 상식을 저절로 얻게 되었음을 느낄 것입니다.

    셋째는, 상업적인 의학을 단호하게 거부하고 있다는 점입니다. 지금 세상에는 웰빙 바람이 불어와 사람들은 물불을 가리지 않고 여기에 덤비다가 오히려 몸과 마음을 상하게 되는 경우가 많습니다. 바로 이 책은 제대로 된 웰빙, 잘못된 건강상식에 명쾌하고 속 시원한 정답을 제시하고 있습니다.

아무쪼록 이 책을 읽는 모든 독자들께서 이처럼 쉽고도 재미있고 실속 있는 내용을 생활 속에서 잘 적용하기를 바랍니다.

| 추천사 2 |

무병장수의 올바른 지침서

정우열
한송한의원 원장 · 한의학 박사
전 원광대학교 한의과대학 학장

오래 사는 것은 누구나가 바라는 욕망이며 또한 본능입니다. 그러나 아무리 오래 산다고 하더라도 병들지 않고 건강한 몸으로 오래 살아야지 병들어 고통스럽게 오래 산다면 이는 본인이나 가족 모두에게 불행한 일이 아닐 수 없습니다.

우리나라에서도 경제가 어느 정도 성장하면서 장수에 대한 관심이 높아졌으며 이에 따라 장수 비결이나 만병통치약을 찾는 사람이 더욱 많아졌습니다. 또한 사람들의 이러한 심리를 상업적으로 이용해 건강식품을 만병통치약인 양 선전하는 과대광고도 범람하고 있습니다. 그러나 검증되지 않은 의학정보나 만병통치약은 환자의 부담을 가중시킬 뿐만 아니라 개인의 수명까지 단축시켜 오히려 사회문제가 될 수 있습니다.

그럼에도 그동안 국민들은 잣대로 삼을 만한 올바른 지침서가 없어 많은 불편을 겪어 왔습니다. 이러한 때에 출간된 김형일 박사의 이번 저서는 무병장수하여 행복하게 살기를 바라는 모든 이들에게 어두운 길을 밝히는 등불이 아닐 수 없습니다. 김 박사는 진단검사의학전문의이자 종양면역학전문의로서 암·에이즈·고혈압·당뇨병 등 현대 난치병 질환에 대한 정확한 진단법을 연구하였고, 많은 환자들의 난치병을 조기진단함으로써 예방할 수 있게 하였습니다. 또한 오랫동안의 임상경험을 통해 '건강지수'와 '행복지수'를 객관화하는 데도 크게 기여하였습니다.

이 책은 저자의 이러한 임상경험을 토대로 일반인들이 알고 있는 건강 상식을 객관적으로 검증하여 그 오류를 낱낱이 지적할 뿐만 아니라 검증된 건강 정보를 흥미 있고 알기 쉽게 소개하고 있습니다.

이 책을 책상머리에 놔두고 늘 참고한다면, 건강관리에 길잡이가 되어 행복한 삶을 추구하는 모든 이들에게 큰 도움이 될 것입니다.

| 추천사 3 |

질병을 조기진단하는 새로운 패러다임

맹광호
가톨릭의대 교수 · 의사문필가협회장
전 가톨릭의대 학장

의학은 기본적으로 예방과 치료라는 두 개의 축으로 이루어져 있습니다. 즉, 질병이 발생하지 않도록 예방하고 증진하는 보건과 일단 발생한 질병을 치료해서 원상태로 회복하게 하는 의료입니다. 어느 사회에서나 국민의 건강을 위해서는 이 두 축이 균형 있게 발전을 해야 합니다.

그러나 1940년을 전후해서 대량 생산이 가능해진 페니실린 등 항생제가 개발되고 나서부터 사람들은 질병예방을 위한 노력보다 오로지 질병치료에만 의존해서 건강을 유지하려는 경향이 있습니다.

물론 지금까지 계속되는 이런 치료 중심의 건강관리 패러다임이 세균성 질병의 발생과 유병(有病) 상태를 크게 줄이고 영 · 유아 사망률을 큰 폭으로 떨어뜨리는 등 사람들의 평균수명을 눈에 띄게 연장한 것이 사실입니다.

하지만 지금은 상황이 다릅니다. 사람들이 앓고 있는 대부분의 질병이 치료가 어려운 만성 퇴행성 질병이기 때문입니다. 그러니까 수명은 늘어났으나 늘 몸이 아픈 상태에서 많은 시간을 고통스럽게 지내야 하는 상태가 된 것입니다. 따라서 지금은 질병을 치료하는 방법보다는 이를 예방하는 새로운 패러다임의 건강관리 방법을 더 강화해야만 하는 것입니다.

평소 종합검진을 통해 건강 상태 점검과 질병 조기진단으로 사람들의 건강을 돌보아온 서울 메디칼 랩 원장 김형일 박사가 이번에 행복하게 건강 백세를 사는 방법을 알려주는 책을 출간하였습니다.

이 책을 통해서 많은 사람들이 좀 더 건강한 생활을 유지하는 데 필요한 정보를 얻게 될 것입니다.

| 머리말 |

풍요로운 백세 청춘을 꿈꾸는 분들에게

인간이 백년 이상 장수하는 것은 평범한 일이 못 되는 것일까요?
누구에게든 가장 큰 욕망은 단연,
무병장수(無病長壽, well being without disease)하며 행복하게 사는
것이지요.
세상 모든 것 중에서 결국,
자신의 목숨(人間生命, mortal life)만큼 소중한 것은 없지요.
행복하게 오래 사는 것에 이로운 것을 선(善)이라 하며,
해로운 것을 악(惡)이라고 말합니다.
그래서 사람이라면 누구나 선(善)을 행하여
행복하게 오래 살려고 노력합니다.

이 책에서는 백세청년(百歲靑年)을 지향하는 모든 이들을 위하여
그간 임상을 통하여 10년 동안 2만여 명을 추적 조사하여 얻은
명쾌한 사실과 실제 경험사례 등을 소개하며

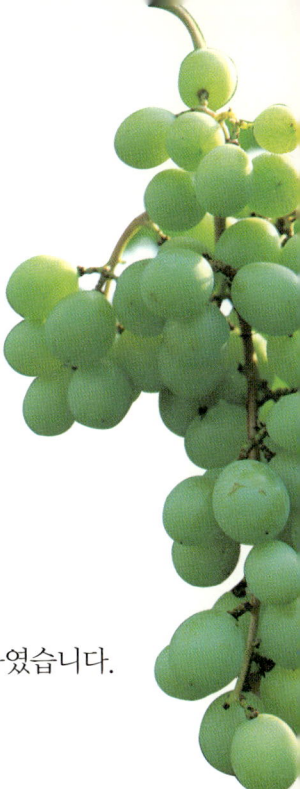

좀 더 읽기 쉽고 흥미로운 학술자료와 최신정보를 제시하였습니다.

이 책은 재미있으며 지루하거나 딱딱하지 않습니다.
어렵지도 않고 이해할 필요도 없고 외울 필요도 없습니다.
명쾌한 사실을 매우 빠른 속도로 읽을 수 있습니다.
흥미진진한 사건들을 파헤치다 보면 알찬 소득을 얻게 될 것입니다.
재미있는 이야기들은 오랫동안 잊혀 지지 않고
청년으로 백세를 사는 방법을 터득하게 되어
미래의 삶에 큰 보탬이 될 것입니다.

2006년 5월
김형일

| 차례 |

■추천사 1, 2, 3 4
■머리말 10

1장 당신이 먹는 것이 백세청년을 약속한다

색이 곧 생명이다 17 | 체중과 수명은 반비례하나요 26 | 채식은 좋고, 육식은 나쁜가요 33 | 적게 먹을수록 오래 사나요 41 | 현미밥이 백미밥보다 좋은가요 50 | 아침밥, 간단할수록 좋은가요 56 | 물을 잘 마셔야 백세청년 61 | 산성수, 알칼리수, 육각수 69 | 정력제, 뭐 더 좋은 것 없나요 75 | 자신이 부자라고 생각해야 장수한다 82 | 만성피로가 없으면 백세 OK 88 | 지금 건강으로는 몇 살까지 살 수 있을까 95

2장 행복해야 백세청년이 될 수 있다

청춘이란 나이가 아니라 마음의 상태 109 | 왜 화내면 늙고, 웃으면 젊어지나요 117 | 부부의 사랑은 백세로 가는 길 126 | 운동 열심히 할수록 오래 살까요 132 | 외모를 잘 가꾸어야 오래 산다 136 | 잘 웃고 잘 웃기는 사람이 오래 산다 143 | 여자가 남자보다 오래 사는 이유 148 | 중풍과 치매, 어떻게 비껴갈 수 없을까 155 | 아빠는 지금 행복하세요? 161 | 완벽주의자 vs 낙천주의자 168 | 당신의 행복지수는 몇 점? 173

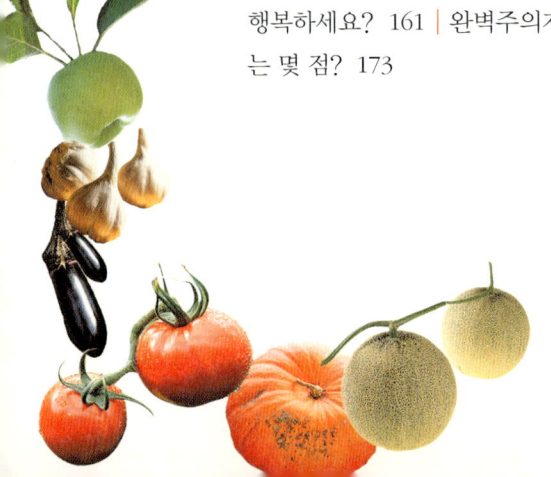
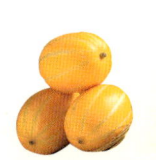
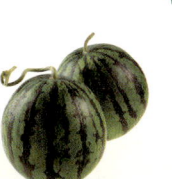
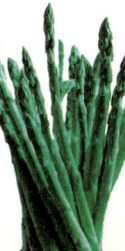

3장 백세청년에게 암은 없다

암은 스스로 만드는 것 187 | 암이 유전되고 전염된다고? 192 | 담배 피워야만 폐암 걸리나요 200 | 뭐든 잘 먹는데 웬 위암? 206 | 술도 못 먹는데 무슨 간암? 212 | 유방과 암은 전혀 안 어울리지만 218 | 대장암은 수입품 224 | 전립선 비대가 암이 되나요 229 | 췌장암 진단이 나오면 왜 금방 죽나요 234 | 아랫배가 냉하면 자궁암 걸리나요 239 | 머리가 아프면 뇌종양인가요 244 | 드라마의 주인공은 왜 백혈병으로 죽을까 248 | 암에 걸린다고 다 죽는 건 아니다 252

4장 백세청년으로 가는 데 진단이 필요할까

CT, MRI 꼭 할 필요 없다 261 | 비싼 검사가 더 좋은 걸까 266 | 종합검진 A급인데 왜 암에 걸렸나요 271 | 면역기능, 강할수록 좋은가요 276 | 생명은 혈액 속에 숨어 있다 282 | 행복이 가장 좋은 자율신경 조절제 287 | AIDS, 성병, 세균, 바이러스 293 | 무슨 검사가 그렇게 많을까 297

■참고 문헌 302

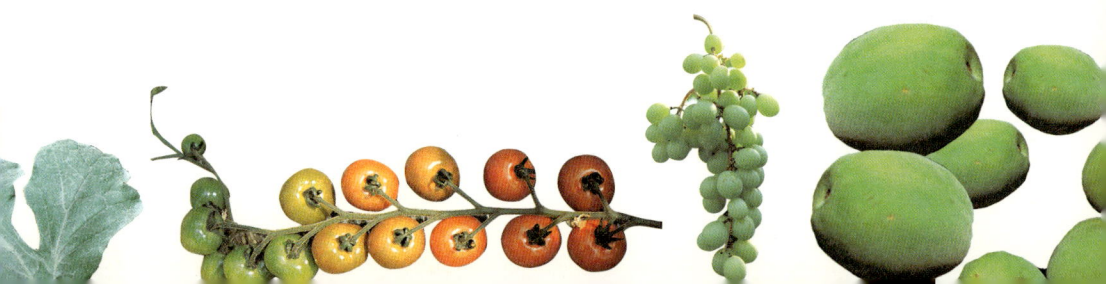

당신이 먹는 것이 백세청년을 약속한다

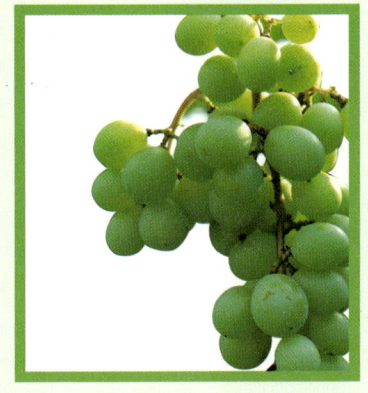

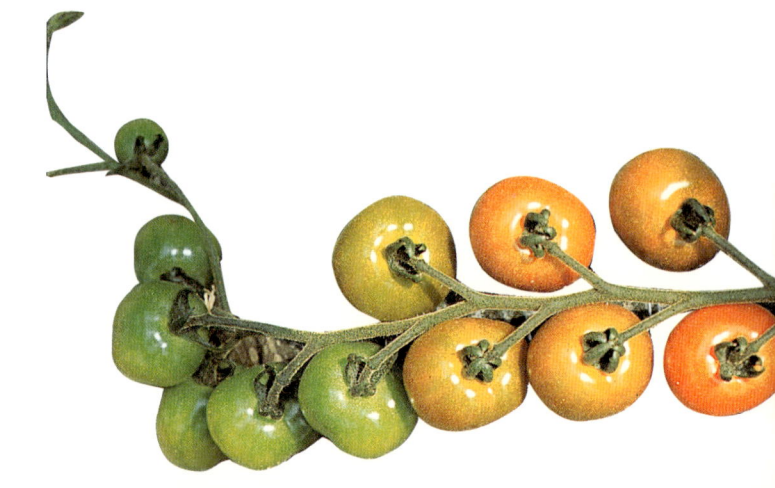

색이 곧 생명이다

색(色)은 모든 것을 말하며 늘 조화를 부린다
에디슨

G변호사는 요즘 신바람이 났다. 세상이 모두 자기 것이다. 하는 일마다 척척 맞아 떨어진다. 사건을 맡아 재판에 나갔다 하면 속속 승소한다. 그러나 짐짓 진짜로 살판이 난 것은 그 때문이 아니다. 아내가 곧 둘째를 낳게 되었기 때문이다.

G변호사는 지천명인 50대의 나이다. 그의 무남독녀 외딸은 이제 겨우 유치원에 다닌다. 그는 결혼을 매우 늦게 했다. 그는 경남 마산의 유명한 만석꾼 김 부자의 5대 독자이다. 완고한 그의 본가에서는 '얼른 장가가서 선영 봉사할 아들을 생산하라'고 재촉했지만, 기실 그가 선보는 여자들은 한결같이 그를 두 번 다시 만나려 하지 않았다.

어디가 불편하거나 야수처럼 생긴 것도 아니다. 단지 좀 크고 충분히 뚱뚱한 것뿐이었다. 그리고 자신만 알고 있는 사실이지만, 늘 피곤하고 검진을 받으면 고혈압에 고혈당증, 백혈구 수가 다소 부족하다고 나왔다.

그런데 맞선을 수십 번씩이나 보고 번번이 퇴짜를 맞자 이제 더 이상은 맞선 보기도 싫고 이래저래 결혼을 포기해야겠다고 마음을 굳혔을 때쯤, 아주 섹시하고 하얗고 늘씬한 미인을 만나게 되었다. 그녀는 색색의 화려한 의상을 걸치고 나왔다. 첫눈에 반해버렸지만 G는 자신의 마음을 표현할 용기가 없었다. 가슴이 마구 두근거리고 혈압이 오르는지 머리가 화끈거렸다.

'저 여자도 뚱뚱한 나를 두 번 다시 만나주지 않겠지.'

기대가 크면 실망도 큰 법인데, 웬일인지 그녀는 웃었고, 이튿날 데이트하자는 연락이 왔다. 그녀는 국어 선생님이었다. 마산이 고향인 청마 유치환 선생님을 가장 좋아하는데, G의 고향 역시 마산이라서 더욱 기쁘다고 하며 청마의 '행복'이라는 시를 읊었다.

사랑한다는 것은
사랑을 받느니보다 행복하나니라.
오늘도 나는 에메랄드 빛 하늘이 환히 내다뵈는
우체국 창문 앞에 와서 너에게 편지를 쓴다.

G는 그 다음 구절을 따라 읊었다.

먼 고향으로 또는 그리운 사람께로
슬프고 즐겁고 다정한 사연들을 보내나니
...

자연이 인류에게 준 색색의 선물 속에는 모든 치료제가 들어 있다.

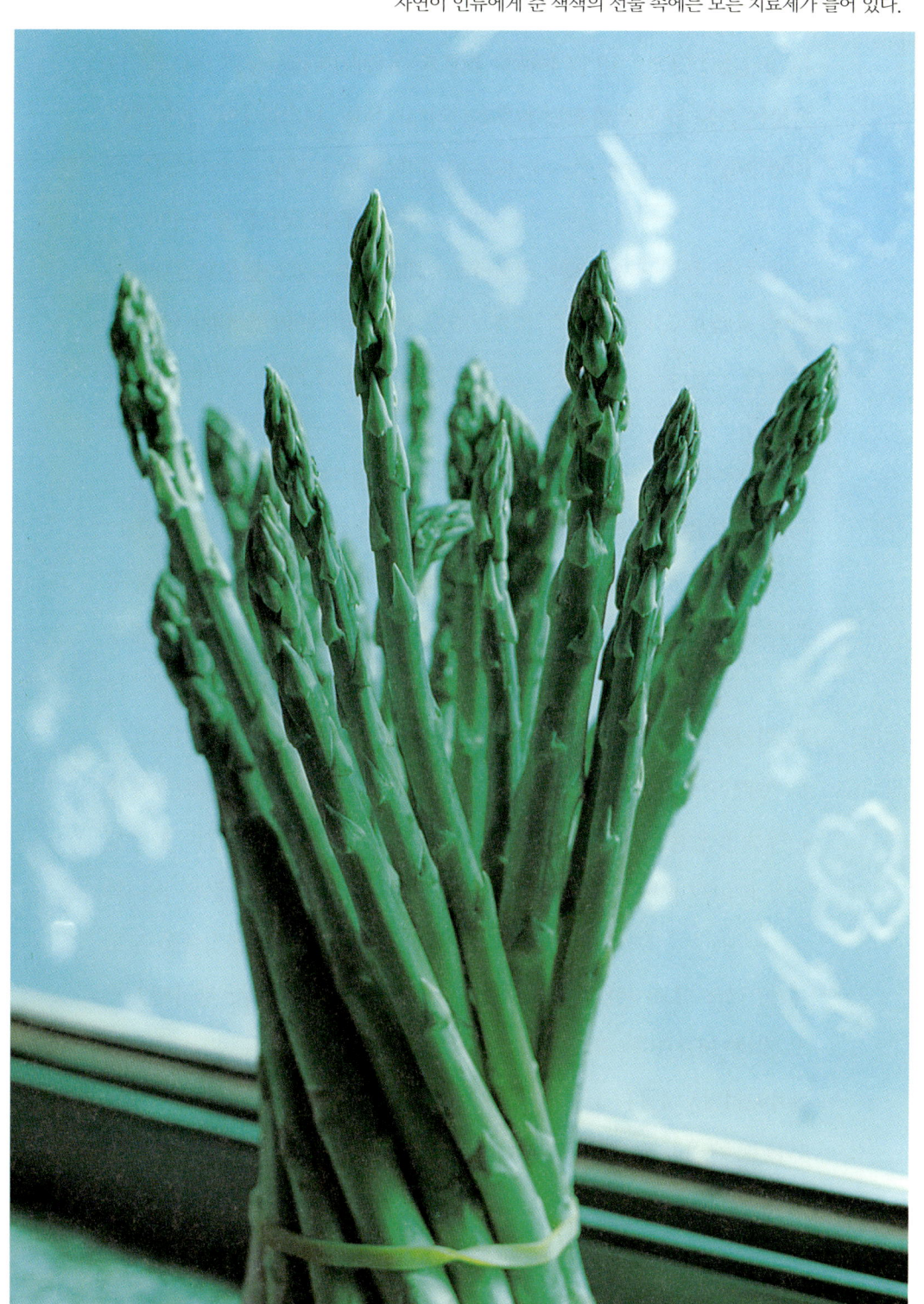

사랑하였으므로

나는 진정 행복하였네라.

그들은 한 쌍의 원앙새였다. G는 그녀와 곧 결혼하였고, 수년이 지나서는 아주 늘씬하고 단정한 신사가 되었다. 그리고 결혼 4년째에는 딸이 생겼다. 그 외딸이 지금 유치원에 다니고 있는데, 아내가 아주 오랜만에 또 임신을 하였다. 아내는 이번에는 틀림없이 아들이라고 장담하였다. G는 그 사실을 의심하지 않는다. 그는 무엇이든지 아내의 말은 종교처럼 믿고 따른다.

"우리 각시가 술자리에 가지 말라고 했어."

"우리 각시가 오늘은 붉은색 와이셔츠에 보라색 넥타이를 매랬어."

"우리 각시가 오늘은 빨리 들어오래."

그럴 땐 친구들이 놀려댄다.

"아예 각시님으로 한 등급 더 올려드리시지."

"그래, 우리 각시님이 오늘은 색색 요리로 파티 한다고 했거든."

아내의 말은 G변호사의 법전보다 더 큰 효력을 갖고 있다.

G는 어려서부터 몸이 컸다. 진취적이고 활동적이며 성취욕이 강했다. 그래서 땀도 많이 흘렸다. 가족 주치의가 'G는 체질이 태음인이므로 기름기 많은 육류나 돼지고기, 닭고기보다는 채식을 주로 해야만 한다'고 했다. 그때부터 어머니는 G가 절대로 고기를 못 먹게 하고 주로 곡식과 채소를 먹게 하였다. G는 몸집이 커서 식사량도 많았다. 그리

고 이런 식사습관이 굳어져, 그것을 당연시하였다. 그런데 어찌된 일인지 채식 위주의 식사에도 그는 점점 더 위로 옆으로 자꾸만 퍼져갔다.

G의 아내 역시 한때는 고도비만으로 수년 동안 고생하였다고 했다. 그리고 G처럼 음식 조절도 했었다. 하지만 세월은 점점 더 절망만 안겨주었다. 그녀 역시 선을 보면 늘 퇴짜를 맞았고 30대 후반의 노처녀가 되었다. 결혼을 자포자기한 그녀는 1년 간 세계일주 배낭여행을 떠나기로 결심했다.

그녀는 세계의 전통 생활양식과 장수촌에 흥미가 있었다. 지구촌 오지여행에 관심이 많아 작은 섬 지방과 산악지역도 여행하였다. 특히 지중해의 크레타와 사르데냐를 방문하였을 때, 그녀는 놀라운 체험을 하게 되었다. 그곳 사람들은 매우 늘씬하고 건강했고, 대가족이 함께 모여 살고 있었다. 한 부부가 열 명 이상의 자녀를 둔 경우도 흔했다. 그곳에는 90세 이상의 노인이 아주 많았는데, 축제가 열리자 백세 할머니 할아버지도 색색으로 예쁘게 치장을 하고, 화려하게 단장한 젊은이들과 함께 섞여 빠른 템포의 음악에 맞춰 춤을 추었다. 지중해의 하늘은 에메랄드 빛이었고 바다는 비취색이었다. 색색의 과실은 눈부시게 반짝거렸고, 모든 먹을거리들은 찬란한 색깔을 내보이며 보는 이를 유혹했다. 사람들은 항상 색색의 음식을 골고루 배불리 먹었다.

그곳은 온통 바위투성이라 농토는 거의 없었다. 주민들은 주로 목축업에 종사하고 있었으며, 어업과 과수재배도 발달되어 있었다. 음식은

색깔(color)이 곧 생명의 색(health & sex)이다
— 오장육부와 5가지 색깔 음식

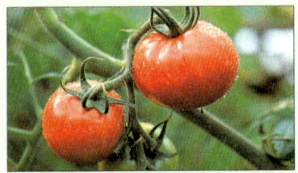

빨강(Red) 심장, 소장, 혀, 혈액

음식 : 토마토, 사과, 감, 고추, 딸기, 오미자, 팥, 소고기
성분 : 라이코펜, 캠페롤, 캅사이신, 구연산, 주석산
효과 : 항암효과, 고혈압·동맥경화 치료, 노화방지, 비만 치료

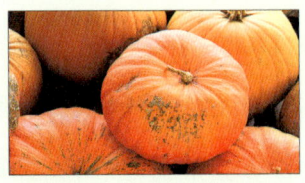

노랑(Yellow) 비장, 위, 입

음식 : 단호박, 귤, 오렌지, 바나나, 당근, 카레, 닭고기
성분 : 베타카로틴(카로티노이드), 비타민 A, 비타민C, 필수아미노산
효과 : 항산화작용, 위장기능 강화, 면역력증강, 혈당강화, 치매예방, 노화방지, 식욕촉진, 신체발육

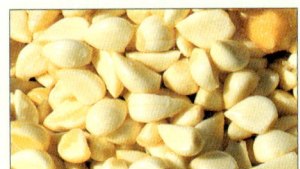

백색(White) 허파, 대장, 코, 피부

음식 : 마늘, 양파, 감자, 무, 양배추, 도라지, 버섯, 계란, 우유, 요구르트
성분 : 안토크산틴, 케르세틴, 플라보노이드, 사포닌, 설포라페인, 비타민 A.B.E.K
효과 : 항암작용, 면역력증강, 세균 바이러스 살균, 고혈압 예방, 기침·가래 해소, 소화촉진, 피부미화

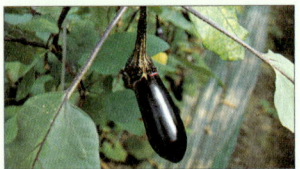

보라(Purple)·검정(Black)

신장, 방광, 귀, 뼈, 내분비계

음식 : 검은콩, 흑임자, 포도, 블루베리, 가지, 오골계, 흑염소, 해물, 돼지고기
성분 : 안토시아닌, 플라보노이드, 로돕신, 불포화지방산
효과 : 혈전억제, 심장병, 뇌졸중 예방, 뼈관절 보강, 활성산소 제거, 항산화 작용, 발육·생식기능 보강

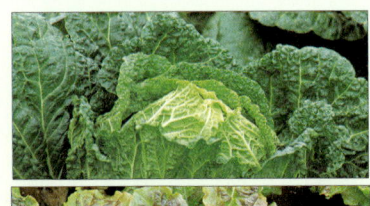
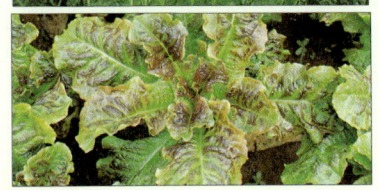

녹색(Green) 간장, 담도계, 근육, 눈

음식 : 배추, 상추, 샐러드, 시금치, 쑥갓, 브로콜리, 올리브유, 고등어, 꽁치
성분 : 클로로필(엽록소), 엽산, 설포라페인, 인돌, 루테인
효과 : 상처치료세포 부활, 조혈작용, 혈압·동맥경화 치료, 항알레르기 작용, 항암·항독소작용, 위염·위궤양 치료

(자료: 《Foods that Fight Pain》)

과일과 해물을 주로 먹지만 생선과 육류도 가리지 않았고 올리브유를 많이 먹었다. 곡식류에는 별로 관심이 없었다. 사람들은 항상 웃는 낯이었고, 그녀 또래의 여자들은 여자가 보기에도 너무 예쁘고 섹시한 몸매를 뽐내고 다녔다.

그녀는 그네들의 식단을 배웠다. 처음엔 좀 이상했으나, 나중엔 아주 단순한 원칙이 있다는 것을 알게 되었다. 색색의 음식을 배불리 먹되, 어떤 한 가지 주식을 많이 먹지 말고, 음식을 가리지 않으며, 곡식을 줄이고, 맑은 물을 자주 마신다는 간단한 내용이었다.

1년 후 집에 돌아오니, 가족들이 모두 놀랐다. 완전하게 달라진 그녀의 모습에 가족들은 두 눈을 비볐다. 이렇게 몰라보게 완벽한 몸매가 될 줄이야! 그녀는 비만인 친구들에게 자신의 색색 음식 체험을 전파했다. 친구들 역시 효과를 보고는 감탄해 마지않았다. 그녀는 이처럼 자신이 있었기에 G를 선택했던 것이다.

G도 아내의 처방에 따라 밥을 많이 줄이는 대신 다른 것들을 골고루 먹었다. 체중이 차츰 줄어들자 이젠 스스로 밥을 줄이고 색색 음식을 골고루 먹고 물을 자주 마셨다.

결혼 첫해엔 부부관계가 욕심처럼 이루어지지 않았다. 땀만 나고 숨이 차고 머리가 아파오고, 고혈압과 당뇨도 걱정되는 등 정력이 형편없었다. 아내에게 창피하기도 했다.

"이제 체중이 빠지면 차차 좋아질 거예요."

아내는 용기를 북돋워주었다. 이듬해엔 건강이 정말 많이 좋아졌다. 혈압과 혈당이 정상으로 내려왔고 백혈구 수도 증가하였다. 정력도 좋아져서 아내에게 칭찬을 들을 수 있었다. 결혼 3년째에는 힘이 너무 좋아 아내가 힘들어할 정도가 되었는데, 아내가 덜컥 임신하게 되었다. G는 너무나 행복했다. 그런데 이번에 또 아들이 생긴 것이다.

자연이 인류에게 내려준 아름다운 색색의 선물 속에는 가지각색의 건강필수성분과 항암제와 성인병 치료제가 들어 있다. 라이코펜(red)이라는 항암제와, 베타카로틴(yellow)이라는 항산화 노화방지제, 클로로필(green)이라는 고혈압 등의 성인병 치료제, 플라보노이드(purple)라는 혈전 비만 치료제, 안토크산틴(white)이라는 항균 항암제 등이 바로 그것이다.

색(color)이 곧 색(sex)이며 색(혈색, health)인 것이다.

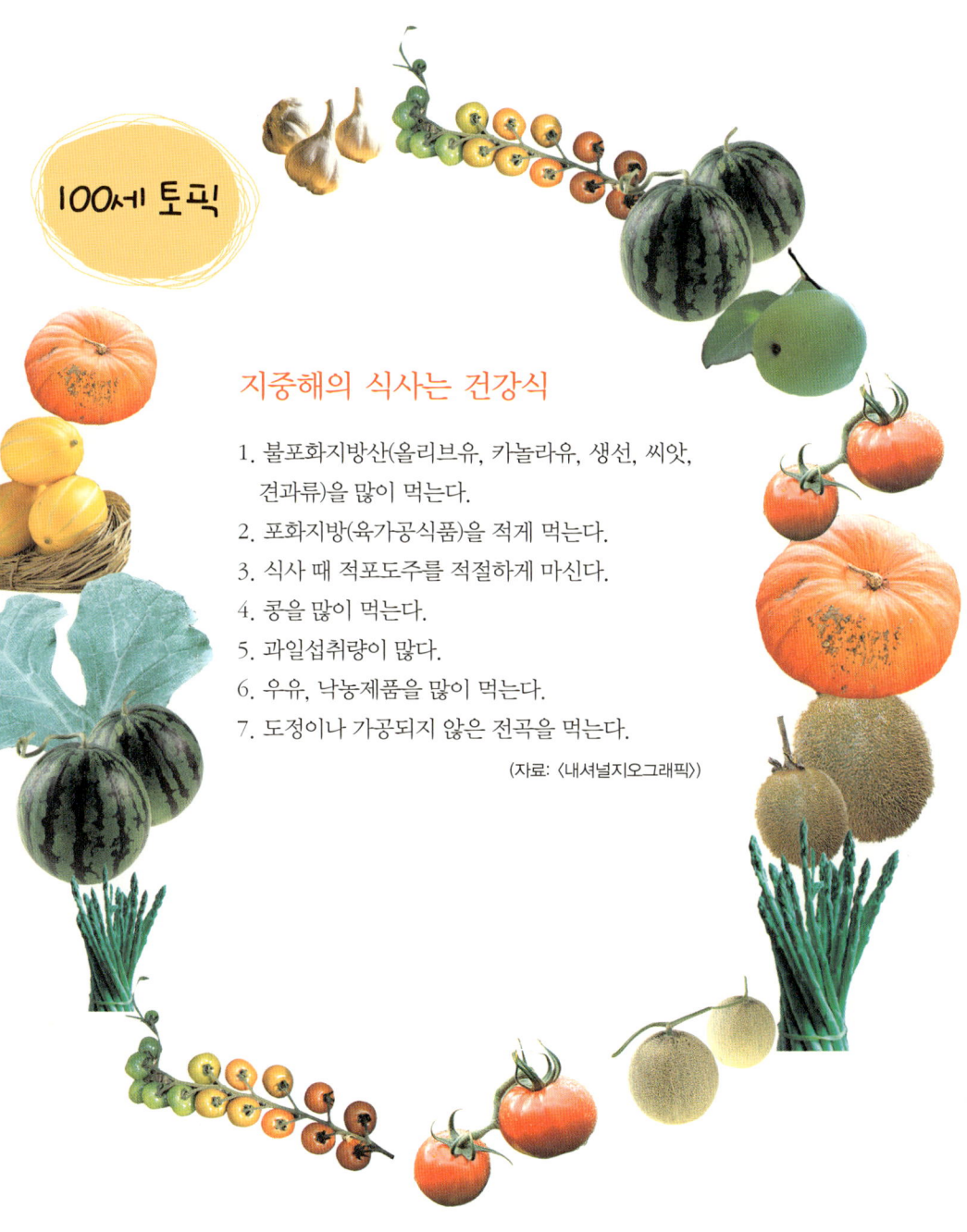

100세 토픽

지중해의 식사는 건강식

1. 불포화지방산(올리브유, 카놀라유, 생선, 씨앗, 견과류)을 많이 먹는다.
2. 포화지방(육가공식품)을 적게 먹는다.
3. 식사 때 적포도주를 적절하게 마신다.
4. 콩을 많이 먹는다.
5. 과일섭취량이 많다.
6. 우유, 낙농제품을 많이 먹는다.
7. 도정이나 가공되지 않은 전곡을 먹는다.

(자료: 〈내셔널지오그래픽〉)

체중과 수명은 반비례하나요

> 육체의 노쇠한 영혼아,
> 젊었을 땐 우리 서로 사랑하였으나
> 아아, 어리석었노라!
> **W. B. 예이츠**

황소 같은 왕이 있었다. 왕은 사냥을 좋아해서 말들이 지쳐 쓰러질 때까지 달렸다. 테니스 코트에서는 상대를 기진맥진케 할 만큼 원기 왕성하게 경기를 했다. 왈츠를 추면 파트너가 지쳐 떨어졌으므로 예쁜 여인들이 줄줄이 순서를 기다리며 파트너가 돼줘야 했다. 술을 마시면 신하들이 모두 만취되어 나가떨어졌다. 그의 체질은 날마다 벌어지는 궁중 연회를 잘도 견뎌냈다.

식사량도 엄청났다. 식탁에는 참새, 잉어, 수탉, 스튜, 라드, 꿩, 오리, 갈매기, 토끼, 다마사슴, 고기파이, 황새, 왜가리, 자고, 철갑상어 등의 요리가 나오고, 또 디저트도 줄줄이 이어지고, 맨 나중에 포도주가 나왔다. 결국 그의 몸은 우스꽝스러울 정도로 비대해졌으나 여색을 밝혔다. 정식 왕비만 해도 여섯 명이나 되었고, 그중 두 명은 궁합이 안 맞는다고 처형하였다. 세상에서 가장 예쁘다던 왕비 앤 불린도 29세에 죽었다.

이 왕은 바로 영국의 헨리 8세였다. 그는 결국 신장병, 통풍, 순환기 질환, 관절통, 담석증, 암에 걸려 죽고 말았다. 하지만 진짜 선행 사인은 과식과 비만이라는 사실을 모르는 사람은 없었다. 그는 온갖 호사를 다 누렸으나 1509년에 나서 1547년에 죽었으니 38년밖에 못 살다간 셈이다.

많이 먹어서 비만이 된 사람이 오래 살 방법은 없다. 그리고 요즘 세상에 이런 사실을 모르는 사람은 아무도 없다. 그래서 사람들마다 체중을 늘리지 않으려거나 몸무게를 줄이려고 갖은 노력을 다하고 있다. 이제는 그것이 지나쳐서 아예 단식투쟁을 벌이고, 위장을 몇 미터씩 잘라내는 수술을 하고, 지방흡입시술을 하는 경우까지 생겨났다. 그러다가 부작용으로 죽는 경우도 드물지 않다. 정말 불행한 일이다. 단식이나 수술이 잘못된 것은 물론 아니지만, 진범은 그 지경이 되도록 몸을 늘려놓은 것이다.

하지만 실상은 더 큰 문제가 따로 있으니 애통할 노릇이다. 바로 지나친 다이어트다. 적절하게 통통하거나, 오히려 체중을 좀 더 늘리면 좋을 것 같은 예쁜 여자들이 체중을 빼겠다고 요상한 곳을 찾아다니고 해로운 약을 복용하며, 자신의 육체를 해치고, 수명을 단축시킨다.

그런 사람들일수록 자신의 적정 체중 계산법에 사정없이 인색하다. 적정 체중치는 여러 가지가 있으나, 그것을 누구에게나 일률적으로 적용할 수는 없다.

한의학에서는 체형을 태양인, 태음인, 소양인, 소음인으로 나누고 있

자신의 처지를 올바로 알고 뺄 것이 있는지 없는지 사실대로 알아보자.
그렇지 않고 무턱대고 체중만 줄이려다 보면 수명이 수십 년씩 단축되어버릴 수도 있다.

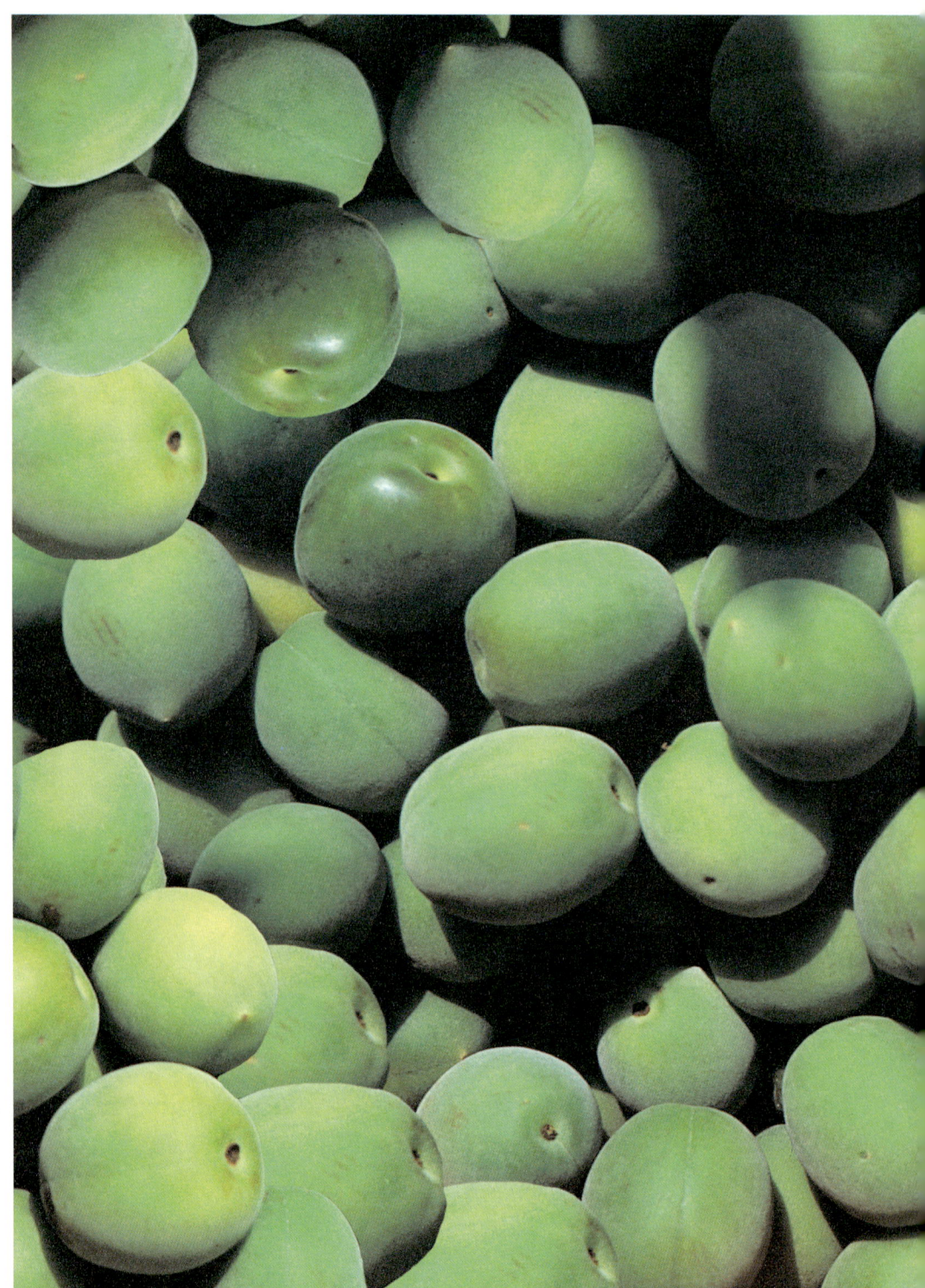

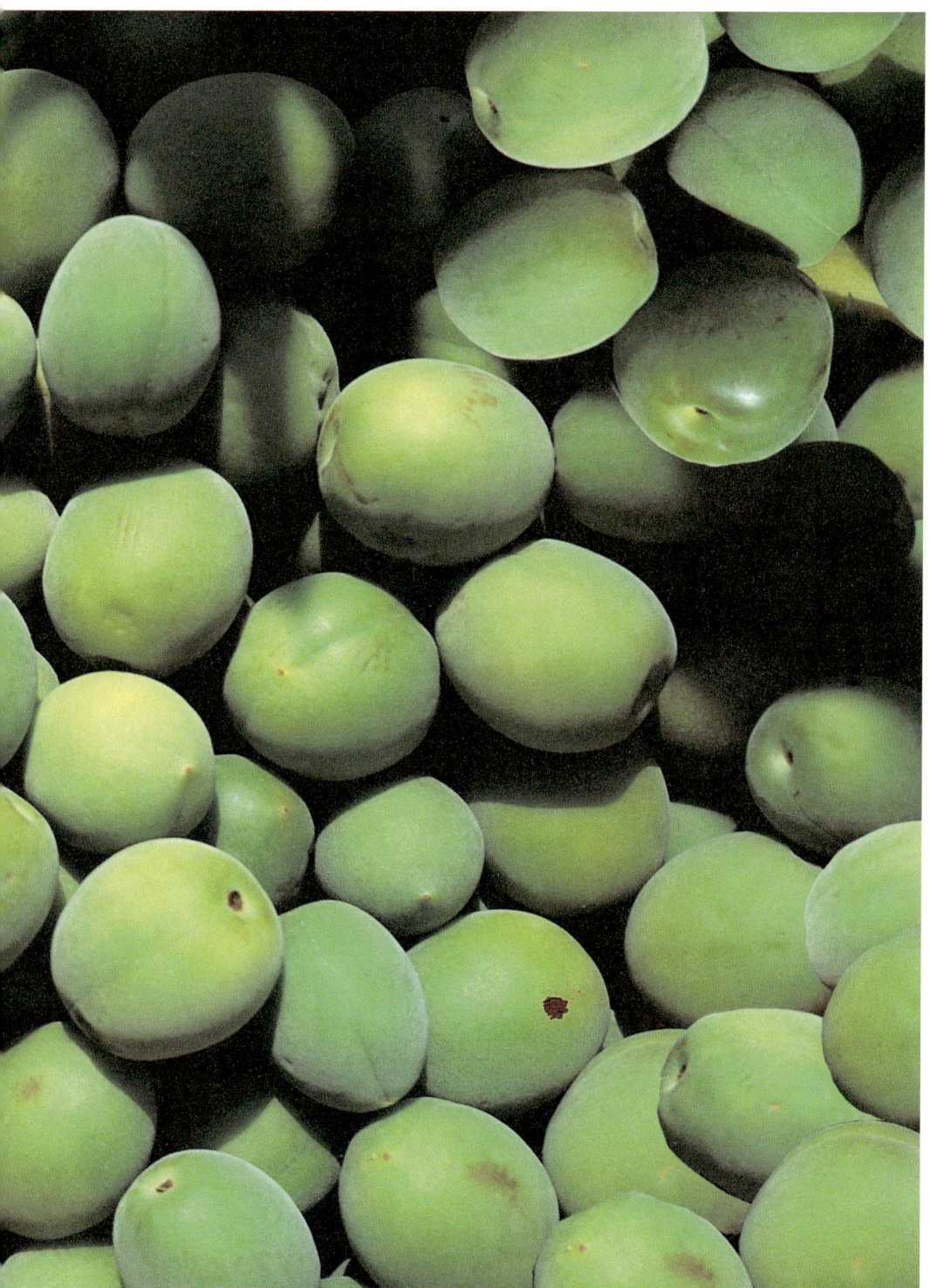

다. 갈레누스(Galenus, 129~201)는 그것을 다혈질, 점액질, 담즙질, 흑담즙질로 나누었다. 전자와 후자는 결국 유사한 내용을 서로 다른 용어로 표현한 것이다. 세상의 모든 인간들을 이렇게 네 가지 분류로 정확히 나눌 수 있는 것은 아니지만, 어쨌든 체형에 따라서, 신장이 똑같다 할지라도 적정 체중이 달라질 수밖에 없다. 체형에 따라서 키가 좀 커도 체중이 적어야 유리한 경우도 있고, 키가 좀 작아도 체중이 더 많아야 건강을 지킬 수 있는 타입도 있다. 무조건 키 크고 늘씬하다고 좋은 것이 아니고, 적정한 체중이 유지될 때에만 질병은 덜 생기고 수명은 더 길어질 수 있는 법이다.

비록 체중이 많이 나갈지라도 뼈와 근육이 단단하고 무거워서 그렇다면 그것은 아주 잘된 일이다. 뼈와 근육이 무겁다는 것은 곧 건강하다는 의미이며, 수명이 길 수 있다는 약속인 것이다.

옛날에는 40대가 되면 '중노인' 이라고 하여 동네 사랑방에나 모여 삼삼오오 장기나 바둑을 두며 세월을 까먹던 시절이 있었다. 그러나 이제는 그렇지 않다. 40, 50대면 이제 비로소 일다운 일 좀 해보고 돈도 벌어야 될 나이인데, 뼈와 근육이 가벼워서 흐느적거린다면 앞으로 40, 50년을 어떻게 버텨나갈 수 있겠는가.

비만이란 체중이 많음을 지칭하는 것이 아니고, 체중 중에 체지방 비율이 높다는 뜻이다. 요즘 첨단 검사실에서는 전체 몸무게 중에서 뼈가 몇 킬로그램, 근육이 몇 킬로그램, 지방이 몇 킬로그램, 물이 몇 밀리미터나 있는가를 쉽고 정확하게 측정해낼 수 있다.

자기의 처지를 올바로 알고, 뺄 것이 있는가 없는가, 어떻게 하면 되는가를 사실대로 알아보자. 그렇지 않고 무턱대고 체중만 줄이려다 보면, 정말 수명이 수십 년씩 단축되어버릴 수도 있다.

체형에 따라 감량법이 각각 다른 법인데, 그걸 모르고 그냥 줄이기만 하면 정말 큰일이 나는 경우가 많다. 비록 체중이 많을지라도 뼈와 근육, 지방과 물, 기타 연조직의 비율이 적절하면 감량이 필요 없는 법이다. 사실, 현재 한국에는 체중을 줄여야 할 사람의 수만큼 체중을 늘려야 될 사람의 수도 많다. 자신은 어디에 포함되는지 생각해보라. 비만만큼 저체중도 위험하며 수명이 단축된다는 사실을 직시해야 한다.

각국의 체질 분류

나라	주창자	이론서	체질 분류
조선	이제마	동의수세보원	태양인 소양인 태음인 소음인
중국	황제	황제내경	木형 水형 土형 金형 火형
	섭천사	임중지남의안	목화질 습열질 간울질
			양허질 음허질 비약질
	장개빈	의종금란	양장인 음장인 평장인
인도	현자	아유르베다	베타(氣)타입 피타(火)타입 카라(土)타입
서양	갈레누스	의학서설	다혈질 점액질 담즙질 흑담즙질
	크레치머	정신신체의학	미만형 세장형 투쟁형
	셀던	배엽기원설	내장긴장형 신체긴장형 두뇌긴장형
	슈프랑거	유형론	이론형 경제형 심미형 종교형 권력형 사회형
일본	후루가와	혈액기질론	A형체질 B형체질 O형체질 AB형체질

(자료: 《The Science of Biology》)

열심히 일하고 적당히 운동하는데도 줄지 않는 체중이라면 근육과 뼈가 단단한 것이므로 오히려 이득이다. 체중은 적(敵, foe)이 아니라 친구(同志, comrade)와 같은 존재이다.

100세 토픽

동물에게서 배우는 장수의 비결

1. 호흡을 깊고 느리게 하라.
2. 외부 기온을 서늘하게 유지하라.
3. 너무 과격한 운동을 하지 않는다.
4. 고강도 단시간 운동보다 저강도 장시간 운동이 좋다.
5. 조급한 성격과 행동에서 벗어나 느긋하게 살아라.

(자료: 《Leben bis 100》)

채식은 좋고, 육식은 나쁜가요

음식 때문에 탈이 나는 동물은
먹을 줄도 마실 줄도 모르는 인간이다.
브리야사바랭

그들 부부는 습관과 모양새 등 모든 게 지극히 대조적이다. 부인은 식품가공회사 최 사장이고, 남편 정 선생은 고등학교 생물 교사이다. 부인은 키가 크고 체중이 많고 목소리도 굵고 성격이 대범하다. 남편은 보통 키에 호리호리하고 얌전하고 조심성이 많다.

최 사장은 운동을 많이 한다. 골프도 잘하고 헬스클럽에도 다니고 찜질방에도 잘 간다. 그리고 뭐든지 잘 먹는다. 식사시간에는 남들이야 뭘 어떻게 먹든 관심이 없다. 밥그릇을 손에 잡으면 숟가락으로 크게 떠서 아주 맛있게 뚝딱 먹어 치운다. 그렇다고 해서 식사를 즐기는 것은 아니다. 투쟁이라도 하듯 밥을 얼른 먹어치우고, 한 그릇 더 먹는 경우도 많다. 너무 빨리 먹다 보니 본인 자신도 무슨 반찬을 얼마나 먹었는지 잘 기억하지 못한다. 얼른 먹고 공장이나 사무실이나 헬스클럽으로 가서 빨리 다른 일을 해야 한다고 서두른다.

남편 정 선생은 운동을 거의 하지 않으며 헬스클럽이나 찜질방에 가본 적은 전혀 없다. 학교까지 오갈 때 40~50분을 걷는 것이 고작이다. 무엇이든 많이 먹지 못한다. '먹성이 나쁘다'고 아내에게 핀잔 받는 일이 많다. 식사를 천천히 하면서 반찬은 골고루 먹는 편이지만, 밥을 빨리 많이 먹지는 못한다. 정 선생은 육식과 해물도 좋아하지만, 최 사장이 콜레스테롤이 높아 나쁘다며 고기반찬을 내놓지 않는다. 어쩌다 가끔 육류를 먹게 되어도 최 사장은 거의 먹는 일이 없다. 하지만 검진을 받아 보면, 최 사장은 늘 비만에 고지혈증, 고혈당증, 고혈압, 관절통이 심하고 백혈구가 부족한데, 정 선생은 인후염이 조금 있을 뿐 지적 사항이 거의 없다.

최 사장은 불평을 한다.

"고기는 저 양반이 많이 먹는데, 왜 나만 살이 찌고 콜레스테롤이 높은 건가요?

인류(Homo Sapiens)가 지구상에 출현한 것은 수만 년 전의 일이다. 그동안 우리 조상들은 먹을거리를 주로 수렵(hunting)에서 얻다가 점차 수렵과 채취(collection)를 병행하기 시작했고, 수렵과 채취와 농사(agriculture)를 병행한 것은 비교적 최근 수천 년 전에 불과하다.

우리 몸이 곡식에 길들여지기 시작한 것은 불과 수십 세기 전의 일이고 수렵과 채취로 살았던 세월은 그것보다 수십 수백 배 더 기나긴 세월이었다. 신체에는 아직도 곡식이 가장 낯선 먹을거리인 것이다.

수렵은 사냥, 즉 짐승이나 물고기를 잡아먹는 것이다. 이것이 가장 오랫동안 길들여진 음식이었다. 그 다음이 채취 또는 채집, 즉 야생열

매나 해산물을 얻는 것이었다. 그 다음이 농사, 즉 정착하여 사회생활을 시작하고, 잉여농산물이 생겨나고, 일부 계층에서는 처음으로 배부르게 많이 먹는 습관이 생겨났다. 그 이전에 인간은 늘 배고픈 존재였다. 많이 먹을 수가 없었다. 수렵과 채취로 얻은 음식은 저장해놓았다가 두고두고 먹을 수 있는 것이 아니었기 때문이다. 농사야말로 인간을 지금의 인간답게 만들고 목축과 과수농장과 어업에까지 눈을 뜨게 만든 시금석이었다.

곡식을 배불리 먹는 습관은 목축과 농장에서 얻은 생산물도 배부르게 먹는 타성을 갖게 만들었다. 이때부터 인류에게는 배고픔에서 오는 질병만큼이나 배부름에서 오는 질병이 만연하게 된다.

고기만 많이 먹었다고 비만이 되고 동맥경화나 고지혈증이 되는 것은 절대 아니다. 곡식을 많이 먹어도 비만과 동맥경화, 고지혈증이 온다. 아니, 한국에서는 오히려 전자보다는 후자 쪽에 비만이 훨씬 더 많다. 누구든지 지금 비만인 사람을 붙잡고 물어보자.

"고기를 더 많이 먹습니까? 곡식(밥)을 더 많이 먹습니까?"

뚱뚱한 사람일수록 오히려 고기를 안 먹는다. 고기를 안 먹으니 더 쉽게 배가 고프고, 대신 밥을 더 많이 먹어야 견딜 수 있다. 그러니 체중이 자꾸 늘고 체지방(fat)만 증가한다.

소위 선진국이란 곳에서는 고기를 많이 먹어 동맥경화가 심하고 성인병이 많다고 알려져 있다. 하지만 그것은 단편 채식과 곡식이 꼭 필요하듯 육식과 해물도 필요한 것이다.
무엇이든 한 가지만 계속해서 먹는 것이 나쁜 것이다.

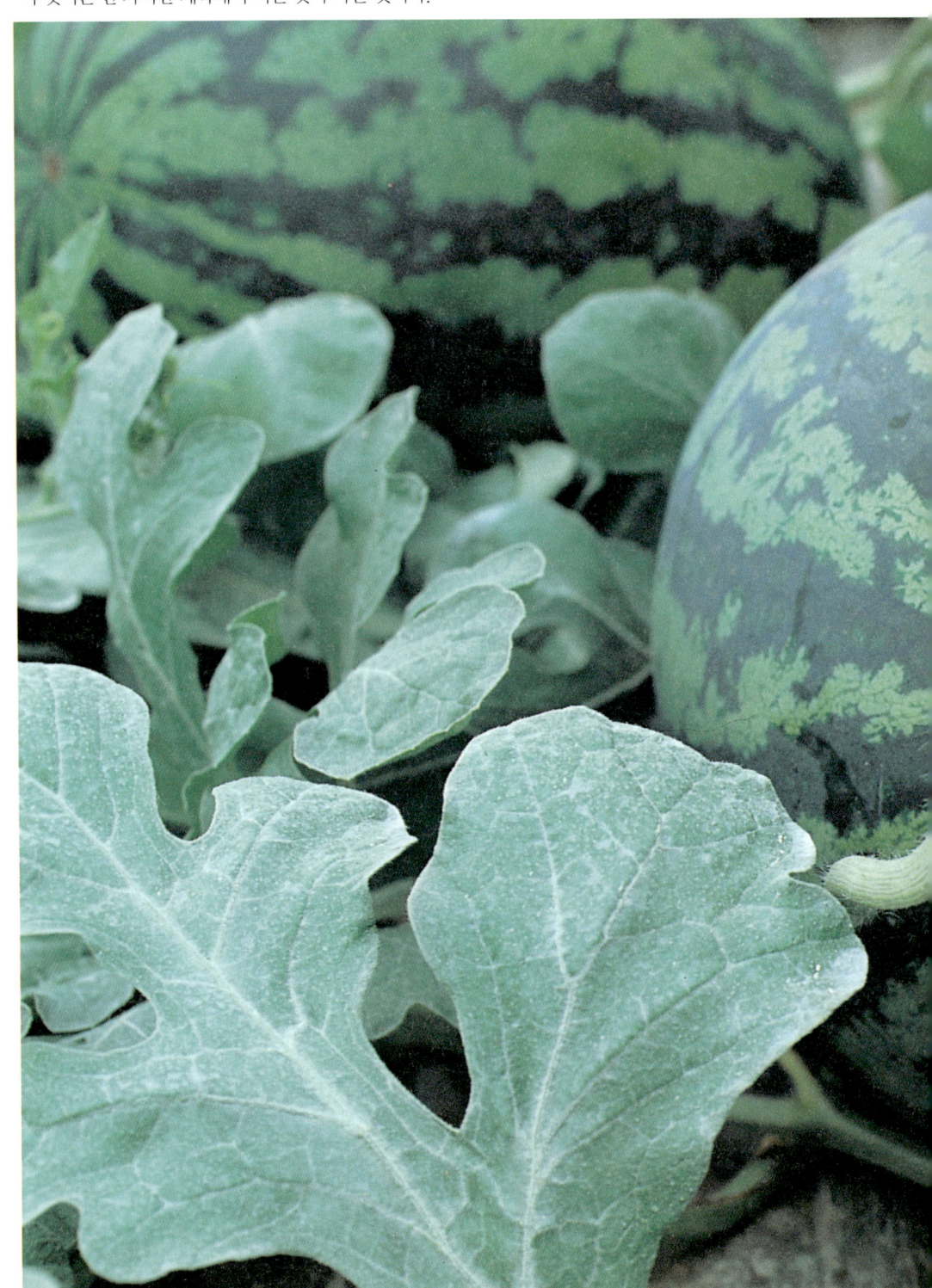

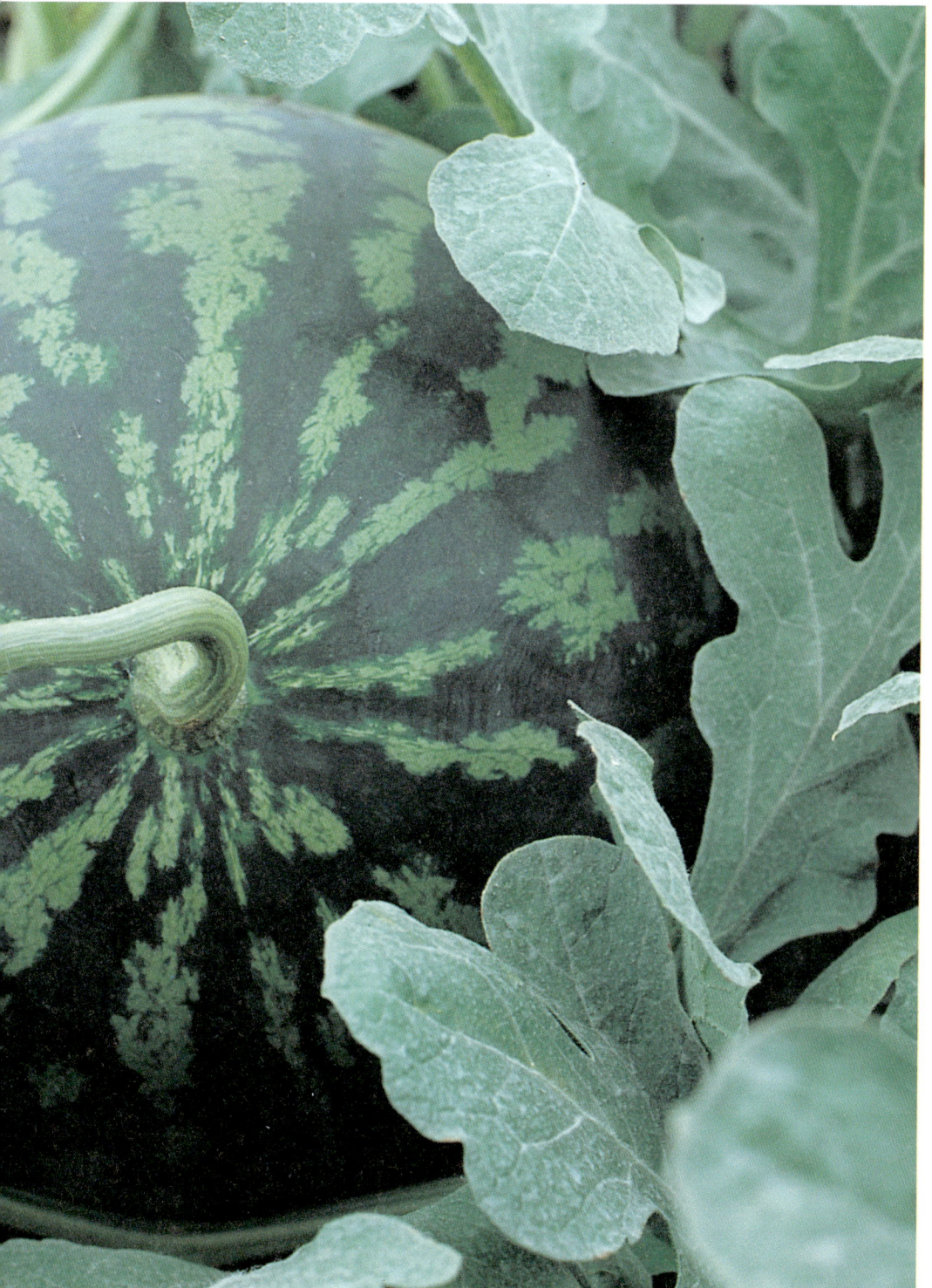

적인 시각일 뿐 객관적인 통계라고 볼 수는 없다.

첫째, 선진국 국민의 평균수명이 채식을 세계 제일로 많이 먹는 한국 사람보다 모두 높다는 사실이다.

둘째, 최근 각종 학술지의 보고에 의하면 1960년대에 비해 2000년대에는 선진국의 비만율이 세 배 이상 증가하였는데, 그동안 선진국의 지방과 단백질 섭취량은 오히려 더 줄었고, 탄수화물 섭취량은 두 배 이상 증가하였다는 사실이다.

셋째, 우리나라도 평균수명과 청소년의 신장이 더 늘어난 것은 그동안 1인당 탄수화물 섭취량은 줄었고 단백질 섭취량이 늘었기 때문임을 누구나 다 잘 알고 있는 사실이다.

최근 서울대학교 장수학회에서 조사한 바에 따르면, 세계적인 장수

콜레스테롤은 꼭 필요한 것

남자 콜레스테롤 정상치(mg/dℓ)			여자 콜레스테롤 정상치(mg/dℓ)		
나이	평균	정상 범위	나이	평균	정상 범위
0~19	155	115~200	0~19	160	20~200
20~24	165	125~220	20~24	170	125~230
25~29	180	135~245	25~34	175	130~235
30~34	190	140~255	35~39	185	140~245
35~39	200	145~270	40~44	195	145~255
40~44	205	150~270	45~49	205	150~270
45~69	215	160~275	50~54	220	165~285
70+	205	150~270	55+	230	170~295

(자료: 《Laboratory Medicine》)

촌은 물론이고, 우리나라 백세인들 역시 곡식이나 잡곡밥을 많이 먹지 않는다. 오히려 돼지고기와 생선, 콩과 대친 나물 같은 음식을 배부르게 먹는다. 그러나 당뇨병이나 심장질환, 암과 골다공증 등을 비켜가고 있는 것으로 보고되었다.

채소와 과일을 많이 먹는 것은 좋으나 곡식까지 많이 먹는 것은 좋지 않다. 그런데도 현재 우리나라 사람들의 의식 속에는 곡식이 은근슬쩍 채식으로 둔갑해 있다. 곡식은 곡류일 뿐 채소나 과일이 아니다. 채식은 엽록소를 먹는 것으로 채소에 녹말은 거의 없다. 반면 곡식에는 녹말이 대부분이고 엽록소는 거의 없다. 현대인의 생활습관에서 오는 병 중 가장 골칫거리인 당뇨병은 곡식을 거의 먹지 않는 민족에게서는 전혀 발견되지 않고 있다.

우리나라엔 곡식 섭취량이 필요 이상인 사람이 20퍼센트에 달하며, 그들은 대부분 비만이다. 우리나라엔 단백질 섭취량이 필요 이하로 부족한 사람이 20퍼센트에 달하며, 이들은 대부분 영양실조, 기력 저하, 빈혈증, 골다공증, 관절통, 치매에 속한다.

엄마의 모유 속에는 탄수화물이 매우 적다. 단백질과 지방이 주성분이다. 탄수화물은 먹지 않고도 살 수 있기 때문이다. 그러나 단백질(필수아미노산)과 지방(필수지방산)을 먹지 않고는 살아갈 방법이 없다.

곡식 속에도 소량의 단백질과 지방질이 들어 있으나, 그것은 인체가 필요로 하는 필수아미노산과 필수지방산, 미네랄, 지용성비타민 등을 공급하는 재료로서는 턱없이 부족하고 또 부적합하다.

탄수화물이든 지방질이든 단백질이든 어떤 한 가지를 편중해서 주식으로 많이 먹으면 단연 부작용이 생길 수밖에 없다. 주식을 줄이고 부식을 골고루 먹어야 최 사장과 같은 비만과 성인병을 비껴갈 수 있다.

채식과 곡식이 필요하듯 육식과 해물도 꼭 필요한 것이다. 무엇이든 한 가지만 계속해서 먹는 것, 그것이 곧 불필요한 것이다.

100세 토픽

생선은 사고력 증진에 도움을 준다

뇌는 인체에 공급되는 전체 영양분의 20퍼센트를 필요로 한다. 따라서 굶거나 편식을 하면 사고력이 저하된다.

- **생선** : 뇌기능을 활성화시키기 위해 지방이 풍부한 생선을 많이 섭취해야 한다. 연어, 고등어, 참치는 뇌의 윤활유 역할을 하며 사고력을 높여준다.

- **레시틴** : 대두 제품은 뇌의 주요 신경 전달물질인 아세틸콜린이 충분히 생성될 수 있도록 돕는다. 집중력을 높여야 한다면 약국에서 구입할 수 있다.

(자료: 《Leben bis 100》)

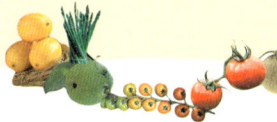

적게 먹을수록 오래 사나요

배가 부르면 새는 노래하고, 사람은 웃는다.
뉴질랜드 속담

"할머니, 많이 드세요."
"오냐, 고맙다. 너도 많이 먹어라."

너무나도 자연스럽고 아름다운 말이다. 하지만 요새는 많이 먹는 것은 나쁘고, 소식(小食)이 좋다는 것이 진리처럼 되어 있다.

1935년 코넬대학 영양학자 클라이브 매케이는 칼로리(열량)를 제한한 쥐가 더 오래 산다는 연구결과를 발표하였다. 절식한 쥐는 48개월간 산 반면, 많이 먹인 쥐는 30개월밖에 못 살았다. 그 이후로도 비슷한 연구발표는 여러 번 반복되었다. 하지만 인간을 실험해본 적은 아직까지 없다.

동물 실험과는 매우 대조적인 통계 발표도 있다. 세계 각 나라의 평균수명을 순서대로 나열해보면, 그 나라의 개인당 국민소득 순서와 거의 정확하게 일치한다는 내용이다. 즉 먹을 것이 넘쳐나는 국민들이 더 오래 살고, 먹을 것이 부족한 최빈국 사람들의 수명이 짧다는 사실이다.

　의학교과서에 신경성식욕부진증(Anorexia nervosa)이라는 병명이 있다. 이러한 증세는 주로 젊은 여성에게 나타나는 것이 보통이지만, 요즘에는 30, 40대 여성에게서는 물론 남자들에게서도 흔히 볼 수 있다. 자진해서 영양실조가 되거나, 때로는 죽음에 이르는 지경까지 허리를 졸라매는 신경증이다. 아마도 매스컴에서 '날씬한 몸매'를 강조하는 바람에 더욱 가속되고 있는 전염병 같다. 이 병의 특징은 먹지 않으려고 별별 노력을 다한다는 것이다. 식사량을 줄이거나 굶는 것은 당연한 일이고, 격렬한 운동, 구토, 설사제, 이뇨제 등을 복용하며 점점 더 왜곡된 자아상을 만들어간다. 피골이 상접한 모습도 아랑곳하지 않은 채 자기가 뚱뚱하다고 계속 우긴다. 생리가 중단되는 것은 말할 것도 없고, 빈혈이 심해지고, 심장고동이 최대한 느려지고, 계속 한기를 느껴도 먹지 않으며, 환각 증상에 빠지다가 결국은 죽게 된다.

　왜 그들은 굶는 것을 선택했을까? 그들 중 대부분은 개인적으로 과도하다고 생각하는 체중을 다이어트로 줄이는 데 성공한 사람들이다. 그러나 바라는 체중까지 내려간 후에도 정상적인 식사로 돌아가지 않고 아사지경까지 절식을 계속한다. 이것은 세상에 어떤 병보다도 가장 빨리, 가장 처절하게, 가장 확실하게 수명을 단축하는 방법이다. 바로 이 신경성식욕부진증은 정도의 차이는 있겠으나 현대 젊은 여성들의 10퍼센트 이상이 이미 전염되어 있다는 보고도 나와 있다.

소식이 좋다고 하는데 정말 그럴까.
백세인의 식사량은 다른 가족의 식사량보다 결코 더 적지 않다고 한다.

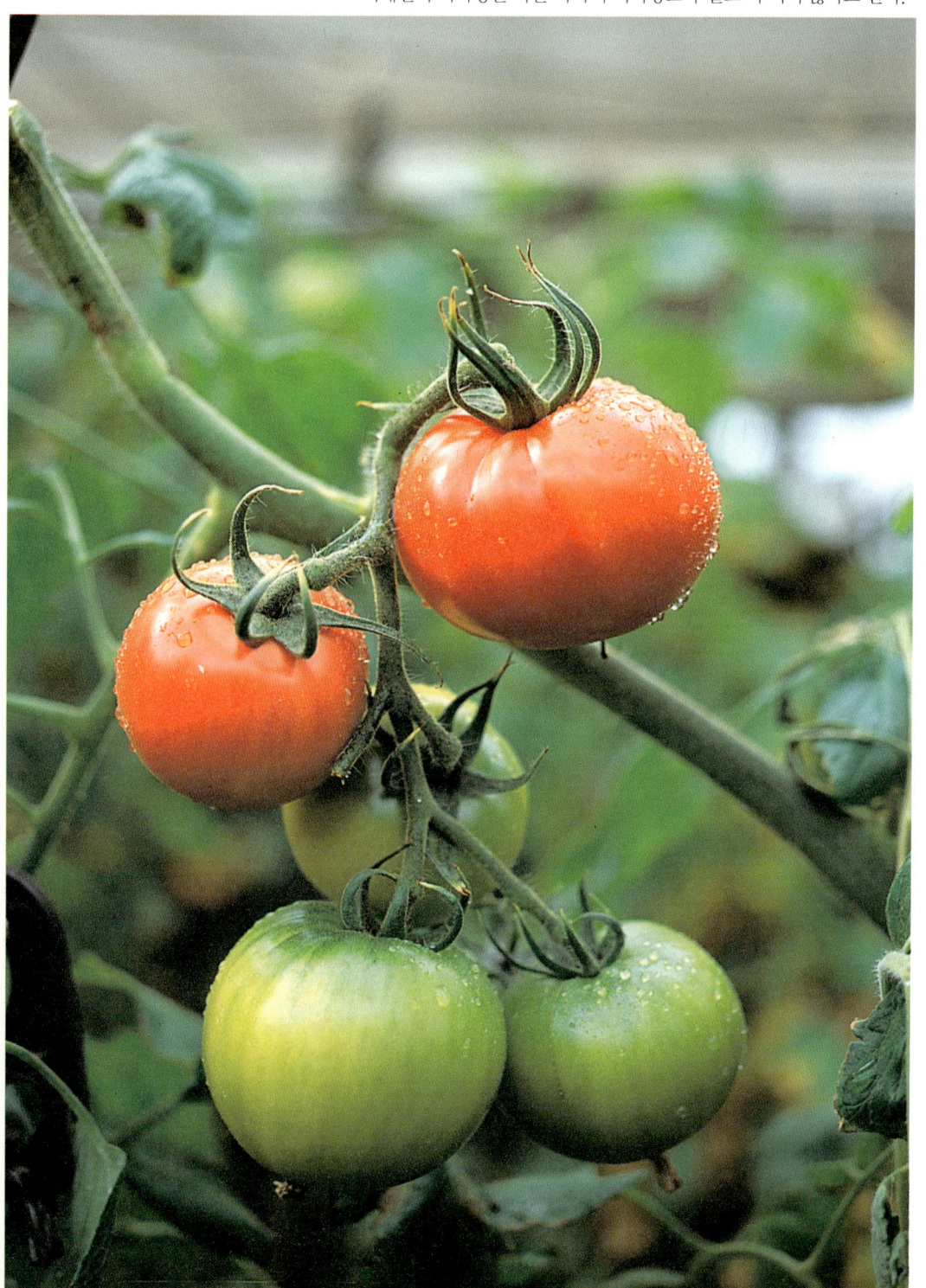

먹고 싶은 것은 먹어야 한다.
자연스러운 모습이 가장 아름다운 것이며 가장 건강한 것이고 가장 오래가는 것이다.

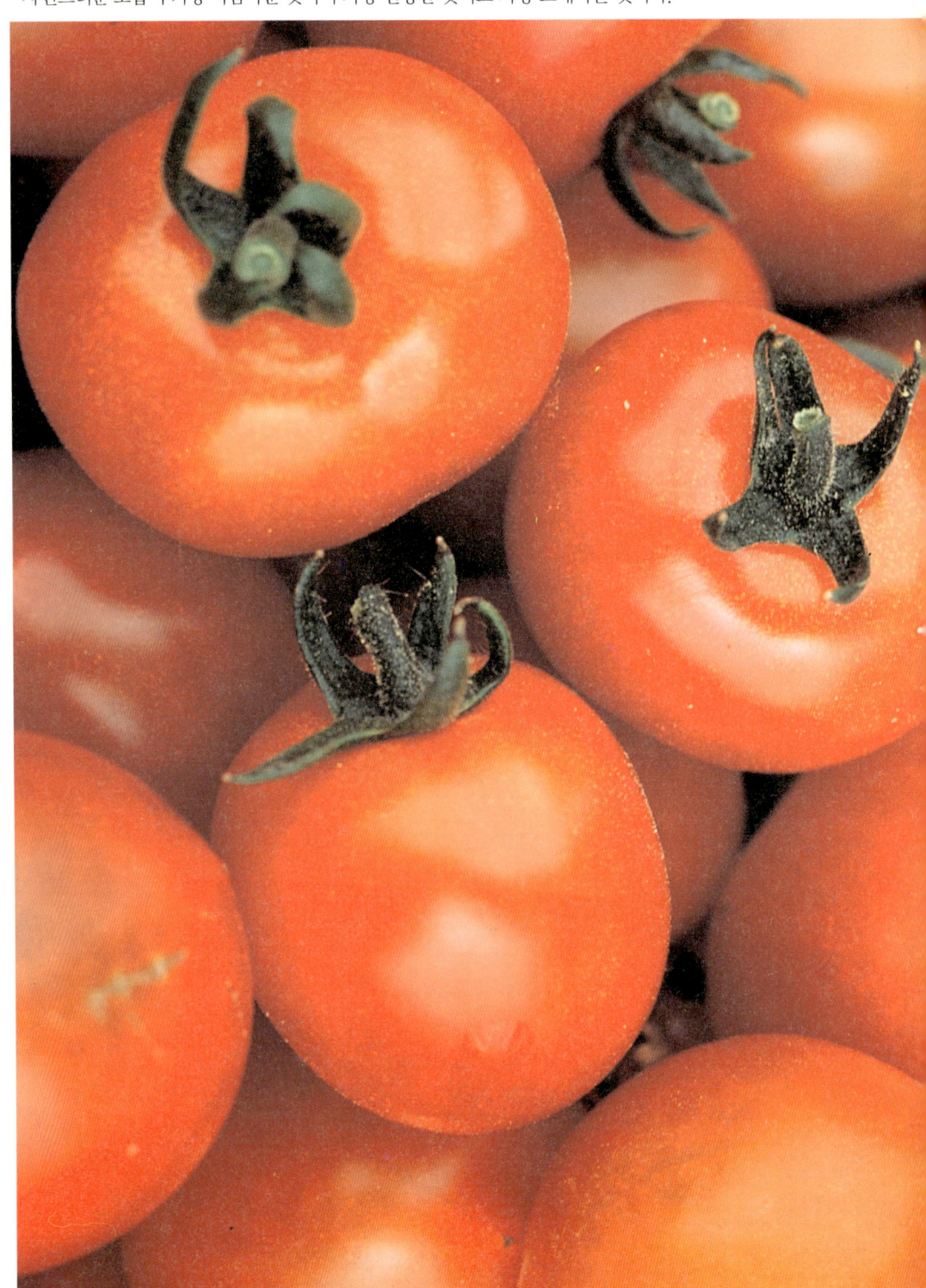

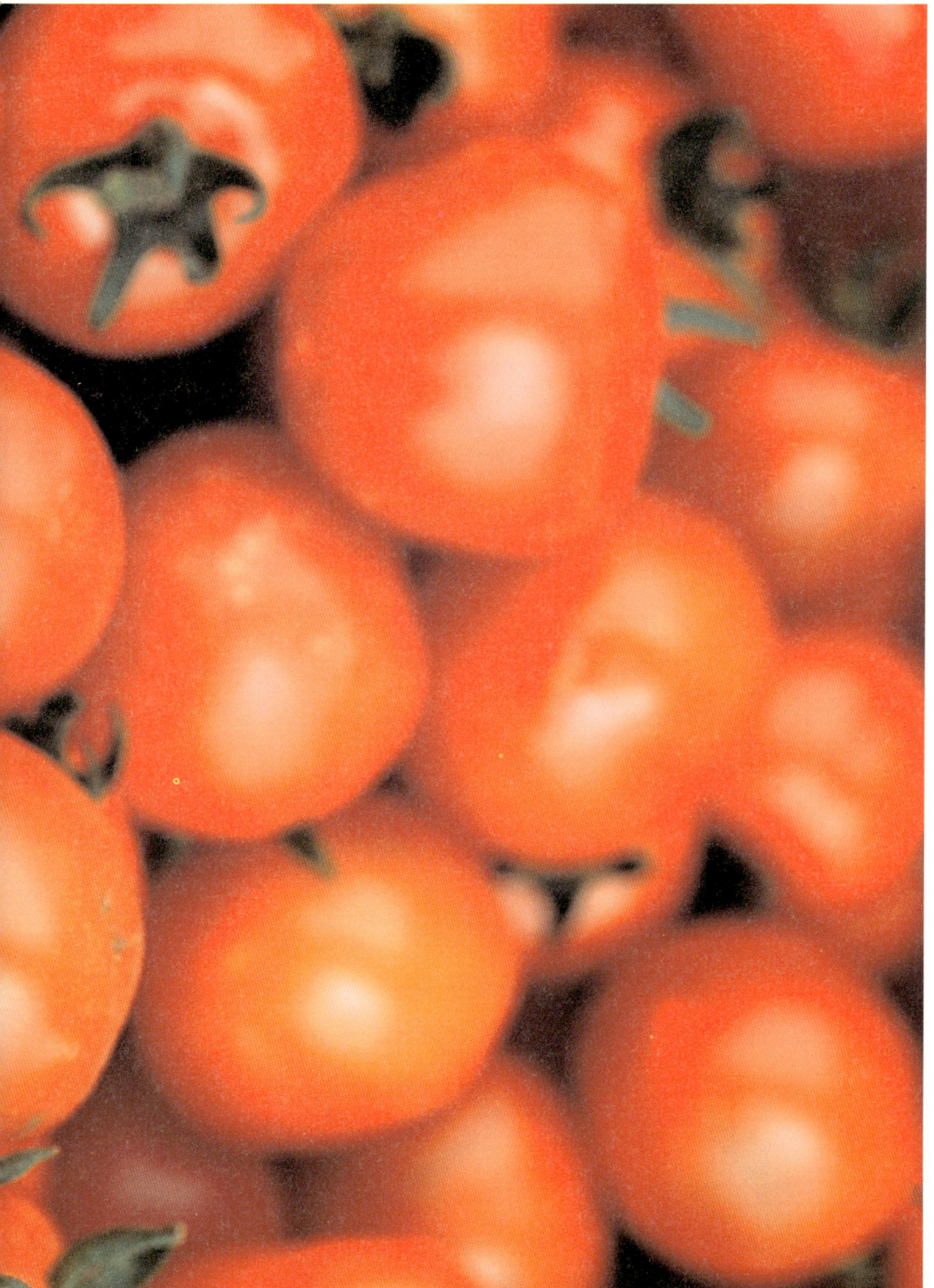

물론 이러한 증상은 극단적인 경우이겠으나, 대부분의 매스컴들에서는 무슨 연유로 하여 영양실조보다는 과식을 더 염려하는 것일까? 그 이론은 간단하다.

첫째, 과다 축적된 영양 물질을 처리해야만 되는 신체 장기는 고장을 일으켜 염증과 노화, 성인병과 암으로 이어질 수 있다.

둘째, 늙고 병든 세포가 자연스럽게 스스로 도태되는 현상을 지연하게 되어 불량세포와 암세포가 발생할 수 있다.

셋째, 많은 음식에서는 더 많은 유해물질이 발생되어 신체의 해독 능력을 떨어뜨리고 이는 노화와 암으로 이어질 수 있다.

그래서 소식이 좋다고 하는데, 정말 전적으로 맞는 말일까? 세계적인 장수마을이나 우리나라 장수촌의 식단을 살펴보자. 백세인들은 대부분 대가족 제도 안에서 여러 식구들이 모여 함께 식사한다. 그런데 자세히 보면, 소식이 좋다는 이론이 무조건 옳지는 않다는 것을 금방 알아차리게 된다. 최고 연장자 백세인의 식사량이 다른 가족의 식사량보다 결코 더 적지 않다고 한다.

전남 구례군 김양순(103세) 할머니는, 당신 밥을 살살 불어서 조금 담아 놓으면 불호령을 내린다. 매끼마다 꾹꾹 눌러 담은 밥 한 그릇을 다 드시고, 삶은 돼지고기, 된장찌개, 김, 감자, 나물도 다 드신다. 대부분의 백세인들은 식사량이 적지 않고, 특히 반찬을 골고루 많이 먹으며 식성이 매우 좋다. 활동량이 많은 백세인은 상대적으로 더 먹는데 이들은 늘 운동이나, 등산, 농사일, 빨래, 집안일과 자전거 타기 등을 한다.

최근 미국의 존슨앤휴스턴(Johnson & Houston)은, 백세인들의 식사 특징은 소식이나 특이식이요법, 보약에 있는 것이 아니고, 다양한 음식을 골고루 충분히 먹는 것이라고 발표하여 학계에 큰 공감을 얻었다. 우리나라에서도 서울대 장수연구소 발표와 서울 메디칼 랩의 추적 검사에서 살펴보면, 백세인들이 소식하는 경우는 거의 없다. 이들은 데친 나물류와 콩류, 삶은 돼지고기, 생선, 해물, 계란, 알류, 과일 등을 많이 드신다. 이것은 미량원소, 미네랄, 비타민, 색깔 음식, 클로로필, 라이코펜, 캡사이신, 베타카로틴, 플라보노이드, 안토크산틴, 셀레늄, 사포닌, 코엔자임Q, 필수아미노산 등을 많이 섭취하는 것이 장수의 비결이라는 최근의 이론과도 일치하는 내용이다.

　도대체 여러 음식을 먹지 않고 그런 것들을 골고루 섭취할 수 있는 방법이 세상 어디에 있겠는가. 그런데도 어찌하여 '소식이 오래 산다'는 주장은 계속되고 있을까.

　그 원인은 언어 해석상의 차이에 있다. 즉, 소식은 절식(節食), 또는 열량 제한(calory restriction)이라는 용어로 바꿔야만 한다. 그것은 탄수화물이나 지방에서 나오는 칼로리만을 줄이는 것이어야지, 인체성분을 구성하고 기능을 살려주는 재료들까지 줄여서는 안 되는 것이다. 무조건 몽땅 줄여버린다면 어떻게 인체 조직과 기능을 더욱 튼튼하게 할 수 있겠는가!

　어떤 사람들은 심한 경우, 소식이 곡식만 조금 먹고 일체 다른 것은 안 먹는 것으로 착각하기까지 한다. 이것은 너무나 위험한 발상이다.

식사량, 식사의 총 부피와 용적은 더 커지고 충분히 많아져도 상관이 없다. 아니, 오히려 유리한 경우가 더 많다. 줄여야 하는 것은 단순히 칼로리일 뿐이다. 사실 칼로리는 그렇게 많을 필요가 없다.

그러므로 '적게 먹을수록 오래 산다'거나 '소식이 장수'라는 말은 결코 옳지 않다. 칼로리가 아니고 인체의 구성 성분인 미네랄과 필수아미노산과 필수지방산만을 줄이게 되면, 세포의 대사 속력은 느려지다 못해 결국 멈추게 된다. 이것을 세포분열의 중단, 세포 수의 감소라 하며, 쉽게 말해 팽팽하고 고르던 인체가 우글쭈글 주름지고, 탄력성이 감퇴되고, 순발력을 상실하게 되는 것이다. 이렇게 되면 복잡 정교 예민한 능력은 사라지고, 단순 조잡 둔탁한 쪽으로 기울어질 수밖에 없다. 어찌하여 재료가 부족할수록 구조는 더욱 단단해지는 것이라고 주장한단 말인가?

인간은 먹고 싶은 것은 먹어야 한다. 자연스러운 욕구는 아름답게 충족되어야 한다. 자연스러운 모습이 가장 아름다운 것이며 가장 건강한 것이고 가장 오래가는 것이다.

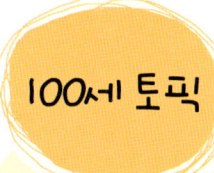
100세 토픽

우유 · 요구르트는 비만을 해소한다

· 우유를 매일 200~500cc정도 마시는 사람은 우유를 마시지 않는 사람에 비해 비만 가능성이 절반 이하로 낮다.
· 요구르트를 매일 한 병씩 1년 이상 마시면 비만이 정상으로 돌아올 확률이 60퍼센트 이상 된다.
· 우유나 요구르트를 매일 먹는 사람은 그렇지 않은 사람에 비해 성인병과 치매 가능성이 낮다.
· 그 이유는 이것이 체지방의 연소와 소모를 촉진하고 근육 유지에는 2배의 효과를 갖기 때문이다.

(자료: 〈Reader's digest〉)

현미밥이 백미밥보다 좋은가요

*과도한 식사요법으로 건강을 유지하려는 것은
이미 골치 아픈 병에 걸린 것과 같다.*
라 로슈푸코

　세계 최고 장수마을 '훈자'와 '자밀'에서는 통밀을 빻아 먹는다고 한다. 각 매스컴에서는 도정하지 않은 주식이 최고의 식품이라고 연일 보도하고 있다.

　우리나라에서도 갈수록 현미주의자들이 늘고 있다. 너도 나도 얼른 현미로 바꾸지 못하여 불안해하고 있다. 현미를 주장하는 책이 베스트셀러 순위를 노리고 있다. 현미는 만병을 제거하며, 백미는 만병의 근원이 된다고, 그 증거들을 줄줄이 나열하여 백미주의자들을 불안에 떨게 하고 있다. 현미전용밥솥도 나왔다.

　정말 그럴까? 정말 백미는 해롭고 현미와 잡곡은 굉장한 것일까? 실상 현미라는 것은 그 95퍼센트가 백미이고, 나머지 5퍼센트가 쌀겨이다. 그러므로 사실 백미가 나쁘다면 현미 또한 나쁠 수밖에 없다. 현미 속에는 지방분과 미량원소가 쌀보다 많다. 현미를 먹으면 좋다는 말은 결국 쌀밥에다 지방분과 미네랄을 더 먹어야 된다는 말과 같은 뜻이다. 하지만 지방분과 미네랄은 고기와 야채에 더 많이, 더 다채롭게, 더 싱싱하게 들어 있으니, 결국 고기와 야채와 쌀밥을 먹으면 더욱 이상적인 식단이라는 공식이 성립된다. 야채와 고기를 섞어 만든 별미 밥이 더 좋다는 말이기도 하다.

어디 그것뿐이겠는가. 백미는 소화율이 훨씬 높고 위장 장애와 부담은 더 낮다. 현미에 비해 맛도 좋다. 현미는 조리하기도 어렵고, 농약 또한 쌀겨 부분에 더 많이 축적되어 있다.

우리의 현미밥과 훈자의 통밀가루를 동격시하는 것은 사실상 무리가 있다. 훈자에는 논밭이 거의 없어 통밀은 우리의 밥처럼 많이 먹는 주식이 아니다. 그들에게는 주식이라는 개념이 거의 없다. 또한 통밀을 껍질째 갈아먹기 때문에 잘 씹어야 한다. 소화력이 떨어지는 우리 현미와는 그 차원이 다른 것이다.

그런데 어찌된 일인지 사실 현미주의자들이 더 윤기 나고 활기차고 건강해보인다. 백미주의자들은 더 비실거리고 더 자주 아프고 약한 것 같은데 이를 어떻게 변명해볼 것인가? 하지만 이것은 변명의 차원이 아니라 이해의 차원이다. 삶과 건강과 질병을 모두 현미와 백미의 잣대로 갈라놓으려 해서는 안 된다.

먼저 현미주의자들을 잘 관찰해보자. 그들에게는 배울 점이 많다. 그들은 현미를 먹을 뿐만 아니라 다른 건강 생활도 더 열심히 한다. 운동도 규칙적으로 한다. 자신을 자제력 있게 가꾸고 다듬는 사람들이다. 건강에 좋은 것은 선택하기를 즐겨하고, 수명 연장에 해로운 것은 삼가려고 애쓰는 사람들이다. 건강 제일주의자들이 그쪽에 많다.

그러면 이번에는 백미만 먹고 사는 사람들을 살펴보자. 이 사람들은 그냥 먹는 게 전부이지 운동을 규칙적으로 할 만한 자제력은 현미주의자들에 비해 떨어진다. 무엇이 건강에 해로운지 또는 수명 연장에 이로운 것인지에 대하여 그리 심사숙고하지 않는 사람들이 더 많다.

결국 현미주의자들이 더 건강하게 보이는 것은 당연한 일이다. 즉 모든 것을 먹는 것 탓만으로 돌려서는 안 된다는 말이다. 잡곡밥도 마찬가지다. 곡식만 많이 먹는 방식은 좋은 선택이 못 된다. 반찬을 골고루 많이 먹는 것이 최상의 식단이다.

그렇다면 쌀밥은 어떠한가? 쌀밥, 즉 탄수화물을 먹으면 췌장에서 인슐린이 분비된다. 쌀밥이나 곡식류가 소화되면 그 일부는 에너지로 쓰이고, 더 많은 양이 곧 세포 속으로 이동되어 보관되는데 이것을 주관하는 호르몬이 인슐린이다. 그런데 곡식만 자꾸 먹으면 인슐린이 더 많이 나오게 된다. 그래서 탄수화물은 계속 지방(fat)으로 전환되어 체내에 축적된다. 이것이 곧 비만의 진행 절차이다.

그런데도 또 계속 탄수화물만 섭취하면, 나중에는 인슐린이 나와도 별로 힘을 쓰지 못하게 되어 피 속의 당분이 세포 속으로 더 이상 이동하지 못하여 고혈당증, 즉 당뇨병에 걸리게 된다.

그렇다면 쌀밥을 줄이고 단백질과 지방을 함께 먹는다면 어떻게 될까? 지방과 단백질을 많이 섭취하면 이번에는 인슐린 대신 글루카곤이라는 호르몬이 더 많이 나오게 된다. 체지방을 거꾸로 혈관으로 방출시 곡식만 많이 먹는 방식은 좋은 선택이 못 된다. 반찬을 골고루 많이 먹는 것이 최상의 식단이다.

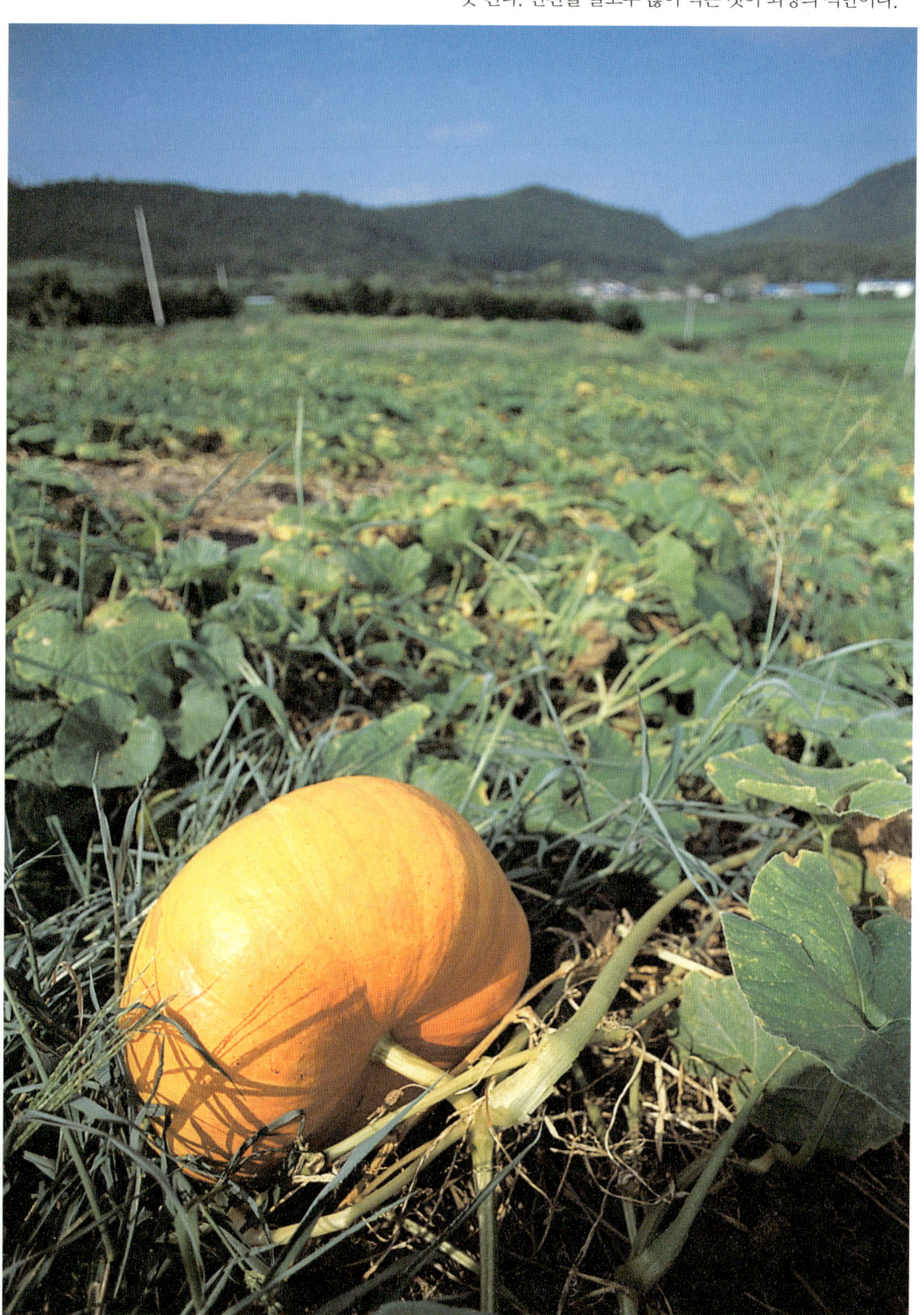

켜 에너지로 소모하여 비만의 해소 절차가 진행된다는 뜻이다. 그래서 많은 양의 칼로리를 섭취하려거든 쌀밥보다는 고기나 생선을 먹는 편이 비만을 해소하는 선택이 된다.

어쨌든 비만이란 섭취된 음식이 활동과 삶의 에너지로 소모되고도 남아돌아서 체내에 그 여분이 축적된 상태를 말하는 것이다. 그러나 다이어트하려는 사람들은 대부분 현미밥이나 잡곡밥, 가루음식만을 조금 먹고, 지방이나 단백질은 뭐든지 일절 먹지 않으려고 애를 쓰고 있다. 바로 이것이 큰 오류인데도 고칠 생각이 없는 것 같다.

무엇이든 지나친 것은 문제가 될 수 있다. 넓게 타협하는 길이 문제 발생을 줄이는 방법이다.

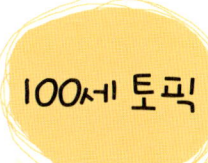
100세 토픽

잘 알려지지 않은 당뇨병의 증상들

제2형 당뇨병(성인당뇨병)은 그 증세를 포착하기가 어렵다.
피로감, 감염의 잦은 재발, 잦은 소변 등의 전형적인 증세 외에도 다른 중요한 증상들이 있다.

- **입에서 악취가 난다**: 매니큐어 지우는 약 같은 냄새. 타액 속에 과도한 당분과 케톤이 섞여 박테리아가 잘 증식하게 되며 이 때문에 고약한 냄새가 나는 가스가 생성된다.
- **잇몸이 붓는다**: 입속에 박테리아가 늘어나면 잇몸에 염증과 출혈이 나타난다.
- **눈이 흐려진다**: 수정체 속에 당분이 들어가면 수정체가 부풀어 빛을 제대로 굴절시키지 못한다.
- **자주 목이 마르다**: 높아진 혈당을 희석시키기 위해 우리 몸은 많은 수분이 필요하게 된다.

이중 두 가지 이상이 해당되고 다른 위험 요인(40세 이상, 과체중, 당뇨병, 가족력, 고혈압, 고지혈증 등)이 있는 사람은 의사를 찾아야 한다.

(자료: 〈Reader's Digest〉)

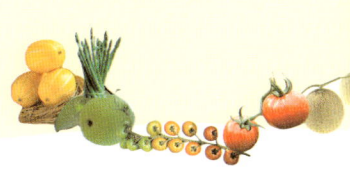

아침밥, 간단할수록 좋은가요

사람은 식탁에서 늙지 않는다.
J. 주베르

"하루 두 끼만 먹으면 수명이 늘고 두뇌 활동도 활발해집니다."

미국 노화연구소 뇌 전문가 마크 매트슨(46세)의 말이다. 하지만 다른 학자들이 볼 때 그는 너무나 깡마르고 나이에 비해 늙어 보인다. 그 반대도 있다. 일본 스모 선수들이 대표적인 실례이다. 스모엔 3판 2승제란 없다. 단 한 번의 부딪침으로 승패가 명확하게 갈린다. 부딪치는 순간 흔들리지 않는 자가 승리한다. 흔들리지 않으려면 무거워야 한다. 스모는 수백 년의 역사 속에서 시행착오를 거치며 하루에 두 끼 또는 한 끼만을 먹어야 체중을 더 용이하게 늘릴 수 있다는 노하우가 축적된 운동이다. 스모 선수들은 아침밥을 절대 안 먹는다.

어찌하여 두 경우가 전혀 다른 결과를 나타낸 것일까? 전자는 아침 식사뿐 아니라 하루 필요 영양분이 부족하거나 겨우 충당했고, 후자는 한 번을 먹어도 하루 필요 영양분 이상을 먹어버렸기 때문이다.

현생 인류는 수만 년 동안 오직 세끼 식사를 위하여 오늘날까지 갖은 노력을 다하여 왔다. 세끼 식사는 현대인의 빛나는 인류문화를 만들어낸 원동력이라 해도 과언이 아니다. 인간들의 규칙적인 식습관은 자신들을 짐승과 구별 짓는 고차원적인 사회 공동체로 끌어올리는 가장 완벽한 기틀이었다. 끼니는 인체 내 수조 개의 세포들이 안심하여 쓸 것은 쓰고, 버릴 것은 버리며 미래 지향적으로 삶을 영위할 수 있게 하였다. 그런데도 어떤 잘난 사람이 갑자기 굶었다 먹었다 한다면 어떻게 될까?

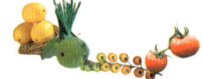

아침을 굶으면?

- 공복 시간이 18시간이나 된다.
- 장시간 공복으로 신체 기관의 부담이 크다.
- 저혈당 상태에서 점심을 먹으면 갑자기 고혈당이 된다.
- 점심의 고혈당을 처리하기 위하여 인슐린이 과다분비된다.
- 인슐린 과다분비는 췌장에 부담이 되어 당뇨병을 촉발시킨다.
- 공복 시간(오전)에 대뇌 기능이 저하되어 집중력이 떨어진다.
- 교통사고 가능성이 높아지고, 문제해결 능력이 떨어지며, 신경질이 늘게 된다.
- 공복을 대비해 열량을 저장해두려는 체질(비만)로 바뀐다.
- 아침 식사 습관이 좋은 사람은 그렇지 않은 사람보다 평균 11년 더 오래 산다.

(자료: 미국 의과학연구소)

이때 각 세포들은 죽지 않고 살아남기 위하여 그 삶의 방식을 바꿀 수밖에 없다. 즉, 불규칙한 간격으로 영양 공급을 받게 된 세포들은 소모하고 남은 에너지를 버리는 습관보다는, 좀 더 저장하고 가능한 한 많이 누적시키는 쪽으로 그 생리 기능을 변경시킬 수밖에 없다. 탄수화물을 가능한 한 많이 지방으로 변환시켜서 자꾸만 세포 속에 축적시키는 생리 현상이 발달하게 된다. 배고플 때를 대비해서 열량을 쌓아두려는 쪽으로 생리 기능이 변화되어 폭식을 유도하게 된다. 이것이 곧 비만이요, 체지방이 늘어나는 비결이다.

두끼 식사를 하면 결국 체중이 더 빨리 늘어나고, 이렇게 하여 늘어난 체중은 잘 빠지지 않음은 물론, 신체 오장육부의 기능이 틀어지고 압살하는 결과를 낳게 된다. 이러한 변화는 각 세포들이 살아남기 위해 벌이는 당연한 반사작용이다.

현대 도시인들은 아침을 먹더라도, 보통 하루 식사량을 1:3:6의 비율로 하여, 아침을 거르고 저녁을 폭식하는 경우가 대부분이다. 실제로는, 이상적인 인체 적응력과 수명 연장을 위해서 이것을 4:3:3이나 3:4:3으로 바꿔야 한다.

세계적인 장수학 연구 석학들의 한결같은 주장은 복잡한 것이 아니다. 세끼 식사를 잘하고, 술 담배를 줄이고, 잘 자고, 적당히 움직여야 한다는 지극히 단순하고도 상식적인, 누구나 다 알고 있는 내용이다. 원래 진리란 복잡하지 않고 단순 명료한 것이다. 이러한 습관을 가진 사람은 그렇지 않은 사람보다 평균 12년 정도 더 오래 사는 것으로 밝혀졌다.

정말 무엇 때문에 아침 식사가 그렇게도 중요할까? 만일 아침 식사를 거르게 되면 대략 16~18시간 정도의 공복이 지속되는데, 그동안 저혈당이 나타나 점심에 과식하지 않을 수 없게 되고, 결국 인슐린 분비가 늘어 당뇨병과 비만증의 원인이 된다. 또한 아침을 거르면 집중력이 떨어져, 학습 능력이나 행정 능력, 운전 순발력이 저하되며, 신경질이 늘고, 문제해결 능력과 경쟁력도 약화된다.

그러므로 아침 식사를 잘하기 위해서는 우선 일찍 일어나는 습관이 필요하다. 그래야 두뇌와 식욕 중추와 위장이 깨어나 식사 준비를 하기 때문이다. 또 그러기 위해서는 저녁을 일찍 먹고 과식하지 말고 소화된 다음 일찍 잠자리에 들어야 한다. 저녁에 과식하면 아침 식사를 망치기도 하지만, 밤새 신체 장기에 부담을 주게 되고, 소모되지 못하고 남은 칼로리는 모두 체지방으로 변환 축적된다.

원래 우리 할머니 할아버지 세대에는 아침밥을 가장 든든하게 먹었다. 잔치도 꼭 아침에 했다. 이것이 거꾸로 되어서는 안 된다. 그러면 허리가 쏙 들어간 멋있는 몸매를 유지하기는 아예 불가능하게 된다.

세끼 식사는 인류의 유구한 역사와 전통에 빛나는 훌륭한 노하우이다.

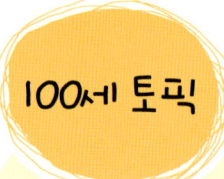 100세 토픽

젊음 유지 건강 10계명

1. 균형 잡힌 식사를 한다.
2. 꾸준히 운동한다.
3. 정기적으로 건강검진을 받는다.
4. 담배를 피우지 않는다.
5. 차에서 안전띠를 매는 등 안전에 신경 쓴다.
6. 사회활동이나 운동을 하며 사람들과 어울린다.
7. 햇볕이나 추위에 너무 노출되지 않는다.
8. 술은 적당히 마신다.
9. 미래에 쓸 돈을 관리한다.
10. 삶을 긍정적으로 본다.

(자료: 국제건강장수학연구소, NIA)

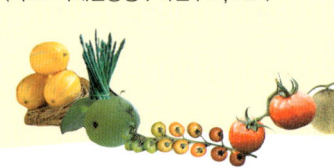

물을 잘 마셔야 백세청년

> 물은 생명의 소리, 영원히 생성하는 것의 소리,
> 사람의 마음까지 깨끗하게 하는 소리.
> **헤르만 헤세**

　개구쟁이 소년이 있었다. Y자형 나뭇가지로 만든 새총을 잘 쏘았다. 처음엔 주로 전신주에 대고 쏘았지만 나중에는 남의 집 대문이나 출입문, 유리창, 호박, 감나무에도 쏘고, 샘가에 물 길러 온 처녀들의 물 항아리나 물통에도 쏘아댔다. 동네에 장사 나온 간장 장수의 큰 유리 항아리도 쏘아 깨뜨렸다. 간장 장수에게 쫓겨 집으로 도망가면 어머니에게 매 맞을 것이 두려워 옆집으로 달아났다. 옆집 큰 닭장 속으로 숨어 버리면 아무도 못 찾았다.
　닭장은 제법 큰 산 언덕에 걸쳐 있었다. 그곳엔 큰 나무들이 많았고 한편엔 대나무 숲도 있었다. 닭장 가운데로 작은 개울이 흘러 닭들에게 물을 따로 줄 필요가 없었다. 닭장 아래쪽에 물이 고이면 오리와 거위들 차지가 되었다.
　옆집 할아버지와 할머니는 자식이 없어서인지 많은 가축을 사랑으로 돌보셨다. 소도 있고, 돼지도 있고, 거위, 오리, 닭, 칠면조 들이 있었다. 모르는 사람이 들어오면 큰 거위들이 꽥꽥 거리며 물려고 덤비지만 소년에게는 절대 복종하는 착하고 예쁜 친구들이었다.

할머니 할아버지는 늘 소년을 반겨주었다.

"아이고 내 새끼 완능감!"

그 집에 있는 것은 생물이든 무생물이든, 크든 작든 모두 다 소년의 장난감이었다. 동네 사람들은 그 부부를 구두쇠라고 하지만 소년에게만은 그렇지 않았다. 할머니 할아버지는 늘 맛있는 것을 준비해두었다가 꼭 내놓곤 하셨다. 남의 피해를 배상해야 될 일을 저질렀어도 어머니에게 이르지 않고 할머니가 배상해주셨다. 그 많은 간장과 간장병 값이 쥐도 새도 모르게 할머니 쌈짓돈으로 무마되었다. 소년은 옆집 할머니가 친할머니 같았다.

그는 그렇게 행복한 어린 시절을 보냈다. 그는 개업한 후 바로 할머니와 할아버지를 모시고 와 종합검진을 시켜드렸다. 할아버지는 혈압이 높았고 전립선비대와 당뇨병, 담석증까지 있었다. 할머니 역시 고혈압과 부정맥, 현기증, 귀울림 현상, 안구건조증, 방광염, 가려움증, 관절염 등이 있었다.

할아버지는 불편한 증상을 전혀 느끼지 못하셨고, 할머니는 안구건조증과 가려움에 대해서만 다소 불평이 있는 정도였다. 김 박사는 약을 지어 드렸으나 두 분은 약을 그냥 놓고 가셨다.

"에이, 할매한테 뭔가 첨으로 좀 해줄려고 했는데 왜 약도 안 갖고 그냥 가셨데요?"

"응, 우린 약을 안 좋아혀. 여태껏 약이라곤 먹어본 적이 읎서, 그 많은 약을 봉께 겁이 나서 얼른 내빼뿌러디."

"어떡할려고 그러신데?"

"모다 물 땜에 생긴 뱅이라는디…."

"내가 그랬어?"

김 박사는 두 분에게 물이 부족하니, 물을 자주 마시면 좋아질 수 있다는 말을 한 것 같기도 했다.

"사실 우리가 그 동안 물 같은 거 모리고 그냥 바쁘게 살어왔디. 그리서 인제부텀 물을 더 잘 묵어 볼라고 혀. 우리 닭이나 오리가 잘 크고 늘 번쩍번쩍 깨끗허고 비싸게 잘 팔려 나가는디, 그게 물 땜이라는 것을 잘 알면서도 우리가 소홀했어. 우리 집 수돗물은 닭장 밖 맨 우에 골째기 샘서 나오는 거인디, 물맛이 아조 좋디. 동네 사램들이 아침마다 우리 마당에 와서 줄줄이 물을 받어가디. 그런데 우리는 진작 그 좋은 물을 잘 안 묵었는디 모르것어야…."

"그래도 불편하면 바로 오든지 전화하세요."

"응, 그려. 참말 고마와."

"뭐가 또 고마워? 내가 그 동안 너무 무심해서 죄송하지요."

몇 달 후에도 할머니 할아버지한테선 아무런 연락이 없었다. 김 박사는 닭도리탕을 먹다가 문득 두 분 생각이 났다. 즉시 전화를 했다.

"할매 할배, 내일 병원에 오세요!"

"무슨 좋은 일이래도 있남?"

"왜, 왜라니요? 고혈압, 당뇨병, 담석증, 방광염, 가려움증… 다시 검물이 충만한 것이 생명이며, 물이 말라갈수록 생명은 고갈되어 간다.
물의 순환이 완전히 정지된 것은 죽음이다.

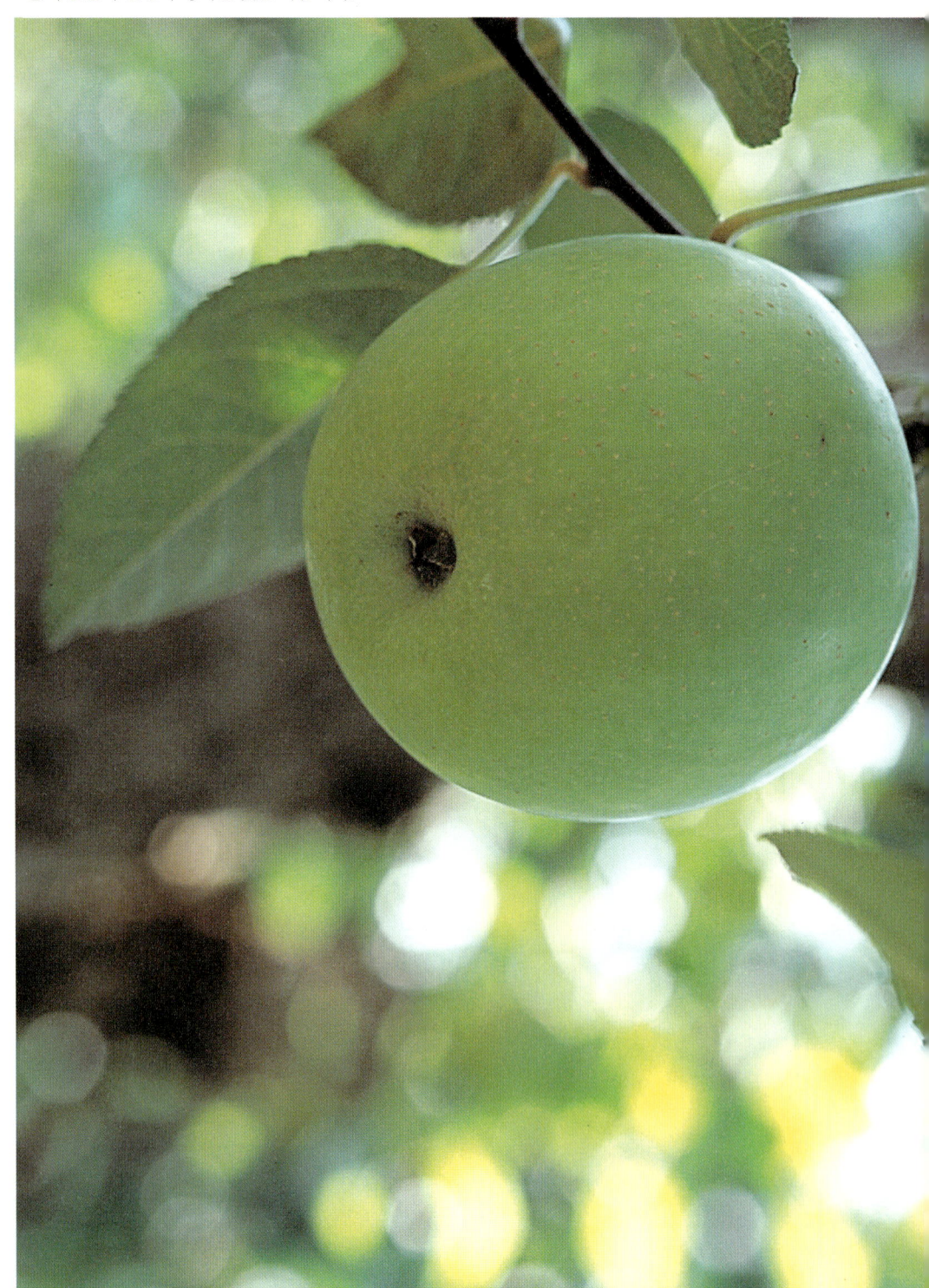

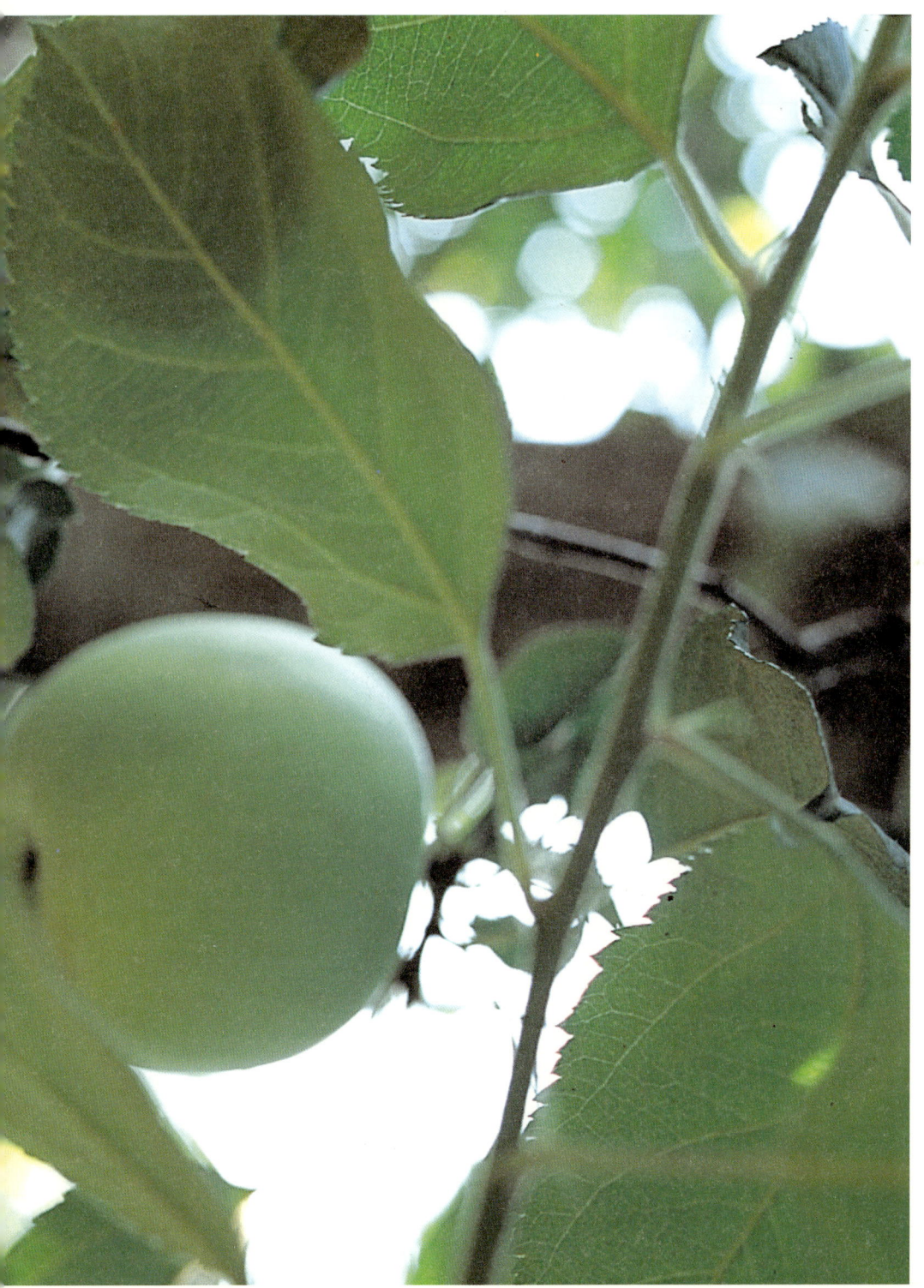

사해봐야 될 거 아니에요!"

"아녀 아녀, 그거 다 나섰는디."

"무슨 소리예요. 내가 다 나았다고 해야 나은 것이지 할매 맘대로 다 나섰어?"

"아녀 아녀, 이젠 머리도 안 아프고, 눈도 편안허고, 가렵지도 않고, 귀에서 소리도 안 나고…. 영감도 좋아졌다고 하는디…"

"정말이여?"

"정말이여. 물을 한 시간마다 한 고뿌씩 매일 마셨드니, 사람들이 다 놀래. 신수가 훤해졌다고 허는디….'

"그래요? 나도 좀 보게 당장 올라와요."

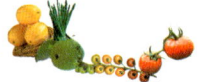

물은 신체 기능의 주역

1. 세포의 형태를 유지하고 대사 작용을 관장한다.
2. 혈액과 조직액의 순환을 원활하게 한다.
3. 영양소를 용해하고 흡수, 운반하여 세포로 공급해준다.
4. 체내에 불필요한 노폐물을 체외로 배출시킨다.
5. 혈액을 약 알칼리로 항상 유지시킨다.
6. 체내의 열을 발산시켜 체온조절을 한다.
7. 체내에서 일어나는 모든 기능의 매개체와 완충제가 된다.

(자료: 《Textbook of Physiology》)

할머니와 할아버지는 며칠 후 선물을 잔뜩 싸들고 올라오셨다. 옛날 간장 값과 항아리 값 물어줄 때나 맛있는 것 감춰 놨다 줄 때 표정이셨다. 검사 결과 또한 놀라운 것이었다.

두 분의 재검 결과는 지난번 것과는 전혀 달랐다. 고혈압도 거의 정상이었고, 혈당도 정상, 당뇨도 전혀 없었다. 소변도 시원하게 잘 보신다 하고, 이명 현상도 없고, 눈도 편안하고 피부염도 거의 다 좋아진 상태였다. 정말 아무 약도 안 드시고 단지 맑은 물을 자주 많이 드시고 목욕도 자주 하신 결과였다.

질병의 대부분은 물과 관련이 있다. 그래서 병원에 입원하면 우선 물(링거액)부터 준다. 적당한 물이 적절하게 공급되기만 한다면 수많은 질병을 치료하거나 예방할 수 있다. 물은 몸 구석구석 필요한 물질을 운반해주고, 불필요한 노폐물과 질병의 원인들을 배출시키는 가장 중요하고 절대적인 매개체이기 때문이다.

물이 충만한 상태로 순환하고 있는 것을 '생물' 이라고 한다면, 물이 바짝 말라 정지되어 있는 것을 '무생물' 이라고 할 수 있다. 즉 물이 충만한 것이 '생명' 이며, 물이 말라 갈수록 생명은 고갈되어 간다. 물의 순환이 완전히 정지된 것은 죽음이다.

늙었다, 흉하다, 피곤하다, 병들었다, 말랐다, 부자연스럽다는 곧 물이 부족하다는 의미이며, 젊다, 예쁘다, 흰하다, 보기 좋다, 건강하다, 섹시하다, 자연스럽다는 곧 물이 충분하다는 뜻이 된다.

그러므로 나이가 들수록 몸에 더 많은 물이 필요함을 알고 자연의 물을 많이 섭취하는 사람만이 장수를 얻을 수 있게 되는 것이다.

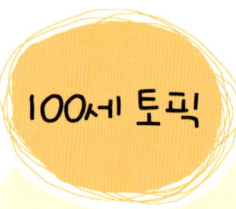

물은 만물의 근원이며 인체의 근원

1. 인체의 70%가 물로 되어 있다.
   - 뇌 75%
   - 심장 75%
   - 폐 86%
   - 간 86%
   - 신장 83%
   - 근육 75%
   - 혈액 83%

2. 인체의 물을 1%만 잃어도 갈증을 느끼고, 5%를 잃으면 혼수상태에 빠지며, 10%를 잃으면 사망한다.

   (자료: 《The Science of Biology》)

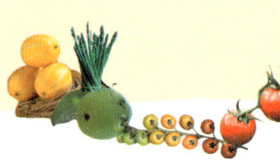

산성수, 알칼리수, 육각수

물은 사람의 몸과 마음을 깨끗이 해준다.
물은 사람의 영혼에까지도 접촉을 한다.
R. 타고르

세상에는 지금 물 전쟁이 났다. 이제 석유 전쟁이 아니라 물 때문에 더 큰 전쟁이 터지고야 말 것이다. 그 전초전으로 각국의 물 회사들이 한창 죽기 살기로 물 전쟁을 치르고 있다. 어떤 회사는 물을 잘 팔아 재벌이 되고, 어떤 기업은 물에 손댔다가 쫄딱 망해버린다. 그래도 세상에는 계속 별별 물이 다 나오고 있다. 알칼리수, 산성수, 육각수, 증류수, 심층수, α수, β수, γ수, π워터, 암반수, 천연탄산수, 온천수, 자화수…. 그리고 그런 물을 마셔서 고질병을 고쳤다는 책들도 즐비하게 팔리고 있다. 모두 일리가 있는 것 같다.

병에 걸리면 열이 난다. 열이 나면 더운 날 빨래가 더 잘 마르듯 탈수증이 심해진다. 입원하면 수액제(물)부터 놓는다. 그 속에는 가끔 특별한 성분이나 약을 섞는 경우가 있으나 대부분 단순한 링거액으로 수분을 보충하여 생명을 보전하는 데 그 목적을 두고 있다. 그런데 바로 그 링거액은 실상 산성수도 아니고, 알칼리수도 아니고, $\alpha\beta\gamma\pi$워터도 아니고, 심층수나 육각수, 암반수는 더욱 아니다. 왜냐하면 인체는 거의 정확하게 산도(pH) 7.4로 유지되어야 하는데, 만일 산성수나 알칼리수, $\alpha\beta\gamma\pi$워터, 육각수 등을 공급했다가는 산도와 성상(性狀)이 급변하여 금방 생명을 잃게 되기 때문이다.

그러나 신체 중에서 혈액, 신장, 대장, 전립선, 방광 등은 알칼리 쪽에 가깝고, 피부나 위, 십이지장, 여성의 질 등은 산성에 가까우니, 그런 장기의 산도에 적절히 대응할 수 있는 물을 가려 쓰는 것이 더 유리하지 않을까?

하지만 인체가 그런 물들의 속성에 쉽게 영향을 받는다면 우리는 결코 살아남지 못하였을 것이다. 포유류의 신체 산도나 여러 항상성(Homeostasis)은 그렇게 쉽게 변하지 않는다. 아니 변해서는 결코 살 수가 없다. 우리가 먹는 음식과 음료수가 우리 몸처럼 산도 7.4로 맞춰진 것은 하나도 없다. 김치나 주스, 요구르트 등은 산성이고, 두부나 계란, 우유 등은 알칼리성이다. 하지만 무엇을 먹든 마시든, 그것은 몸에 맞게 흡수되는 것이지 그것들의 속성이 그대로 흡수되어서는 결코 인간이 살아남을 수가 없는 것이다.

그렇게 흡수된 물이 오직 산도 7.4로 유지하며 우리 몸 전체의 60퍼센트 이상을 차지하고 있을 때에만 생명 유지가 가능하다. 건강인은 70퍼센트 정도가 물이고, 어린이는 80퍼센트가 물로 되어 있다. 노년이 되면 차차 수분율이 떨어져서 점점 인체 기능에 어려움이 생긴다. 이것이 노화와 질병이라는 형태로 나타나게 된다.

그래서 목이 마르기 전에, 몸이 마르기 전에 충분히, 자주, 적극적으로 물을 마시라고 권하고 있는데, 그렇게 마시면 우리 몸속에 바로 그 물 성분이 저장될까? 꼭 그렇지는 않다. 우리 몸속에 있는 전체 수분의 67퍼센트 이상은 세포 속에 존재(세포내액, ICF)하고, 오직 33퍼센트 정도만 세포 밖을 순환(세포외액, ECF)하다가 점차적으로 배출된다. 즉 체수분의 대부분은 세포 안에 있으며, 그것은 마시는 물의 영향을 거의 받지 않는다. 아니 받아서는 좋지 않다. 인체의 가장 크고 중요한 성분인 세포내액은 우리가 먹는 영양분이 분해되어 열과 칼로리가 발생될 때에 생성되는 순수한 물이다.

$$C_6H_{12}O_6 \xrightarrow{+6O_2} 6H_2O + 6CO_2 + 열$$

$$영양분 \xrightarrow{호흡} 물 + 탄산가스 + 칼로리$$

이렇게 생성된 세포 안의 물은 늘 넘쳐서 세포 밖으로 밀려나간다. 그러나 인체에 수분 공급이 부족하여 세포외액이 미달될 때에는 세포 안에서 필요한 물이 세포 밖으로 많이 이동되어 결국에는 세포 자체가 고달프고, 세포의 수명이 단축되거나 노화, 사멸, 질병에 이르게 된다. 그래서 음용수는 세포외액의 순환을 도와서 간접적으로 세포 내의 항상성에 기여하는 것으로, 그저 맑고 깨끗한 자연수를 마시면 되는 것이다.

특정한 성분의 물을 마신다고 해서 신체 성분이 쉽게 변화되는 것을 기대하기는 어려운 일이다. 그것은 우리가 피부를 비누(알칼리 성분)로 씻든 다른 것으로 씻든, 잠시 후 피부 산도를 측정해보면 씻기 전과 동일한 상태로 돌아와 있는 것에서도 알 수 있다. 우리가 잘 느끼지 못하는 땀(insensible sweating)이 나와서 피부를 보호하기 때문이다. 그러니 미리 산성수로 처리해놓는다면 피부의 땀샘은 기능이 퇴화되고 더 둔탁한 피부로 변화될 수 있다.

위산을 중화시키는 알칼리수도 마찬가지다. 맑은 물(중성)로 희석하는 것은 무리가 없으나 산성인 위 속에 갑자기 알칼리수를 자꾸 부어주게 되면, 오히려 더 높은 가역반응(rebound phenomena)이 일어나서, 더 짙은 산도의 위산이 더 많이 분비될 수도 있다.

여성의 뒷물도 마찬가지다. 대개 알칼리성인 비누로 거침없이 목욕하지만 냉이나 대하를 모르고 살아가는 여성들이 더 많다. 신체가 스스로 알아서 강산성 환경으로 만들어 놓기 때문이다. 그런데 그런 절묘한 조화에 섣불리 간섭하게 되면 오히려 균형이 깨져 고질적인 질염을 유발하기도 한다.

음료수로 증류수나 정제수를 고집하는 사례도 종종 있다. 맑은 물이 좋다는 데에는 반대가 없다. 그러나 여기서 맑은 물이란 병원균이나 독소가 없다는 뜻이지, 순수한 물(H_2O)일수록 좋다는 의미는 아니다. 예로부터 사람들은 높은 산 눈 녹은 물이 여러 골짜기를 거치며 자연스럽게 흘러 내려온 산골 물을 받아먹으며 수백만 년을 살아왔다. 생물들은 모두 자연 상태의 물을 마시며 살아가고 있다. 이것을 자연수라고 하며 이것이 곧 육각수도 되고 자화수(자기장으로 물분자를 변형시킨 물), 알칼리수, π워터도 될 수 있는 것이다.

사람들이 말하는 '약수'는 불순물이 많이 녹아 있는 물이다. '물맛이 좋다'는 것은 그 속에 적절한 불순물이 녹아 있다는 표현이다. 물에는 갖가지 전해질과 미네랄이 녹아 있어 인간의 골격과 후손 생산과 진화의 재료가 되었던 것이다.

인체에 물이 넉넉하면 암과 혈관질환, 중풍이 예방되고 해독기능이 강화된다. 원만하게 땀을 배출하여야 체온을 조절하고, 피부를 보호하고, 신장 기능을 개선하고, 전립선암과 방광암을 방지할 수 있다. 또한 발암물질이 희석되어 인체에 머무는 시간을 단축함으로써 암 예방에 큰 도움이 되며, 뇌 순환을 개선하여 치매를 예방하고, 뇌혈관의 탄력성을 높일 수 있다.

그러므로 공복에 맑은 물을 자주 마시고 소변이 무색투명하게 나올 때까지 수분섭취량을 늘리는 것이 백세청년으로 가는 안전한 길이다.

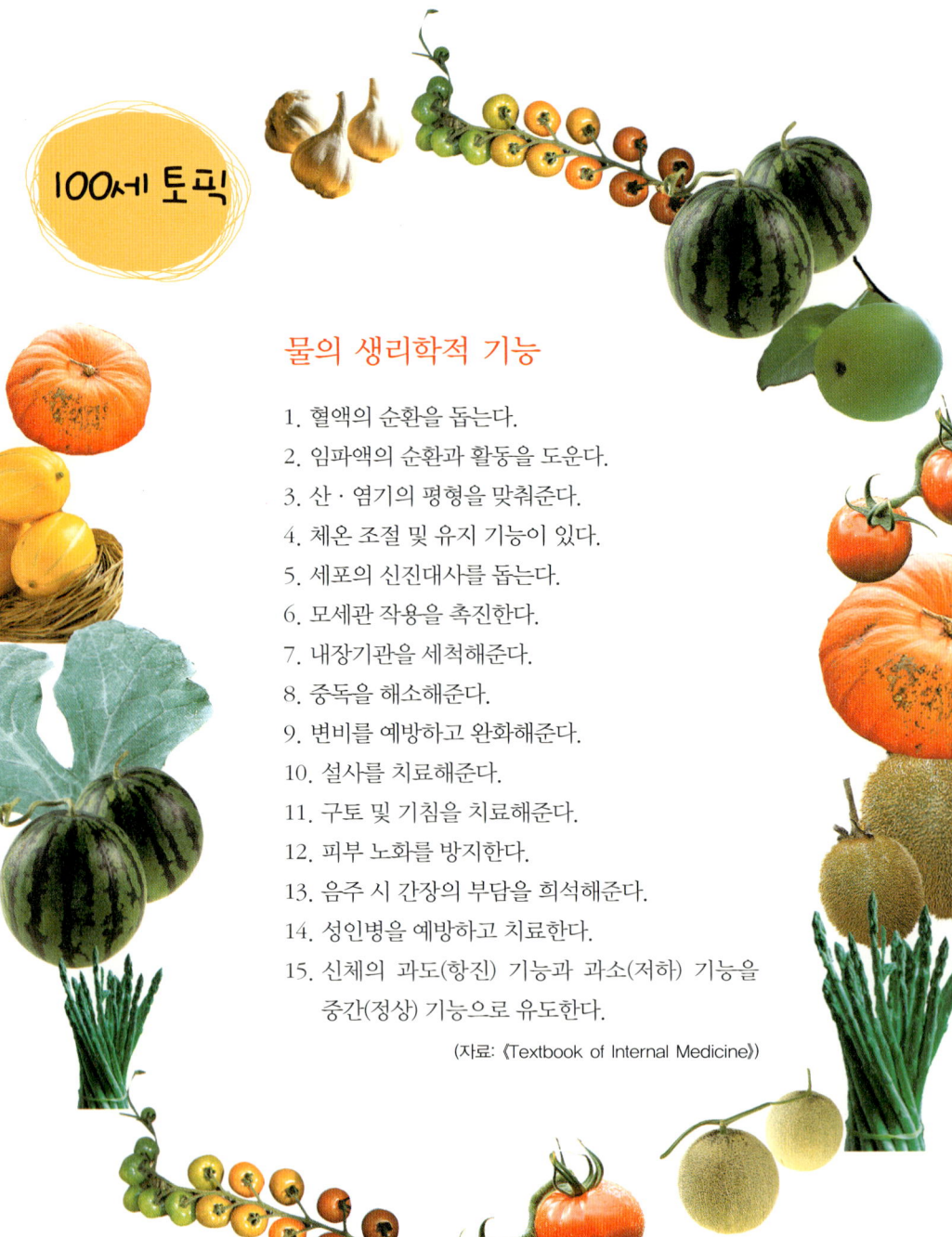

100세 토픽

물의 생리학적 기능

1. 혈액의 순환을 돕는다.
2. 임파액의 순환과 활동을 돕는다.
3. 산·염기의 평형을 맞춰준다.
4. 체온 조절 및 유지 기능이 있다.
5. 세포의 신진대사를 돕는다.
6. 모세관 작용을 촉진한다.
7. 내장기관을 세척해준다.
8. 중독을 해소해준다.
9. 변비를 예방하고 완화해준다.
10. 설사를 치료해준다.
11. 구토 및 기침을 치료해준다.
12. 피부 노화를 방지한다.
13. 음주 시 간장의 부담을 희석해준다.
14. 성인병을 예방하고 치료한다.
15. 신체의 과도(항진) 기능과 과소(저하) 기능을 중간(정상) 기능으로 유도한다.

(자료: 《Textbook of Internal Medicine》)

정력제, 뭐 더 좋은 것 없나요

생명을 황금으로는 살 수 없다.
호메로스

어느 화창한 날 한려해상국립공원에 나가보라! 통영 앞바다에서 배를 타보라! 생각만 하여도 가슴이 확 트이며 후련해질 것이다. 거기서 배를 타고 가슴 두근거리며 남으로 남으로 내려가다 보면, 그 이름도 아름다운 '소매물도'라는 등대섬을 만날 수 있다. 세상에 그렇게도 때 묻지 않은 비경이 또 있을까!

깎아지른 절벽 위로 푸른 하늘을 향해 영원처럼 솟아나 있는 신비의 등대를 우러러보면 눈물이 난다. 눈이 시리도록 아찔한 그 경관 중에서도 으뜸인 것은 등대섬 남서면에 위치한 글씽이봉과 촛대바위이다. 글씽이봉과 글씽이굴(글쓴이의 굴)은 좋은 배가 아니고서는 가까이 접근해볼 수 없는 선경 중에서도 비경이라, 그걸 보고 감탄하지 않을 사람은 없다.

그곳에는 중국 대륙을 최초로 통일했던 진시황의 사절단이 와서 직접 쓴 친필이 각인되어 있기 때문에 더욱 놀랍다. 배를 가까이 대어 그

글씨를 읽어볼 수 있음은 물론 손으로 만져볼 수도 있다. '천하의 주인 시황제의 명으로 이곳에서 불로초를 구한다'는 내용이다.

정말로 B.C. 200년경에 진시황이 불로초와 회춘제를 구하러 삼신산으로 동남동녀 수백 명을 보낸 것은 사실인 듯하다. 소매물도가 그렇게도 아름다우니 신선들과 선녀들이 살며 영생을 누렸음에 틀림없다. 지금도 신비한 곳이니만큼 2200년 전에는 정말 불로초와 회춘제 같은 신선초가 즐비하였을 것만 같다. 진시황의 사절단 중 일부는 제주도와 한반도에 정착하였으나, 일부는 글씽이굴에서 불로초를 구하여 진시황에게 바쳤을 것이다. 하지만 진시황이 장수를 누렸다는 기록은 없고 단명하였다는 기록이 있을 뿐이다.

동서고금을 막론하고 정력제와 회춘제, 보약, 명약, 불로초 등에 대한 관심은 끊일 날이 없었다. 그 비방이 각 민족의 의학사에 빛나는 공적을 세운 것은 사실이다. 그러한 노력이 있었기에 오늘날 수많은 치료약들이 탄생할 수 있었을 것이다. 중국 의학서 중 으뜸으로 삼는 《황제내경》에는 보약에 관하여 잘 쓰여 있다. 그 책은 진시황 시절보다 천년 전에 쓰인 책이다. 그 시절에는 사람들이 먹을거리가 부족하여 대부분 영양부족에 수명도 짧았을 것이다. 보약이 반드시 필요한 시기였음에 틀림이 없다.

그러나 지금은 어떤가? 보약 먹을 만한 사람 중에서 영양실조가 과연 있을까? 보약을 먹을 만한 경제적 능력 있는 사람이 왜 영양실조에 걸렸을까? 사실은 영양부족이 아닌데도 보약을 먹으려는 것이 아닌가.

영양과잉인 사람이 몸이 허하다며 보약과 회춘제, 정력제를 먹으려 애쓰고 있다. 그러다 보니 몸은 자꾸만 옆으로 더 퍼지고 무거워지고 골치가 아프게 되니, 이젠 보약과 회춘제, 정력제의 개념이 달라질 수밖에 없다.

그 첫째가 요즘 대대적으로 유행하고 있는 '호르몬 요법'이다. 최근 미국 라스베이거스에서 열린 국제노화학회에서 이와 관련한 논문들이 다수 발표된 바 있다.

호르몬 요법은 나이가 증가함에 따라 감소할 수 있는 호르몬을 주사나 알약 형태로 공급하는 것이다. 그중에서도 성장호르몬이나 에스트로겐, DHEA, 멜라토닌 등을 공급하는 것이 주종을 이룬다. 이 방법은 매우 빠른 효과를 나타내어, 피부를 팽팽하게 해주고 젊음을 되살린다는 장점이 보고되고 있다. 근육이 발달하고, 지방이 줄어들고, 체중이 감소하고, 우울증이 사라지고, 성기능이 살아나서 갱년기 무기력증을 단번에 극복할 수 있는 묘법으로 떠오르고 있다. 그런데 웬일인지 유명한 대학병원이나 저명한 교수들은 그 방법을 시술하지 않고 있다. 부작용이 심할 수 있고, 숨어 있던 암이 더 빨리 퍼질 수도 있으며, 수명 연장에는 별로 효과가 없다는 주장이다.

하지만 그 용법의 주창자들은 삶의 길이(Quantity)보다는 삶의 질(Quality)이 더 중요하다고 주장한다. 어느 쪽이 더 옳을까?

두 번째로 미세 영양소 요법이다. 이것은 인체에 필요한 3대 영양소인 단백질, 지방, 탄수화물 등 거대 영양소가 아니라 하루 수 그램이나, 수 밀리그램만 먹어도 충분한 미량 물질들을 말한다. 요즘 가장 인기 있는 것이 아연(Zn), 마그네슘(Mg), 셀레늄(Se), 바나듐(V) 같은 것들이다. 물론 비타민과 칼슘 같은 무기질, 코엔자임Q나 카르노신 같은 미량 아미노산도 미세 영양소에 속한다.

이런 것들은 거대 영양소가 신체 내에서 소모되거나 신체 성분으로 바뀌는 과정을 돕는 촉매제로서 중요한 역할을 하며, 실제로 그것이 부족한 사람에게 해당 영양소를 공급하면 곧 눈에 띄는 개선 효과를 확인할 수 있다.

그러나 세계에서 가장 많이 읽히는 유력 잡지 〈리더스 다이제스트〉와 〈뉴욕 타임즈〉는, 인위적인 미량원소 공급은 효과보다는 부작용이 커 위험하다는 공개논문을 게재하고 있다. 셀레늄은 통증 감각을 떨어뜨리고 머리카락과 손톱이 빠질 수 있으며, 비타민 E는 근육 약화와 소화 장애 요인이 될 수 있다는 것이다. 아연(Zn)은 오심과 경련의 원인이 되고, 베타카로틴은 폐암 위험성을 높인다는 사례를 들고 있다.

셋째는 세포 재생 요법이다. 아직 태어나지 않은 포유류의 태아(fetus)나 태반(placenta)의 추출물을 접종받으면 동물의 수명이 두 배까지 증가하며, 암이나 감기 같은 질병이 저절로 예방되는 높은 면역력을 얻는다는 것이다. 이것 역시 유럽과 남미, 일본과 아시아의 부호들이 선호하는 요법이며 효과도 입증되었다고 한다. 그러나 유명 대학병원에서는 실시하지 않고 있다.

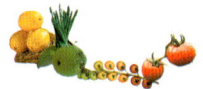

호르몬 요법에 사용하는 주요 호르몬

호르몬의 종류
성장호르몬: 뇌하수체에서 분비
에스트로겐, 프로게스테론: 여성 난소에서 분비
테스토스테론: 남성 정소에서 분비
DHEA: 부신에서 분비
멜라토닌: 뇌에서 분비되는 수면조절 호르몬
갑상선호르몬: 신진대사 항진 호르몬
흉선호르몬: 면역 향상 호르몬

호르몬의 효능
지방을 줄이고 근육을 늘린다.
신체활력을 증진시키고 우울함을 줄인다.
골밀도를 높여 골다공증을 막는다.
기억력을 높여 치매를 예방한다.
모발을 재생하고 피부탄력을 높인다.
안면홍조 등 갱년기 증상을 줄인다.
숙면을 유도해 불면증을 치료한다.
세균과 바이러스에 대한 저항력을 높인다.

호르몬의 부작용
암 환자의 경우 암세포 증식을 자극할 수 있다.
유방암과 전립선암 발생률을 높인다.
관절염과 부종, 위궤양 등이 생길 수 있다.
뇌졸중과 심장병 발생률이 높아질 수 있다.

(자료: 미국 항노화병원)

그 이외에도 인삼과 은행잎, 알로에, 마늘, 포도씨 추출물 등은 수명을 연장하고 암을 이기게 하며 농약과 중금속을 해독한다는 보고도 있다. 또한 올리브유와 적포도주가 최고의 항암제이자 성인병 예방약, 장수식품이라는 학술보고도 많이 있다. 토마토가 최고의 영양제이며 회춘 효과가 높다는 논문도 많다. 발효식품이 좋으며, 그중에서도 요구르트가 가장 우수하다는 보고는 이미 수백 년 전에 나온 것이다. 최근에는 엽산(folic acid, 비타민B group)이 알츠하이머병을 예방하고 수명을 늘려준다는 연구논문도 자주 제출되고 있다. 앞으로 10년 안에는 반드시 현대판 불로초, 회춘약이 나올 것이라고 장담하는 주장도 만만치 않다.

그럼에도 불구하고 너무나 확실한 사실은 국내외의 백세인들 중에서는 그렇게도 많고 이론이 질서정연한 불로초와 회춘제, 정력제와 영양제 등을 욕심내어 복용한 사례를 찾아볼 수 없다는 사실이다. 그분들은 이미 최상의 보약을 잘 알고 있기 때문이다. 그것은 무엇일까?

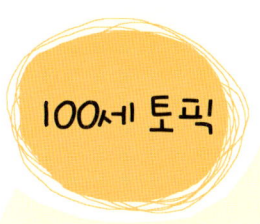

비타민 얼마나 먹어야 할까 (1일 성인남자)

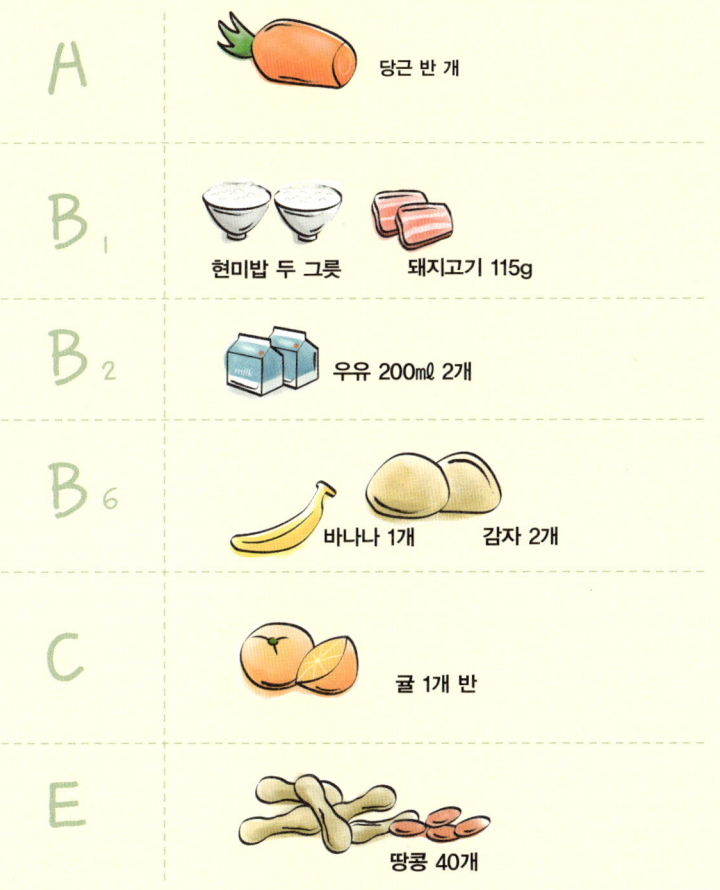

A		당근 반 개
B₁		현미밥 두 그릇 / 돼지고기 115g
B₂		우유 200㎖ 2개
B₆		바나나 1개 / 감자 2개
C		귤 1개 반
E		땅콩 40개

(자료: 한국영양학회)

자신이 부자라고 생각해야 장수한다

사고는 행동의 씨앗이다.
B. 프랭클린

세상은 정적 속에 있었다. 하늘에서는 햇빛이 쏟아져 내리고 땅에는 초록의 산과 들에 6월 한낮의 밝음과 열기가 가득했다.

"아저씨, 이 동네에 백살 된 유씨 할아버지가 계시다는데 그 할아버지 집을 아세요?"

개울 건너 앞산에 철 이른 매미가 정적을 깨웠다.

아저씨는 아무 말도 못 들은 척 허리를 숙이고 밭에서 계속 무를 뽑고 있다. 무가 통통하고 맛있게 생겼다. 땅 속에서 금방 나온 저 무를 벗겨 먹으면 한 모금 상큼한 물이 나와 이 더위가 싹 가실 것만 같다.

"쪼매 지두리래이여?"

한참 후에 뽑아 놓은 무를 지게에 다 올리곤, 기다리는 내게 예쁜 무 한 개를 내밀었다.

"머거 보드래이여, 씨언 헐꺼래이여?"

"예? 예…."

"나를 따라와 보래이여?"

무를 옆 도랑에 씻어 벗겨 먹으며 따라 갔다. 이 열기 속에 무가 이렇게도 시원할 수 있을까!

아저씨는 지게를 지고 선뜻 앞서 간다. 동네 안으로 쑥 들어가 저 만큼 산 아래 제법 좋은 집까지 가서 지게를 내렸다. 집 뒤 대밭이 햇빛에 반짝이며 매미소리를 뿜어내고 있었다. 집 앞에는 여러 개의 재래식 벌통이 나란히 놓여 있었다. 노란 꽃가루를 무겁게 매단 수천수만 마리의 통통한 벌들이 윙윙거리며 바쁘게 벌통 속을 들랑거린다.

아저씨는 밀짚모자를 벗고 옷을 털며 말씀하셨다.

"내가 백살인디, 뭔 일이드래이여?

아저씨의 주민등록증은 1907년생이라고 되어 있었다. 자세히 보니 아저씨가 아니고 진짜 할아버지였다. 뒤꼍에 대밭 샛길을 지나 뒷산으로 올라가면 곳곳에 수십 개의 벌통들이 숨어 있는데, 매년 수백 통이 넘는 벌꿀을 할아버지가 손수 딴다고 하신다.

강원도 북부 산간 지역에서는 유씨 할아버지 같은 백세청년들을 어렵지 않게 찾아볼 수 있다. 그분들의 얼굴을 유심히 살피지 않고 뒷모습이나 일하는 모양새만 봐서는 백세 노인이라고 생각하기 힘들다. 대부분 정정하시고, 자기 일을 갖고 있으며, 좋은 집에 살고, 재산이 많은 편에 속한다.

김휴갑(100세, 인제 기린면) 할아버지는 아들과 함께 살지만 아직도 많은 땅이 김 할아버지 명의로 되어 있고, 언제든 문제가 생기면 할아

누구든지 백세를 즐기고 싶다면 스스로 충분한 부를 가졌다고 느끼며
욕심 없이 불평 없이 자기 일을 즐기며 살면 된다.

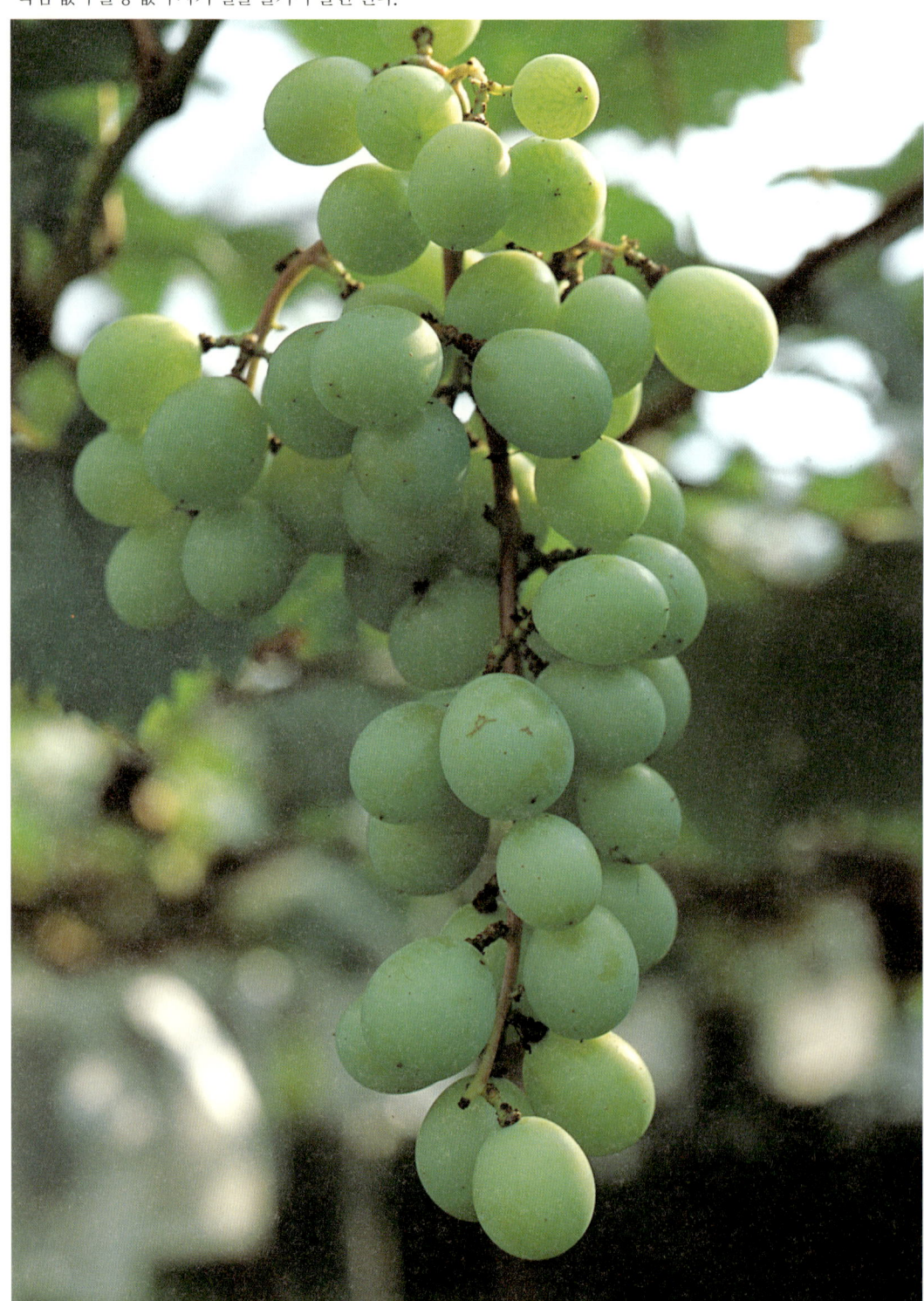

버지 본인이 직접 면사무소에 나가 지적도와 등기부를 열람하고 서류를 확인하며, 손수 재산 관리하는 것을 당연시하고 계셨다.

그런 할아버지들이 면사무소나 장날 나들이하실 때 잘 차려입고 나서면 누가 봐도 부자 양반태가 자르르하다. 강원도 인제, 화천, 횡성, 고성 등의 산간 지역에는 백살이 넘는 할아버지들이 특별히 많다.

백세 할머니들은 제주도에 많이 살고 계신다.

김 할머니(101세, 남제주군)는 할아버지와 사별하고 홀로 된 것이 올해로 딱 40년이 된다고 하신다. 아들딸도 있고 며느리와 손자도 있지만 스스로 밥 짓고 빨래하고 텃밭도 가꾸고 찬거리도 장만한다. 십수년 전까지만 해도 바다에 나가 물질(해녀들이 해산물 따는 일)을 하셨다고 하니 믿어지지 않지만, 아직도 저금통장에는 10년 이상 쓸 만한 여유 자금이 있다고 하시니 할머니의 굳센 삶을 믿지 않을 수 없었다. 제주에는 김 할머니처럼 자식 도움 없이도 불평불만 없이 즐겁게 살아가는 할머니들이 아주 많다.

강원도에서는 할아버지들이, 제주도에서는 할머니들이 더 오래 사는 비결은 도대체 무엇일까? 물론 그곳의 기후, 지형특성, 풍습, 음식, 환경, 일감, 가족관, 인생관, 유전적 소인(素因)과 같은 요소들이 복합적으로 작용한 결과이겠지만, 그곳은 다른 지역에 비해 확연히 다른 특성을 갖고 있다.

우선 강원도 할아버지들은 부자라는 것이다. 물론 제주도 할머니들도 충분한 재산을 갖고 있다. 하지만 대도시의 부자 사장님들처럼 큰 부자는 하나도 없었다. 큰 부자는 때때로 불행하다(헤로도토스). 부를 늘리는 사람은 걱정도 그만큼 늘린다(프랭클린). 부자에게는 한도 많다(한국 속담). 부자에게는 진정한 친구가 없다(프랑스 속담).

정말 그랬다. 강원도 할아버지와 제주 할머니들은 큰 부자가 아니었다. 그래서 불행하지도 않고, 걱정도 없고 한도 없지만, 친구들은 많았다. 스스로 충분한 부를 가졌다고 느끼며 욕심 없이 불평 없이 살아가는 분들이었다. 부를 가지려고 애쓰는 부자가 아니고 부를 즐길 줄 아는 부자들이었다. 큰 재산으로 골치 아파하지 않으며 자신들의 넉넉함, 바로 그 정도를 행복의 조건으로 생각하시는 분들이었다.

강원도는 산악이 험하여 남자의 힘과 개척정신을 필요로 하는 곳이다. 반면, 제주도는 옛날부터 여자의 경제력이 남자를 앞서는 곳이다. 그들은 부자라서 오래 살게 된 것이 아니고, 열심히 살아서 자연스럽게 부와 건강을 획득한 것이었다. 그들은 처음부터 부자가 아니었다. 만일 그랬더라면 많은 유혹과 스트레스에 빠져 결국 건강과 장수를 지킬 수 없었을 것이다.

자신의 삶을 위해 계속 일하는 사람은, 그렇지 않은 사람보다 15년 정도 더 오래 산다. 복권에 당첨되어 일확천금을 받은 사람 치고 오래 산 사람도, 부자로 일생을 보낸 사람도 없다. 돈이 많으면 많을수록 그것을 지키기 위한 스트레스와 문제가 많이 생겨나 스스로 자신을 태워버리고, 일과 직업과 활동량을 상실하게 되어 더 이상의 희망이 무의미해져버리기 때문이다.

누구든지 백세를 즐기고 싶다면, 큰 욕심을 내지 말고, 자기 일을 꾸준히 즐기며, 독립할 만한 경제력을 갖고 자신의 삶을 스스로 지켜야 한다. 자신의 처지에 만족하며 희망을 향해 전진해야 한다. 누구에게나 미래라는 자본이 자기 앞에 동등하게 놓여 있기 때문이다.

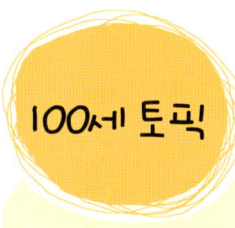
100세 토픽

백세인들의 특징

1. 유머감각이 뛰어나 잘 웃고 잘 웃긴다.
2. 내향적인 성격을 갖고 있어 다투는 일이 드물다.
3. 힘든 상황에서도 스트레스를 잘 조절한다.
4. 가족·친구·친지 등 주변 사람들과 우호적인 관계를 맺는다.
5. 운명에 순응하는 성격으로 나쁜 일은 잊어버린다.
6. 평생 뚱뚱해진 적이 없이 늘 정상 체중을 유지한다.
7. 신경증(노이로제) 환자가 없다.
8. 종교생활을 한다.
9. 은퇴 후에도 일이나 취미활동을 통해 꾸준히 사회의 일원으로 활동한다.
10. 장수집안 가족력이 있다.

(자료: 미국 뉴잉글랜드 백세인 연구팀)

만성피로가 없으면 백세 OK

피로란 육체의 쇠퇴이고
불안이란 마음을 찌르는 낫이다.
페르시아 속담

중국 춘추시대에 편작(扁鵲, B.C. 600년경)이라는 명의가 있었다. 그는 다 죽어가는 곽나라의 태자를 되살려냄으로써 그 명성이 더욱 높아졌다. 여러 나라의 왕들과 제후들이 그를 만나려면 차례를 기다려야 할 정도였다.

그가 위나라를 지나가고 있을 때, 위 왕실에서는 지극한 예후로 그를 모셔와 대접하였다. 이때 위 무왕이 편작에게 물었다.

"공의 학문이 신기에 가깝다는 소문은 익히 들어 알고 있소만, 공의 형제들 모두가 비범한 의술을 지녔다는데, 그중 누가 가장 훌륭한 의원이오?"

"저의 큰형님이 가장 훌륭합니다."

"왜 그러하오?"

"큰형님은 사람의 기색과 그 피곤한 정도만 보아도 오래지 않아 생길 병을 미리 알아내어 그것을 고치고, 제 수명을 다할 수 있도록 조치

합니다."

"그러면 그 다음으로 훌륭한 의원은 누구요?"

"둘째 형님입니다. 그가 환자를 보면 오장육부 중 어디가 피곤한 것인가를 정확히 진단하여 병이 더 커지기 전에 쾌유시켜, 수명을 연장할 수 있도록 해줍니다."

"그렇다면 가장 부족한 의원은 누구요?"

"본인 편작이 가장 부족하옵니다."

"왜 그러하오?"

"저의 학문은 질병을 미리 알아낼 만한 경지에 이르지 못하여 초기에는 진단하지 못하고, 그것이 아주 커져서 피로가 오장육부와 골수에 사무칠 정도가 되어서야 비로소 그 병을 겨우 짐작할 따름이옵니다. 사람들은 큰 병을 고치면 훌륭하다 하고, 병이 미약할 때에 미리 예방하면 대수롭게 보는 경향이 있습니다. 그러나 사실은 병이 미약할 때, 피곤증이 온몸을 지배하지 않을 때에 치료하는 것이 더 훌륭한 일이며, 피곤증조차도 생기지 않도록 미리 조치할 수 있다면 가장 훌륭한 업적이 될 것입니다."

"공은 본인을 위해 한 말씀 해주시오."

"피로한 자는 천하를 얻을 수 없습니다."

사람들은 조금 피곤한 것을 우습게 여기며 그것을 반복 축적한다. 그러다가 큰 사고가 터지면 비로소 낙망한다.

강남의 G빌딩에는 매우 큰 성인 오락장이 있었다. 그곳 박 사장(41

세)은 키도 크고 잘 생겼으나 두주불사였다. 그의 아버지 박 회장(87세)은 아직도 정정하고 목소리가 쩌렁쩌렁하지만, 젊을 때부터 매우 왜소하였고 술 담배를 전혀 안 하는 구두쇠로 소문나 있었다. 박 회장은 외아들 박 사장의 과한 술버릇과 불규칙한 생활습관 때문에 늘 걱정이 되었다. 박 사장은 방탕하게 즐기다가 겨우 집에 기어들어와서는 하루 이틀씩 꼼짝 않고 곯아떨어져 아무리 깨워도 몸이 무겁고 피곤하여 일어나지 못했다. 이런 꼴을 보고 박 회장은 항상 걱정하며 제발 병원에 가서 진찰 좀 받아보라고 간청하고 사정하였다.

하지만 박 사장은 좀 피곤하기로서니 사지가 멀쩡한데 무슨 걱정이냐, 그럼 무슨 재미로 사냐며 또다시 무절제한 나날을 보냈다. 노인의 눈에는 아들의 기색이 자신만도 못하게 보였다. 박 회장은 지난달 S대학병원에서 종합검진을 받았는데 앞으로 20~30년은 끄떡없다는 진단을 받았다. 하지만 그는 자신이 불편하여 지금 당장 병원에 가봐야 한다고 고집해, 아들을 대동하고 병원에 와서는, 아들을 강제로 진찰 받게 하였다. 아들은 진단 결과 간염과 간경화가 심한 것으로 나타났다. 아버지는 당장 아들에게서 모든 경영권을 박탈하고, 성인 오락실도 폐쇄하고 일체의 원조를 끊어버렸다. 아들은 일시에 단 한 푼도 없는 빈털터리로 전락했다. 친구도 만날 수 없게 되자 짜증을 내고 살림을 박살내고 가족에게 폭군처럼 난동을 부렸지만, 아버지는 미동도 하지 않았다. 다만 입원한다면 치료비는 대주겠노라는 말 한마디만 남기고 낙향하였다.

아들은 입원하지 않으면 끼니도 굶게 될 처지가 되어서야 별 수 없이 병원을 찾았으나, 간경화 진단을 받은 지 9개월 만에 간암으로 사망하였다. 박 회장은 본인이 더 일찍 아들의 돈줄을 끊었더라면, 많은 재산을 모으지 않았더라면 이렇게 되지는 않았을 텐데, 몇 날을 두문불출하며 애통하였다. 그리고 나서 아들 사망 후 2주째에 그 역시 숨을 거두었다. 20년 수명이 2주로 줄어버린 것이다. 이런 일들은 오늘도 곳곳에서 재현되고 있다.

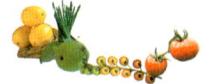

간 질환 자가진단법

1. 가슴 등에 거미 모양의 붉은 반점이 나타난다.
2. 콧등과 코 주위 볼에 혈관이 나타난다.
3. 엄지손가락이나 새끼손가락 아랫부분이 빨개진다.
4. 남자인데도 유방이 튀어 나온다.
5. 피부가 누렇게 뜨거나 눈 흰자위 부분이 노래진다.
6. 손톱 끝이 치솟는다.
7. 손톱이 깨지거나 하얗게 된다.
8. 아랫다리가 붓는다.
9. 돌연 술에 약해진다.
10. 오른쪽 옆구리 또는 늑골이 아프거나 붓는다.
11. 오른쪽이나 왼쪽 늑골 아래를 누르면 딱딱한 것이 잡힌다.
12. 햇빛과 관계없이 얼굴이 얼룩덜룩하게 검어진다.
13. 오줌색이 진하거나 빨갛다.
14. 식욕이 떨어진다.

(자료: 〈Reader's Digest〉)

성실한 중년들이 일에 빠져서, 사업을 해야 하니까, 돈을 벌기 위해서, 회사를 살리기 위해서, 프로젝트를 마치기 위해서 만성피로를 누적시키며 건강을 뒷전으로 미루다가 불행을 맞이하여 버둥대는 경우가 너무나도 많다. 아니 어쩌면 거의 모든 질병과 불행이라는 것은 자신도 모르게 어느 날 갑자기 찾아오는 것이 아니라, 왠지 피곤하여 뭔가 잘못된 행로로 접어든 것 같다고 느끼면서도 경고를 무시하다가 자초하는 것인지 모른다.

이러한 불행은 순리적이며 자연적인 삶의 방식을 무시하고 생태계를 지배하려는 생활방식의 산물이다. economy(경제)는 삶의 한 가지 방법일 뿐이고, 삶은 ECOLOGY(생태계)에 속해 있다. 우리는 작은 economy로 큰 ECOLOGY를 누르려고 기를 쓰고 있다. 이것이 곧 만성피로이다. 원래 둘은 모두 Eco(house, habit, habitat/집, 관습, 보금자리)에서 나온 형제지간이다. 본래는 ECOLOGY가 큰형이고 economy는 동생이다. 혹은 economy는 ECOLOGY에 속하는 일부 영역이다. 수만 년 동안 사람들은 삶을 자연의 한 부분으로 여기며 아름답게 살아왔다.

그러나 이제는 반란의 시대가 되었다. 작은 영역(경제)이 난을 일으켜 전체(생태계)를 점령하려고 한다. 우리나라 중년층 만성피로증후군과 사망률의 가장 큰 요인이 여기에 있다. 원래 간장(liver)은 수백만 년 동안 생태계의 범위 내에 있는 물질들만을 해독할 수 있었다. 그런데 갑자기 인체의 능력이 미처 진화, 대처할 틈도 없이 감당할 수 없는 독성물질이 쳐들어와서 간장은 멍들게 되었다. 지금 우리 주변에는 수많은 발암물질들로 가득하다. 포장식품, 가공식품, 수입식품, 그리고 방부제, 첨가제, 보관제, 색소 등이 추가된 식품들이 넘쳐난다. 이런 것들은 환경호르몬은 물론 나이트라이트, HCA, 아플라톡신, 니트로소아민, 알킬기 등을 다량 포함하고 있어 간경화와 간암은 물론 대장암, 위암, 전립선암 등의 원인이 되고 있다.

만성피곤증이란 이처럼 인체 내에 불필요한 독성물질, 노폐물, 젖산, 요산, 여분의 영양 물질 같은 것들이 누적된 상태를 말한다. 그리고 이와는 반대로, 인체에 꼭 필요한 것들이 부족한 경우에도 만성피로증후군이 나타난다. 신체를 경영할 만한 근육이나 혈액, 영양분, 면역물질들이 부족한 상태이거나, 산소, 수분, 미네랄, 필수아미노산, 필수지방산, 미량원소가 부족한 경우에도 역시 만성피로를 피할 수 없게 된다. 이때 만성피곤증이란 인체 성분의 과부족 현상이다. 그러므로 만성피로증후군은 원인물질이 무엇인가를 정확히 진단하여 교정해주면 극복할 수 있다.

그러나 그것은 막내 편작의 일이다. 편작의 큰형님이었더라면 그것이 아예 생기지 않도록 미리 예방하여 타고난 수명을 다 지키도록 하였을 테니까.

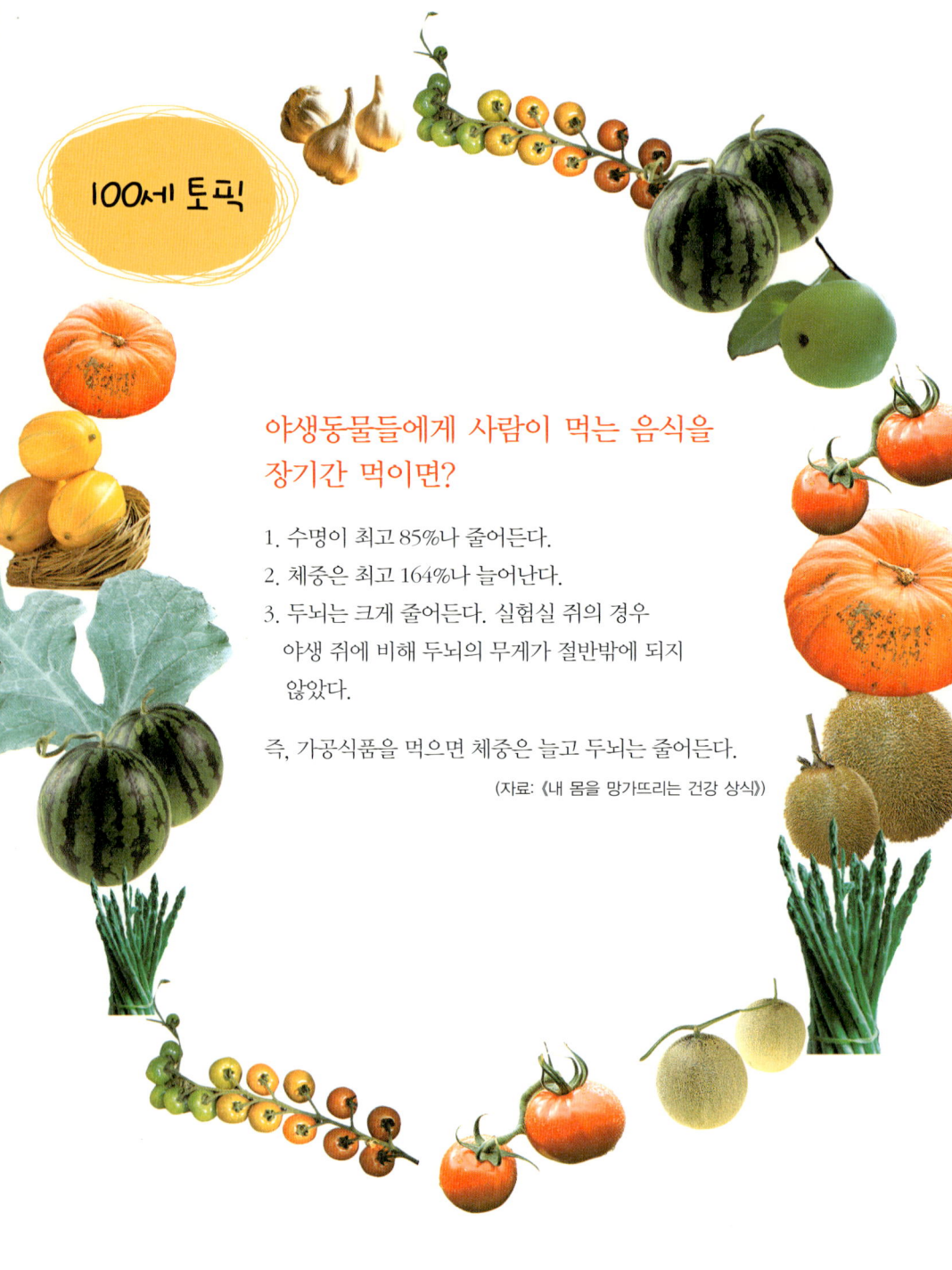

100세 토픽

야생동물들에게 사람이 먹는 음식을 장기간 먹이면?

1. 수명이 최고 85%나 줄어든다.
2. 체중은 최고 164%나 늘어난다.
3. 두뇌는 크게 줄어든다. 실험실 쥐의 경우 야생 쥐에 비해 두뇌의 무게가 절반밖에 되지 않았다.

즉, 가공식품을 먹으면 체중은 늘고 두뇌는 줄어든다.

(자료:《내 몸을 망가뜨리는 건강 상식》)

지금 건강으로는 몇 살까지 살 수 있을까

질병은 인생을 깨닫게 하는 훌륭한 교사이다.
에디 부인

"요즘 노인들은 왜 그렇게도 늙은 티를 내려는지 모르겠어?"

백세 생일을 맞은 최고의 희극배우 조지 번스(1896~1996)가 한 말이다. 그는 80세에 아카데미상을 받았고 심장수술도 받았다. 이처럼 자기 나이를 잊고 사는 것이 바로 젊음을 연장하는 방법이다.

호적상 나이가 많다고 해서 표정과 마음과 태도까지 몽땅 늙은이 행세를 하면 자기 스스로 늙음을 재촉하는 것이다. 2005년 2월 19일자 동아일보에는 72세 최범식 할아버지가 세계 최고령 매킨리봉 등정 공격조에 들어갔다는 소식이 나와 있다. 그분에게 나이란 그저 숫자에 불과할 뿐이다. 김유경 할머니는 80대 후반에 수영교사 자격증을 땄고, 권필용 할아버지는 90대이지만 대형 덤프차를 능수능란하게 운전하고 수리도 하신다.

'진짜 나이(real age)'라는 것이 있다.

이것은 호적상 나이와 상관없이 몸의 기능을 표시하는 실제 신체 건강 나이를 표시하는 것으로 호적보다 열 살 이상 많은 사람도 있는 반면, 스무 살쯤 더 적은 사람도 있다. 호적상의 나이가 늘어난다고 해도 자신의 노력 여하에 따라 신체적 지적 기능적인 젊음을 유지하는 것은 각각 달라질 수밖에 없다.

    석기시대부터 청동기시대까지 인간의 평균수명은 20대에 그쳤다. 20세기 초반까지만 해도 소위 선진국의 평균수명은 40대에 그쳤다. 지난 5000년 동안 평균수명 연장은 기껏 20년에 불과했다. 그러나 21세기 초, 불과 100년도 못 되어 인간의 평균수명은 거의 두 배로 증가하였다.

예상 수명 계산법

    나는 과연 몇 살까지 살 수 있을까? 다음은 미국의 항노인의학회에서 제시하는 예상 수명 계산표이다. 이것은 자신의 불리한 부분을 파악하여 교정함으로써 예상 수명을 연장하는 데 그 목적을 두고 있다.

    이 표를 잘 보게 되면 무엇이 수명을 단축하고, 어떤 것이 수명을 연장하는 방법인지 저절로 쉽게 알게 되어 있다. 그러므로 이것을 매년 한두 번씩 체크해보며 자신의 건강을 해치는 요소들을 바로잡아 회복해나가는 것이 최선의 방책이다.

*각 항목들 중 잘 모르거나 적당한 답이 없으면 0점으로 처리한다.

연령
0~29세 +10
30~54세 +5
55~64세 +1
65세 이상 −10

성별
남성 −5
여성 +6

유전
조부모(친가·외가) 중 한 분 이상이 80세 이상 생존 +1
조부모(친가·외가)의 평균수명 60~70세 +3
조부모(친가·외가)의 평균수명 71~80세 +4
조부모(친가·외가)의 평균수명 81세 이상 +6
가족병력 부모 중 한 분이 50세 전에 뇌졸중이나 심장마비 발생 −10

조부모·부모·자녀 중 65세 이전에 다음 질병에 걸린 사람이 있다.
고혈압 −2
암 −2
심장병 −2
뇌졸중 −2
당뇨병 −2
기타 유전성 질환 −2

경제상태
빈곤층 −10
서민층 −5
중산층 이상 +1

교육정도
무학, 초등, 중학교 졸업   −7
고등학교 졸업   +2
대학 졸업   +4
대학원 이상   +6

다른 사람이 말하는 당신의 성격
차분하고 매사에 조심스럽다.   +3
느긋하고 수동적이다.   −3
쉽게 분노하고 짜증을 잘 낸다.   −10

직업
전문직   +3
자영업   +3
보건 관련   +2
사무직   +3
주야간 교대 근무   −1
실직   −3
직장에서 승진 가능성 큼   +1
오염 물질, 독성 물질, 방사선, 화재 등 위험 노출 가능성   −10

주거지역
도시산업공단 주변   −4
농촌 지역   +2
대기오염 주의 지역   −5
범죄율이 높은 지역   −3
범죄율이 낮은 지역   +2
라돈 검사에서 양성 반응을 보인 주택   −2

통근 소요시간
30분 이내   +1
31~59분   0

1시간 이상	−1
집에서 30분 이내 거리에 병원, 외상 치료센터가 있다	+1
집에서 30분 이내 거리에 병원, 외상 치료센터가 없다	−1

건강 상태 — 전반적인 현재의 신체 건강 상태

매우 좋다(최근 아팠던 기억이 거의 없다)	+6
좋다(연간 아픈 날이 10일 이내)	+4
그저 그렇다(연간 아픈 날이 11~20일)	−2
나쁘다(연간 아픈 날이 21일 이상)	−10

혈압 — 최근 1년 내에 측정한 혈압

140/90 이하	+3
141/91~160/95	−5
최고 혈압 161 이상, 최저혈압 96 이상	−10
혈압 모름	−5

콜레스테롤

200 이하	+5
201~240	−2
241 이상	−10
혈중 콜레스테롤 수치 모름	−5

HDL — HDL은 고밀도지단백. 혈관 건강을 도움

29 이하	−10
30~45	0
46 이상	8
혈중 HDL 수치 모름	−5

당뇨병

가족 중에 당뇨병 환자가 있다	−4

흡연

흡연한 적 없음	+7

담배를 끊었음	+3
매일 한 갑 이내로 흡연	−7
매일 1~2갑 흡연	−10
매일 2갑 이상 흡연	−20

음주

음주 안 함	0
하루 와인 1잔 또는 맥주 1캔 이내 음주	+6
하루 와인 1~2잔, 맥주 1~2캔 음주	−4
그 이상 음주(1잔, 1캔 추가 때마다 −1점)	

운동 — 20분 이상 적당한 유산소 운동

매주 5번 이상	+10
매주 4번	+6
매주 3번	+3
매주 2번	+1
규칙적으로 유산소 운동 안 함	−10

체중

정상체중 유지	+5
정상체중보다 2.3~4.5kg 초과	−6
정상체중보다 4.6~9kg 초과	−10
정상체중보다 9.1~13.5kg 초과	−22
정상체중보다 2.3~4.5kg 미달	−5
정상체중보다 4.6~9kg 미달	−15

허리둘레

80cm 이상인 여성	−5
79cm 이하인 여성	+3
96cm 이상인 남성	−12
95cm 이하인 남성	+12

영양

영양적으로 불균형한 음식 섭취	-3
규칙적인 식사	+3
불규칙적인 식사	-2
밤늦게 스낵이나 야식을 즐긴다	-3
아침 식사를 거르지 않는다	+2
생선·닭고기 등이 단백질 주공급원이다	+5
매주 5번 이상 녹색 야채를 먹는다	+3
매주 5번 이상 과일, 과일주스를 섭취한다	+2
과일, 과일주스를 즐겨 먹지 않는다	-1
지방 음식을 가급적 먹지 않으려고 애쓴다	+2
지방 음식을 피하려 애쓰지 않는다	-5
식사의 절반 이상을 인스턴트식품으로 채운다	-8
식이섬유가 많이 든 음식을 매일 먹는다	+2
식이섬유가 많이 든 음식을 즐기지 않는다	-3
멀티비타민제나 미네랄제를 복용한다	+10
칼슘 보충제를 복용한다(여성)	+3
매 8주마다 감기 등 감염성 질환에 걸린다	-6
감기에 걸리면 2주 이상 앓는다	-8
림프절이 자주 커진다	-4

사고

차에 타면 반드시 안전벨트를 한다	+6
안전벨트를 거의 하지 않는다	-6
음주운전을 절대 하지 않는다	+2
지난 5년간 음주 문제로 체포된 적이 있다	-10
과속이나 교통사고로 딱지를 뗀 적이 있다	-2
지난 3년 간 폭행, 싸움 등에 연루된 적이 있다	-2
오토바이를 탄다	-10
건강검진, 전반적인 신체검사와 혈액 검사를 3~4년(50세 미만), 1~2년(50세 이상)마다 받는다	+3

여성
해마다 부인과 검사와 자궁암 검사를 받는다	+2
매달 유방 자가 검사를 한다	+2
유방 X선 검사를 받는다(35~50세 매 3년, 51세 이상 매년)	+2

월경 상태
월경한다	+3
41세 이후 폐경	+1
40세 이전 폐경	−5
40세 이전에 자궁 적출 수술 받음	−8
41세 이후에 자궁 적출 수술 받음	4

남성
3개월마다 생식기 자가 검사	+1
직장 및 전립선 검사(30세 이후 매년)	+2

남녀 공통
직장 검사와 대변 혈액 검사를 한다 (40세 이상 2년마다, 50세 이상 매년)	+2
50세 이상으로 직장 검사를 받은 적이 없다	−4
매일 한두 번 어려움 없이 대변을 본다	+3
변비가 있다	−10
위나 장에 질환이 있다	−7

50대 이상
2년마다 직장내시경 검사	+2
6주 이상 낫지 않는 피부 이상이 있다	−10

사회적 요소
기혼, 장기 교제관계	+10
장기 교제관계 없음	−6
만족스런 성생활(주 2회 이상)	+4

불만족스런 성생활	−10
18세 이하 자녀와 함께 거주	+2
홀로 산 기간이 5년 이내	−1
홀로 산 기간이 10년 이내	−2
친한 친구가 없음	−10
친한 친구가 1명	+1
친한 친구가 2명	+2
친한 친구가 3명 이상	+3
자원봉사단체·종교단체 등에서 활발한 활동	+2
애완동물 기름	+2
규칙적인 하루 일과	+3
불규칙적인 하루 일과	−10

숙면시간

5시간 안 됨	−5
5~8시간	+5
8~10시간	−7
일정하지 않다	−5

작업시간

일정하다	+3
일정하지 않다	−5

휴가

연간 휴가 6일 이상	+5
지난 2년간 휴가 안 감	−5

스트레스 관리

요가, 명상, 음악 등으로 스트레스 관리에 활용함	+3
스트레스 관리법이 없음	−4

감정·스트레스 요인	전혀 없다	드물게 있다	가끔 있다	늘 있다
대체로 행복하다	−2	−1	+1	+2
친척·친구와 즐거운 시간을 갖는다	−2	−1	+1	+2
내 개인적 삶과 경력이 잘 통제되고 있다	−2	−1	+1	+2
경제적 능력 내에서 산다	−2	−1	+1	+2
새로운 도전을 좋아한다	−2	−1	+1	+2
창의적인 취미 활동에 참여한다	−2	−1	+1	+2
레저시간을 갖는다	−2	−1	+1	+2
감정을 쉽게 표현한다	−2	−1	+1	+2
잘 웃는다	−2	−1	+1	+2
좋은 일이 생길 것을 기대한다	−2	−2	+1	+2
쉽게 화를 낸다	+2	+1	−1	−2
자기를 잘 비판한다	+2	+1	−1	−2
남을 잘 비판한다	+2	+1	−1	−2
남과 같이 있어도 외롭다	+2	+1	−1	−2
자제력을 잃을까 걱정된다	+2	+1	−1	−2
자신이 희생한 것에 대해 후회한다	+2	+1	−1	−2

나이별 예상 수명 계산법
각각의 점수를 모두 다 합산하여, 자신의 나이에 따라 계산한다.

83세 이상   (점수×0.07) + 1 + 자기 나이
74~82세   (점수×0.16) + 3 + 자기 나이
62~73세   (점수×0.33) + 5 + 자기 나이
47~61세   (점수×0.37) + 10 + 자기 나이
31~46세   (점수×0.46) + 20 + 자기 나이
1~30세   (점수×0.67) + 30 + 자기 나이

   필자의 상태를 대입하여 계산된 예상 수명은 120~130세로 나왔다. 예상 수명이 높게 나왔다면 좋은 일이지만 방심하면 곧 내려갈 것이다. 늘 노력하는 삶이 되어야 한다.
   예상 수명이 좀 낮게 나왔으면, 자신이 불리한 항목을 개선한 다음에 다시 체크할 경우, 당연히 수명도 연장될 수 있다. 바로 그러한 목적으로 본 표를 제공한다. 세상에 정해진 사망 연령은 없다. 자신의 삶이 곧 자기 수명인 것이다.

행복해야 백세청년이 될 수 있다

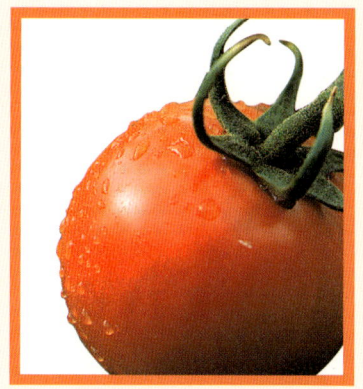

청춘이란 나이가 아니라 마음의 상태

젊은이는 미래를 내다보고
노인은 과거를 되돌아본다.
B. S. 라즈니쉬

청춘이란

인생의 어느 기간이 아니라

마음의 상태를 말하는 것이다.

강인한 의지, 뛰어난 상상력, 불타는 정열,

겁내지 않는 용맹심, 안이를 뿌리치는 모험심

이러한 상태를 청춘이라 하는 것이다.

세월을 거듭하는 것만으로 사람은 늙지 않는다.

이상을 잃을 때 그는 비로소 늙게 된다.

세월의 흐름보다는 정열을 잃을 때 정신이 시든다.

고민, 의심, 불안, 공포, 실망

이런 것들이야말로 마치 긴 세월처럼

사람을 늙게 하고 정기와 영혼을 녹슬게 한다.

나이와 상관없이 언제나 가질 수 있는 것은

"나이 50이면 자기 얼굴에 책임져야 한다"는 말은 빈말이 아니다.
얼마나 건강하게 오래 사느냐 하는 것은 70퍼센트 이상이 본인의 책임이다.

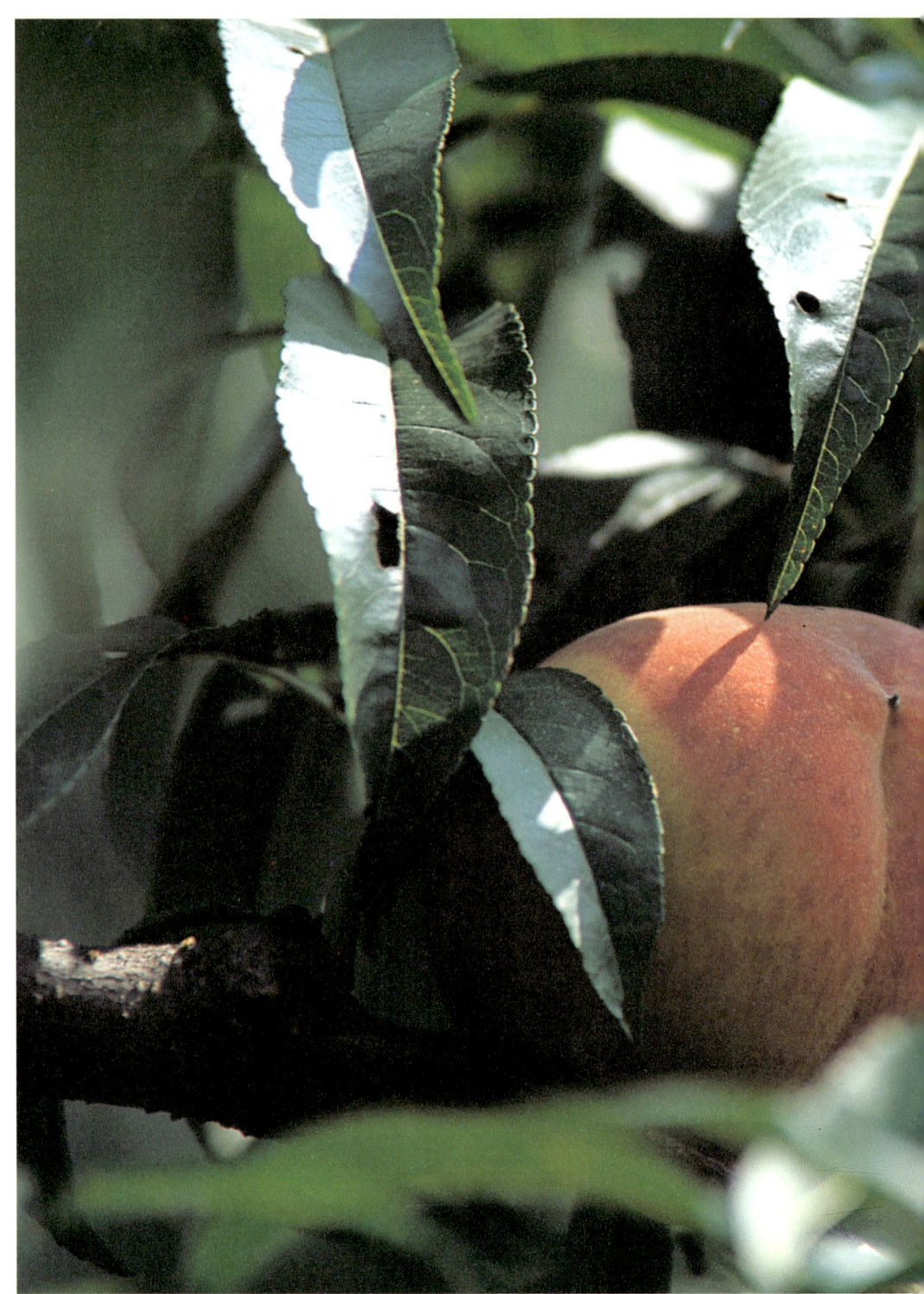

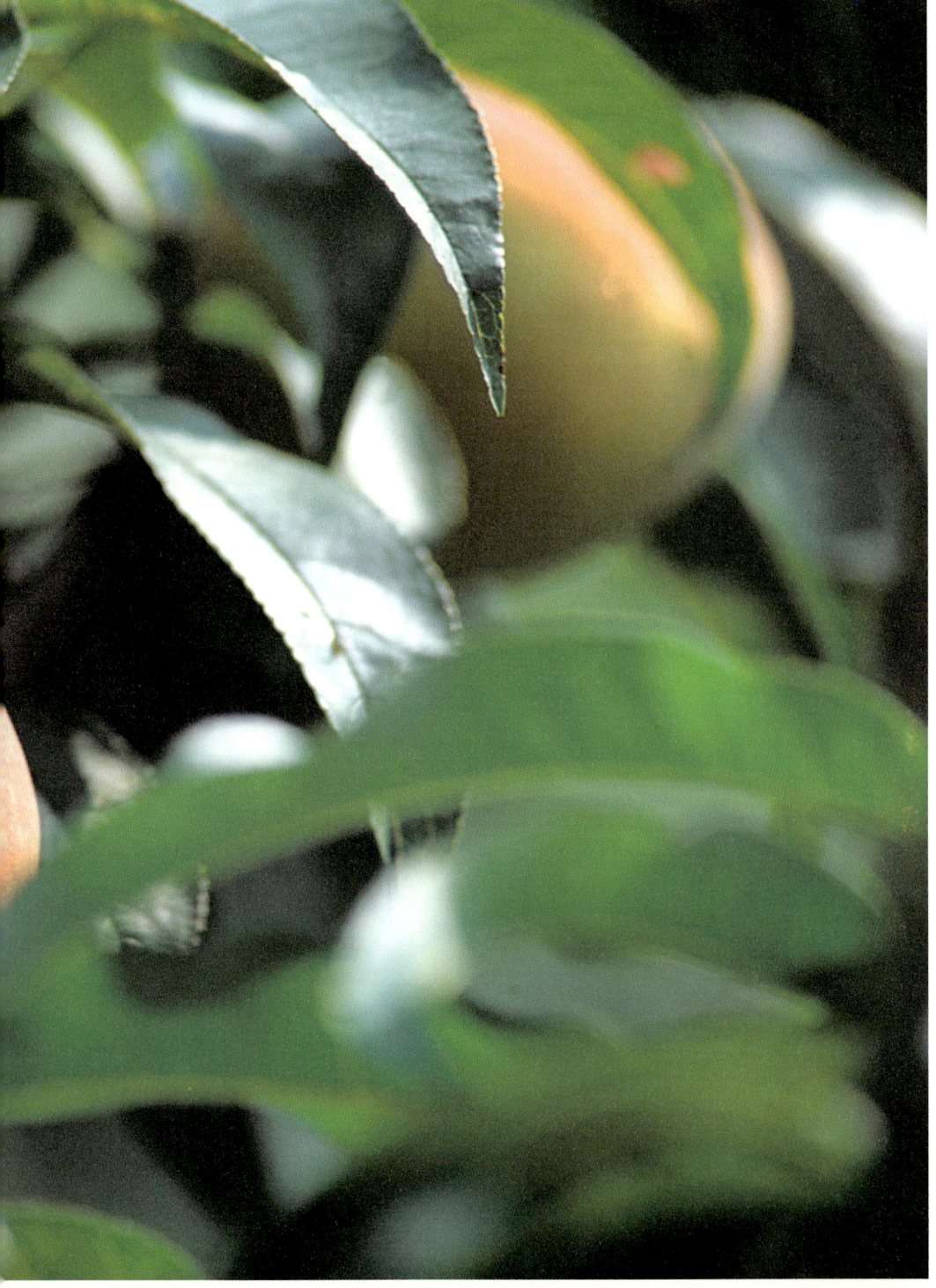

자기 앞에 가로놓인 난관에 대한 불굴의 도전,

소년처럼 지치지 않는 생생한 탐구심,

인생에 대한 환희와 흥미

이런 것을 갖는 한 항상 그는 청춘인 것이다.

신념을 가지면 젊고 의혹을 가지면 늙는다.

자신을 가지면 젊고 공포를 가지면 늙는다.

희망을 가지면 젊고 실망을 가지면 늙는다.

생에 대한 아름다움과 희열을 잃지 말고,

용기와 위엄을 갖고 살면 항상 그는 청춘이다.

영감을 받는 한 젊음은 사라지지 않으나

웃음이 끊어지고 비탄과 냉소가 생기면

비로소 그는 늙게 되어 신의 은총을 빌어야 한다.

사무엘 울만(Samuel Ullman)의 '청춘'이라는 시를 발췌 번역한 것이다. 필자는 20년 전부터 수첩을 바꿀 때마다 이 시를 맨 먼저 옮겨 적는데, 시간이 지날수록 더 감명을 받고 영감을 얻는다.

중학교 동창모임에 나가보면 세월의 흔적을 더 잘 느끼게 된다. 같은 반 친구였던 유 사장과 송 사장은 전혀 우리 동창이 아닌 것만 같다. 유 사장과 송 사장은 같은 시골 면소재지에서 어린 시절을 같이 보내다가 공부를 잘해서 도시의 중학교에 함께 입학했다. 하지만 유 사장은 수년 전부터 송 사장을 '형님'이라고 불러야 했다.

"이놈아, 너는 나한테 형님이라고 불러!"

송 사장이 유 사장에게 말했다.

"아이고, 잘 알아 모시지요. 이놈의 형님아!"

둘은 동갑이었지만 유 사장은 나이보다 10년 더 젊게 보이고, 송 사장은 10년 이상 더 늙어 보인다. 마치 아저씨와 조카 같다. 창피하여 같이 다니기 싫다 하면서도 꼭 붙어 다니려는 쪽은 송 사장인데, 유 사장

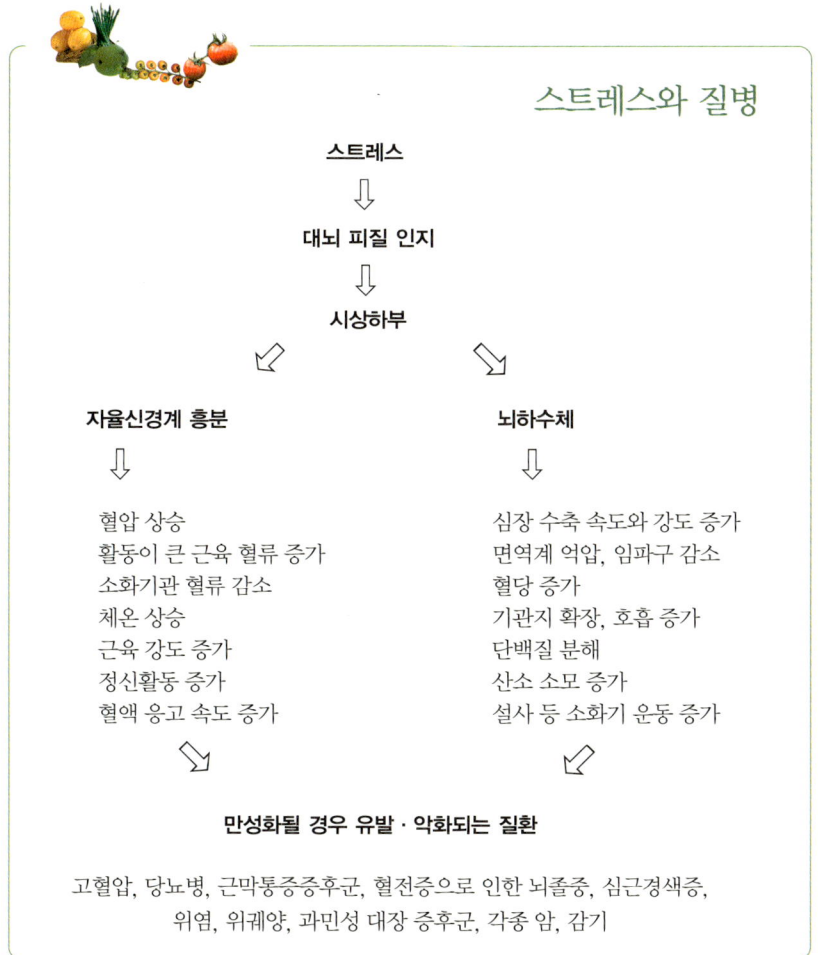

이 존댓말을 안 쓰면 안 데리고 다니겠노라고 으름장을 놓는다.

  누구나 이런 모습을 본 경험이 있을 것이다. 어찌하여 나이가 같은 사람끼리 그렇게도 큰 차이를 보이는가? 물론 유전적인 영향도 있을 것이다. 하지만 그보다 더 큰 이유는 그들의 삶의 방식에 있다.

  우선, 송 사장의 삶을 들여다보자. 그는 설비공사 전문기술자이다. 여러 아파트 공사장에 수십 명의 기술자들을 보내고 감독하며, 어려운 일은 손수 해낸다. 새벽 일찍부터 공사장에 나가 오후 늦게 일이 끝난다. 분진이 많은 공사장에서 늘 소리를 지른다. 목이 칼칼하다며 자주 술을 마시고 담배도 많이 피운다. 일이 고되어 많이 먹는 탓인지 뱃살이 많이 나와 있다. 일이 끝나면 사업장 사람들과 어울리고 밤늦게 집에 들어가, 깨끗이 씻지도 못하고 금방 곯아 떨어져버린다. 불과 네댓 시간 잠깐 눈을 붙이고 또 새벽에 나가 똑같은 일상을 반복한다. 고혈당증, 고지혈증, 지방간, 고혈압이 있어 걱정이라고 말하면서도 병원에 갈 마음이 없다. 공사장에서 수금이 안 되어 제때 임금을 지불해주지 못하여 늘 스트레스 상태이며, 평상시 대화가 마치 싸우는 것처럼 들린다. 8년 전 송 사장 부인이 암 수술을 받았고, 자식 얘기는 절대 하지 않는데, 다른 사람이 이와 관련된 얘기를 하면 벌떡 일어나 자리를 떠나버린다. 유 사장 이외에는 아무도 송 사장 집에 가본 친구가 없다.

  그렇다면 유 사장은 어떤 사람일까? 그는 외모에 신경을 쓰는 베테랑 공인중개사다. 아침 일찍 일어나 자전거를 타고 양재천에 나가 한강까지 갔다 온다. 그리고 목욕탕에 가서 한 시간 동안이나 모양을 낸다.

아침 식사 후 좋은 옷으로 갈아입고 머리도 잘 빗고 단장한 다음, 사무실로 나가 우선 화분을 가꾼다. 사무실과 베란다에 빛깔 좋은 화분들이 수십 개나 되고 테라스 화단에는 사철 꽃이 피도록 늘 돌보고 있다. 아주 큰 수족관도 스스로 관리한다. 팔뚝만 한 열대어들에게 각각 이름을 붙여 놓고 그들과 대화도 한다. 수족관과 화단을 위해서 누구든지 담배를 못 피우게 한다. 그는 기독교인으로 술도 안 먹는다.

손님들이 와서 "복덕방 할아버지 안 계세요?"라고 물으면, "내가 복덕방 주인 총각인데요."라고 늘 웃는 낯으로 대한다. 지금껏 아파서 병원에 가본 적이 없고, 약을 먹지도 않고. 매년 건강검진을 받지만 특별한 소견을 지적받은 적이 없다. 그는 한가한 때면 색소폰을 분다. 처음엔 옆방 사무실 직원들과 다른 가게 사람들이 구경하러 왔지만, 이제는 그런 일도 없어 큰 재미가 없을 텐데도 열심히 불어본다.

유 사장은 젊은 시절에 H은행에 지점장까지 고속 승진했다가 은행이 통합할 때 명퇴를 당했으나, 스트레스가 줄었으므로 그것이 더 잘된 일이라고 말한다. 이젠 지위도 초라하고 부하직원도 없고 차도 소형차로 바꿔 탔지만 늘 낙천적이다. 저녁엔 일찍 들어와 식사도 일찍 하고, 스트레칭과 체조를 좀 하다가 씻고 곧 잠자리에 든다. 유 사장 부인은 키가 작고 두꺼운 안경을 썼는데, 유 사장은 늘 아내가 예쁘다고 말한다. 집안일을 잘 도와주고 집안에 따스한 온기와 평화가 있어 친구들이 유 사장 집에 잘 놀러간다.

삶의 방식이 이렇게 큰 차이가 나는데 두 친구의 얼굴이 어찌 비슷할 수 있겠는가! 국제장수학연구소 로버트 버틀러 박사는 이렇게 말하고 있다.

"얼마나 건강하게 오래 사느냐 하는 것은 70퍼센트 이상이 본인의 책임이다. 즉 50퍼센트는 라이프 스타일이고, 20~30퍼센트는 경제적 사회적 영향이다. 오직 나머지 20~30퍼센트만이 유전자의 몫이다."

누가 말했던가. 50이 넘으면 자기 얼굴에 스스로 책임지라고!

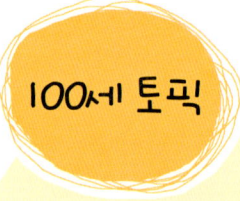

스트레스 퇴치법

분석
1. 삶에 스트레스는 필연적인 것이다.
2. 스트레스에 어떻게 대처하느냐가 곧 인생이다.
3. 스트레스는 건강, 건강 나이, 인간관계와 직결된다.

통제
1. 일주일 동안 발생하는 스트레스를 메모한다.
2. 자신을 압박하는 모든 상황을 자세히 기록한다.

원인
1. 이제 스트레스 요인을 알았는가?
2. 일상생활에서 벌어지는 일 때문인가?
3. 인정받고 싶은 욕심 때문인가?
4. 권력을 쥐고 싶은 마음이 문제인가?

주의
1. 분석이 끝났으면 자신을 측은하게 여기지 말라.
2. 이제부터 진행되는 자신의 인생에 책임을 져라.
3. 해결할 수 없는 것이면 잊어버려라.

(자료: 〈Reader's Disgest〉)

왜 화내면 늙고, 웃으면 젊어지나요

모든 것은 얼굴에 있다.
키케로

눈물은 슬픔이며 기쁨이며 아름다움이다. 기쁨과 슬픔에서 눈물을 흘릴 수 있는 동물은 오직 인간뿐이다. 인간은 가장 잘 웃고 가장 눈물이 많은 동물이다.

눈물의 근원은 오랫동안 수수께끼로 남아 있었다. 고대 이집트인들은 눈물이 심장에서 나온다고 생각했다. 히포크라테스는 눈물이 대뇌에서 흘러나오는 뇌액이라고 했다. 플라톤은 눈의 수분과 시염(視炎, visual fire)의 혼합액이라고 믿었다. 갈레노스는 눈물샘의 존재를 처음으로 주장하였지만, 그 후에도 아랍인들은 뇌액이 새어 나오는 것이라고 믿고 있었다.

이러한 주장들은 터무니없는 것이 아니고 모두 일리가 있다. 어찌 그것이 눈물샘에서만 나오겠는가! 그것은 심장, 바로 마음의 산물이며, 뇌의 정기이며 온몸의 정령으로 태어난 것이리라.

아폴론의 아들 파에돈은 하늘에서 태양의 수레를 몰다가 땅으로 떨어져 버린다. 그의 누이들이 파에돈을 위해 눈물을 흘리며 울자 눈물이 호박으로 변한다.

성서에 나오는 '노아의 방주 이야기'에서 비가 개이고 마른 땅에 다다를 수 있다는 희망이 보이자 노아는 눈물을 흘린다.

슬플 때뿐만 아니라 안도와 기쁨, 반가움과 희망으로 크게 웃을 때 우리는 눈물이 난다. 하지만 갑작스럽게 화를 내는 순간에는 눈물이 나오지 않는다. 눈이 불꽃처럼 타오르거나 충혈이 되기도 한다. 이것은 슬픔과 기쁨과 아름다움은 유사한 기전이며, 격노하고 노여워하는 것은 전혀 다른 현상임을 나타내는 증거이다.

우리는 불쾌한 자극성 기체나 냄새에 노출될 때에도 눈물이 나온다. 하지만 그때의 눈물 성분은 감정적인 눈물 성분에 비하여 단백질 함량이 월등히 낮다. 그것은 교감신경의 작동으로 만들어졌기 때문이다. 화를 내는 것이 바로 이 교감신경의 몫이다.

하지만 기쁨과 슬픔의 눈물은 부교감신경의 지배를 받아 일어나는 기전이다. 부교감신경계는 신체의 유지와 보전에 관여하는 반면, 교감신경은 위기상황의 신체방어와 경쟁에 관여한다.

부교감신경은 마음을 편안하게 하고 신체의 고장 난 부분을 고치며 모자란 것을 보충하고 흐트러진 것을 정리하는 역할을 담당한다. 교감신경은 도전적이고 공격적인 체제를 유지하려 한다. 웃음은 부교감신경의 편이며, 화냄은 교감신경의 편이다.

잘 울고 웃고 기뻐하는 사람은 부교감신경이 발달한 사람이다. 하버드대학의 한 연구소에 의하면, 남자는 한 달에 1.4회 우는데 비해, 여자는 5.3회 운다. 그러나 웃음에 관한 연구는 매우 어려워 쉽게 통계 처리할 수가 없다. 민족과 문화, 나이와 건강 상태에 따라 너무나 달랐기 때문이다. 보통 여자는 하루에도 수백 번 또는 수천 번씩 웃는 경우도 있다. 남자는 보통 수십 번 정도 웃을 뿐이다. 이러한 차이가 남녀의 평균 수명에 어찌 관여하지 않을 수 있겠는가!

세계 최고 장수국인 일본 사람들은 늘 웃는다. 특히 일본 여자들은 항상 웃고 있다. 그것이 일본의 포스터다. 일본 여자들의 수명이 세계에서 가장 긴 것은 결코 우연이 아닌 것이다. 서양의 플레이보이들은 새로운 연인에게 일본 여자처럼 예쁘다고 속삭인다. 그것이 가장 큰 칭찬이기 때문이다.

하지만 세상에는 웃지 않는, 아니 웃을 수 없는 여인들도 있다. 마치 화난 듯한 표정이다. 회교권의 여성들은 항상 '차도르'나 '부르카'를 쓰고 있다. 표정관리가 필요 없고 웃을 이유는 더군다나 없다. 거의 웃는 연습이 되어 있지 않다. 다른 남자를 보고 웃는다면 남편에게 죽임을 당할 수도 있다. 일본 여자처럼 웃는 것은 생각만으로도 죄 짓는 일이 된다. 그래서 회교권의 나라에선 지금도 여자 수명이 짧고, 남자 수명이 더 길다. 남자는 웃을 수 있기 때문이다.

선진국 사람들은 모르는 사람끼리도 눈이 마주치면 서로 미소를 짓는다. 후진국 사람들은 서로 외면해 버린다. 학력이 높을수록 많이 웃고 학력이 낮을수록 적게 웃는다. 행복할수록 많이 웃고 불행할수록 적

행복할수록 많이 웃고 불행할수록 적게 웃는다.
아니, 많이 웃어서 행복한 것이고 적게 웃어서 불행한 것이다.

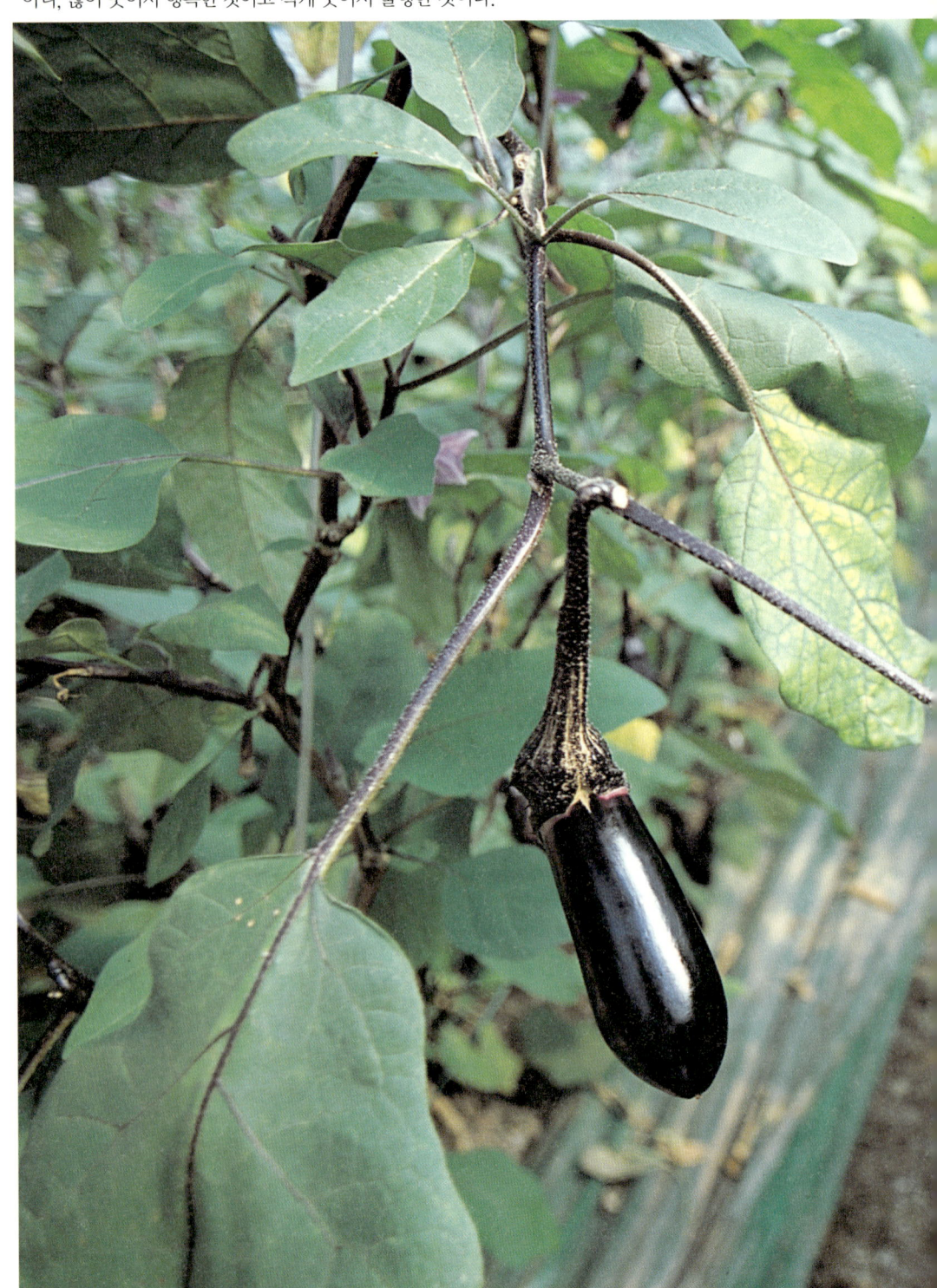

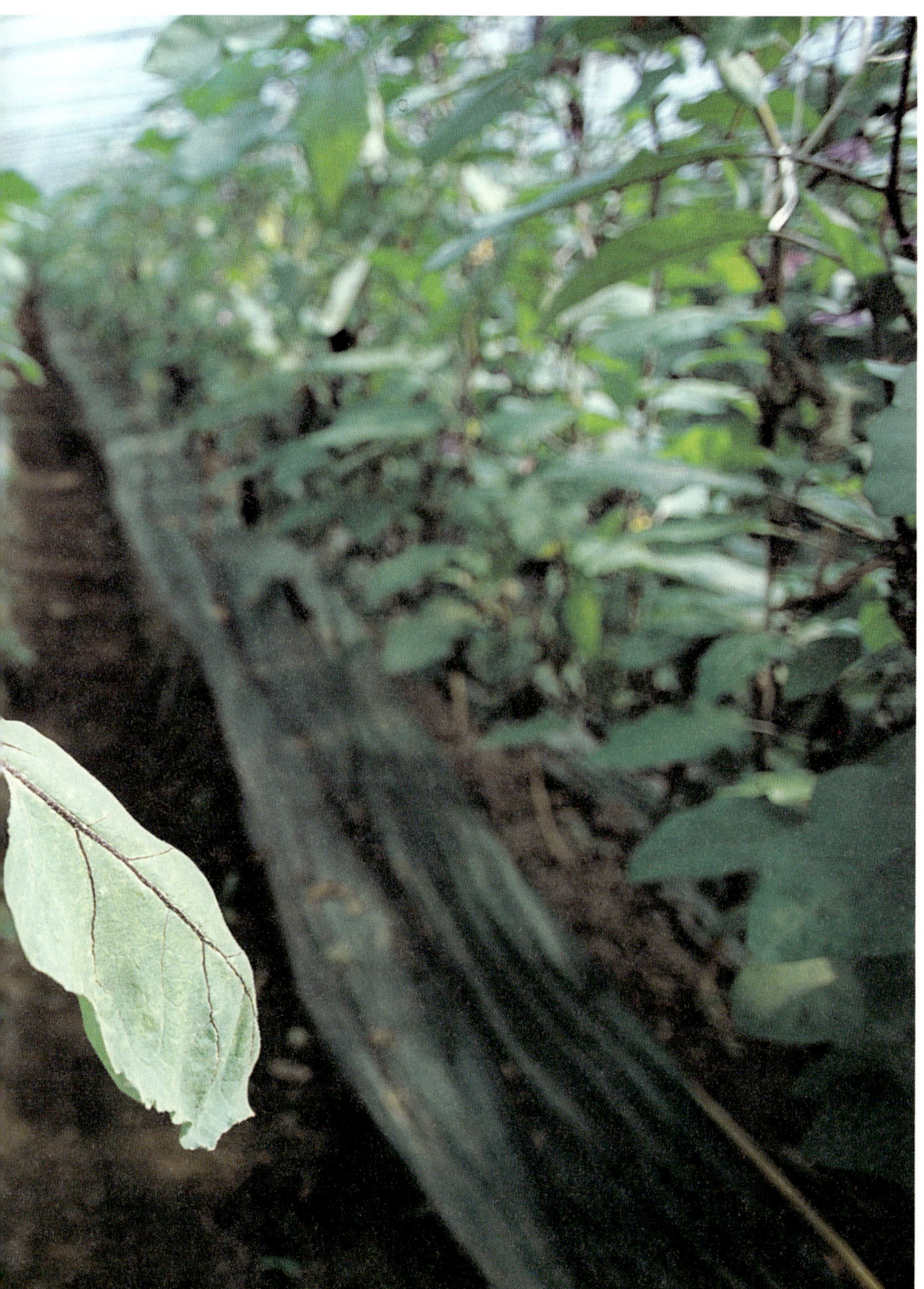

게 웃는다. 아니다. 많이 웃어서 행복한 것이고, 적게 웃어서 불행한 것이다.

웃음은 천 마디의 말보다 더욱 강력한 효력을 갖는다. 웃음은 웃는 자신에게나 보는 상대에게나 막대한 영향력을 발휘한다. 영화 〈전쟁과 평화〉에서 나타샤의 미소는 말하는 것보다 훨씬 효과적인 표현이었다. 안드레이 공작이 나타샤에게 춤을 청하자 그녀는 "저는 마치 영원처럼 당신을 오랫동안 기다렸어요."라는 듯이 미소 짓는다. 그 순간 나타샤와 안드레이는 10년은 더 젊어지고 아픈 곳은 다 사라져 버렸을 것이다. 다른 무엇이 또 필요했겠는가!

웃음에도 가만히 짧게 웃는 것에서 눈물이 나도록 기뻐하는 웃음까지 천차만별의 모양이 있다. 그 정도와 종류와 정황에 따라 인체에 미치는 효과는 크게 달라질 수 있겠으나, 일반적으로 웃음에서는 스트레스 해소 호르몬이 배출되고, 뇌세포를 새롭게 하는 내분비작용이 이루어진다.

그 대표적인 호르몬이 엔도르핀과 옥시토신, 글루카곤, 노르아드레날린 등이다. 이것들은 인체의 통증을 완화하고, 백혈구 수와 면역력을 증강한다. 또한 비만을 억제하고, 자율신경계를 정리 조절하여, 젊음을 강화하며 혈액 순환 능력을 향상시킨다.

그러나 화를 내게 되면, ACTH와 티록신, 칼시토닌, 아드레날린, 테스토스테론, 프로스타글란딘 등이 분비되어 긴장성과 공격적인 성향이 높아지고, 융통성이 후퇴한다. 순간적 국면 전환에는 유리하지만,

오장육부의 자연스런 순환이 억제되어 수명이 줄어들게 된다.

웃는 얼굴은 아름답고 화난 얼굴은 무섭다. 아름다운 것은 곧 건강한 것이며 자연스러운 현상이다. 무서운 것은 불편한 것이며 건강하지 못하고 자연스러운 현상이 아니다. 인간의 모든 문화와 삶의 역사는 결국 편안하고 아름다운 웃음을 추구한다. 스핑크스에서나 모나리자에서나, 그리고 수많은 군중 속의 이방인들에게서나, 또는 우리가 사랑하는 사람들에게서나, 웃는 얼굴은 우리의 마음을 끌어당긴다.

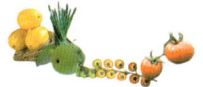

눈물은 건강에 좋다

1. 스트레스를 일으키는 체내의 화학물질을 배출한다.
2. 스트레스 호르몬을 소진하여 정신적인 압박감을 낮춘다.
3. 감정적인 눈물이 눈에 자극을 받았을 때 나는 눈물보다 더 진하다.
4. 눈물을 자주 흘리는 여성이 남성보다 더 오래 산다.
5. 육체적·심리적인 긴장감을 해소시킨다.
6. 뇌와 근육에 산소공급을 증가시킨다.
7. 고혈압인 경우 혈압이 낮아진다.
8. 눈동자를 보호하는 윤활유 역할과 살균작용을 한다.
9. 위 운동을 자극하여 식욕을 개선한다.

(자료: 《Incredible Machine》)

웃음은 믿음이며 사랑이며 건강이며 풍요이다. 웃는 얼굴은 사람들의 정신 속을 드나들기 위한 마패와 같은 것이며, 수없이 복잡한 정보들을 간편한 신호로 쉽게 보여줌으로써 자신과 상대와의 신뢰와 평화를 약속하는 장치이다. 웃음은 현재 자기 자신의 정체성의 상징이다. 그 웃음 속에 과거와 미래, 육체와 정신의 건강과 실체가 다 들어가 있다. 웃음의 아름다움은 놀라운 수수께끼이다. 그것은 한 인간의 미래와 건강과 풍요와 인지능력에 절대적인 지배력을 갖고 있다. 웃는 자만이 미래의 풍요와 건강한 육체와 아름다운 영혼을 약속받는다. 웃는 자만이 유식하고 유능하게 보인다. 웃는 자만이 계속 젊음을 지닐 수 있다. 어릴수록 잘 웃고 늙을수록 웃지 않는다. 우리는 잘 웃는 사람의 얼굴을 '동안(童顔)'이라고 말한다. 웃어서 젊어진 것이다. 건강할수록 잘 웃고 병들수록 웃지 않는다. 아니다. 웃어서 건강해진 것이고, 웃지 않아서 병든 것이다.

모든 날들 중에서 가장 완전히 잃어버린 날은 웃지 않은 날이다. 그러면 늘 웃기만 하고 아무리 억울해도 화를 낼 수 없단 말인가? 여기 화내는 법칙이 있다. 이 세 가지 법칙에 모두 합당하면 화를 내는 것이 자신에게도 이롭다. 그러나 그중 한 가지라도 합당하지 않으면 화내는 것은 반드시 자신에게 손해가 된다는 법칙이다.

1. 내가 화내는 것이 정당한가?
2. 이 일이 화낼 만큼 중요한 일인가?
3. 화를 낸다고 사정이 달라질 수 있는가?

세 가지 모두 합당하면 신나게 화를 낸다. 그리고 돌아서서 웃어야 한다. 왜냐하면 자신에게 이로운 행위였기 때문이다. 웃기 위해서 화를 내본 것이다. 하느님은 웃는 자에게만 미래를 주신다.

모든 것은 얼굴 속에 있다. 얼굴 표정은 자기 정체성의 상징이며, 웃음의 아름다움은 자신의 미래에 놀라운 힘을 행사한다. 우리는 웃기 위해 태어난 것이다.

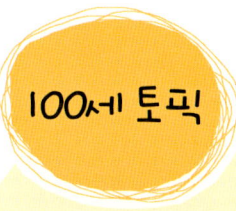

일본이 세계 최장수국이 된 이유

- 세계에서 가장 자주 목욕하고, 세계에서 가장 목욕 시간이 길고, 세계에서 가장 뜨거운 온천을 즐긴다.
- 잘 웃고, 좀처럼 화내는 일이 없다.
- 생선과 해물, 돼지고기 등 단백질 섭취량이 많다.
- 서양인보다 곡물 섭취량이 많고, 다른 동양인보다 곡물 섭취량이 적다.
- 교육수준이 높고 국민소득도 높다.
- 생활습관과 생활환경이 정갈하고 위생관념이 높다.
- 자신과 가족이 하는 일에 자긍심이 높다.
- 예방접종 수준이 세계에서 가장 높다.
- 인종적으로 북방계와 남방계의 장점이 잘 섞여 있다.

(자료: 《Medical & Health Annual》)

부부의 사랑은 백세로 가는 길

성(性)과 미(美, 건강)는
생명과 의식처럼 원래 하나다.
D. H. 로렌스

김 교수에게는 일생동안 잊을 수 없는 말이 하나 있다. 한때는 굉장히 충격적이었지만 이제는 그저 그것을 중얼거리며 살아갈 뿐이다.

그는 독실한 가톨릭 신자였다. 그의 마음과 몸, 표정과 음성에는 모두 진실한 믿음이 배어 있어, 그를 알게 된 사람이라면 누구든지 그를 존경하고 부러워하였다. 그의 집안은 대대로 믿음이 강하여 신부도 몇 분 배출하였다. 그가 초등학교와 중학교 시절에는 신부가 미사를 집전할 때 보좌하는 '복사'도 하며 올곧게 성장하였다.

각 성당에서 대표를 뽑아 치르는 성경교리경연대회에서 그는 어릴 적부터 곧잘 일등을 했다. 그는 몸이 허약하여 결혼생활을 할 수 없을 것 같아 사제가 되려고도 생각했다. 그러던 중 성경교리경연대회에서, 남해 통영성당 대표로 서울까지 올라온 목덜미가 하얗고 눈이 예쁜 P를 만나 좋아하게 되었다. 그녀 역시 몸이 약하고 관절통이 심하여 결혼을 포기하고 수녀가 될까 생각하던 처지였다. 그러나 두 청춘남녀는 의지와는 무관하게 서로에게 끌렸고 어느새 서로 사랑하게 되었으며 결국 결혼까지 하게 되었다.

천주교에서는 누구나 혼인을 위한 교육 과정을 이수해야만 혼배성사를 할 수 있다. 평소 존경하는 수녀님이 그들의 교육을 담당해주셨는데, 그는 그때 도저히 납득할 수 없는, 아니 수녀님의 언어를 통하여 나오리라고는 절대로 생각지 못했던 쇼킹한 말에 얼어버렸다.

"진실한 성교는 백번의 기도보다 가치가 있습니다."

그는 당황하여 얼굴이 빨개졌다. 가슴이 쿵쿵 두근거리며 목 언저리가 화끈하여, 손으로 목을 감추고, 고개를 슬며시 들어 수녀님을 보았다. 늘 그러하시듯 수녀님은 평온한 표정으로 강의를 계속하셨다.

그들은 양가의 축복 속에 부부가 되었다. 김 교수는 결혼 전 단 한 번의 성 경험도 없었고, P 역시 그러하였다. 그들은 서로를 깊이 사랑하였다. 그러나 어찌된 일인지 부부관계가 쉽사리 이루어지지 않았다. 처음엔 다 그러려니 하며 하루하루가 지나갔다. 그러나 언제부턴가 서로 상대의 눈빛을 정면으로 응시하지 않는 버릇이 생겨났다. 점점 말수가 적어지고 '이것이 결혼인가?' '이것이 부부인가?' 속으로 중얼거리게 되었다. 저녁 식사 후엔 서로가 이부자리에 들어갈 엄두를 내지 못하고 딴전을 피웠다. 어쩌다 별것도 아닌 의견 차이가 나면 싸움이 날 뻔하기도 했다. 결혼 전에 허약했던 몸은 더 허해지는 듯했고, 결혼 전에 아팠던 관절통과 근육통이 더 심해졌으며 밥이 자꾸만 목구멍에서 걸렸다. 기도하는 시간에는 "제발 부부관계가 잘 되게 하여 주

소서."라고 외치고 싶었으나 입 밖으로 그 소리는 나오지 않고 다른 말만 중얼거리다가 기도를 끝냈다. 그러고는 불을 끄고 얼른 이불 속으로 들어가 서로 잠든 척하였다. 그들은 생전 처음 자신들이 거짓말로 기도한다는 사실을 알았지만 어찌할 수 없는 안타까움에 우울과 불안의 나날을 보냈다.

그렇게 시간이 흘러갔다. 한번은 부부가 성당에 갔다가 수녀님을 만나 인사를 드렸다. 수녀님은 인사는 안 받고 신혼부부의 얼굴을 빤히 쳐다보고는 교육실로 따라 들어오라고 하셨다.

"진실한 성교는 백번의 기도보다 더 좋은 것이라고 내가 말했지요."

수녀님은 급소와 정답을 알고 계셨다.

"서로 상대의 역할을 기대하지 말고 자신이 할 수 있는 것을 가지고 정직하고 거룩하게 노력하세요."

마치 수녀님께서는 기도문을 읽으시는 듯했다. 신혼부부는 결혼 전처럼 얼굴이 빨개지지는 않았다. 그러나 그 뒤 그들은 정말로 자신들의 역할을 정직하게 노력하며, 잘 되지 않는 부분에 대하여 기도하듯이 토론하고 또 애써 전력을 다하였다. 그러곤 수일 내에 부부관계가 꿈꾸듯 이루어졌다. 그것은 실로 백 번의 기도보다 더 훌륭한 업적이었다. 그들은 서로의 눈빛을 오랫동안 응시할 수 있게 되었고, 종달새처럼 사랑의 언어를 종알거릴 수 있게 되었다.

언제부터인지 모르게, 그간 허약했던 몸은 차차 좋아졌고, 늘 부족했던 몸무게는 생전 처음으로 정상체중이 되었다. 아내 역시 결혼 전에 자주 병원에 다녀도 백약이 무효였던 관절통과 근육통이 언제 없어져

진실한 성교 시 분비되는 호르몬

분비기관	호르몬	해당조직	기능
뇌하수체 Pituitary gl.	생장호르몬 엔도르핀 엔케팔린	뼈, 근육 척수, 뉴런 간 내장	단백질 합성 생장 자극 통증 완화, 질병 완화 체중 조절
송과체 Pineal body	멜라토닌	전신조직	생물학적 리듬 교정 수면(잠) 조절
갑상선 Thyroid	티록신 칼시토닌	뼈, 근육 심장	뼈 형성 자극 근력 강화 혈압 조절
부갑상선 Parathyroid	파라트로몬	뼈, 근육 신장	미네랄 조절 혈압 혈행 조절
흉선 Thymus	티모신	면역계 임파선	면역력 증강 T임파구 활성화
췌장(이자) Pancreas	글루카곤	간 소화관	비만 억제 소화운동성 조절
부신 Adrenal gl.	노르아드레날린 (노르에피네프린)	심장 혈관 지방세포	자율신경계 조절 활동에너지 강화
난소 자궁 Ovary Uterus	에스트로겐 옥시토신	유방, 자궁 체조직 근육	성적 능력 발달 심리적 안정 강화
정낭 Testicle	안드로겐 옥시토신	다양한 조직	젊음 강화 작용 성적욕구 증대
전립선 Prostate	프로스타글란딘	근육, 골격	근육수축력 재생 살균 능력
심장·허파 Heart·Lung	이뇨호르몬 ACTH 등	신장 혈관	수분 밸런스 조절 혈액 순환 개선
근육 Muscles	바소프레신 소마토스타틴	심장 혈관 비뇨기계	혈행 증진 수축력, 체력 강화

(자료:《PURVES' Science of Biology》)

버렸는지 알 수가 없었고 음식이 저절로 목구멍으로 넘어가, 이제는 체중이 너무 늘어날까 봐 걱정을 해야 할 지경이 되었다.

사람들은 이구동성으로 천생연분이라고 하며 모두 부러워하였다. 그들은 그렇게 아들딸 낳고 살림도 늘어 꽤 부자가 되었다. 이제는 정년퇴직한 이들 부부가 친구들 모임에 나가면 '영계부부'가 왔다고 놀리며 그 비법을 묻지만 그들은 아직도 수줍어 정답을 말하지 못하고 그저 속으로만 중얼거릴 뿐이다.

부부가 진정으로 서로 사랑하게 되면 온몸에서 행복 호르몬이 나와 근육과 뼈 관절을 재건시키며, 몸속에 부족한 성분을 채워주고 불필요한 물질은 밖으로 내보내게 된다. 그래서 새롭고 젊게 태어남을 반복하게 되는 것이다. 부부관계는 오장육부에 고장 난 부분을 말끔히 고쳐놓으며, 건조한 삶에 활력을 불어넣는 단비이다. 또한 진실한 부부관계는 어떠한 적들도 모두 물리치고, 세상에서 가능한 미래를 만들어내는 축복의 열쇠가 될 수 있다.

그러니 인생이란 진실로 사랑하며 살아볼 만한 가치가 있는 것(A life is worthy to live and love)이 아니겠는가!

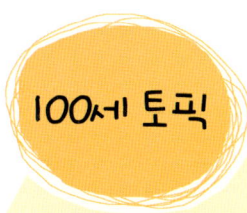

성생활이 건강에 미치는 영향

- 삶에 자신감을 높여 세상을 긍정적으로 바라보게 한다.
- 신체노화를 방지한다. 성생활이 원만한 부부가 평균 10년 더 오래 산다
- 면역력을 높인다. 성행위 중 글로불린이 증가하여 질병을 방어한다.
- 심폐기능을 강화한다. 성생활은 매우 훌륭한 운동이다.
- 체중을 조절, 정상화한다. 생장호르몬이 체지방을 줄이고 근육을 늘려준다.
- 통증을 완화한다. 엔도르핀이 분비되어 통증의 원인을 중화한다.
- 스트레스를 줄여준다. 엔도르핀과 엔케팔린은 스트레스를 완화한다.
- 부부의 친밀감을 높여준다. 옥시토신이 분비되어 애정을 더 강하게 한다.
- 미래에 대한 기대를 부여한다. 젊음을 느끼고 건전한 미래를 설계하게 한다.

(자료: 《Everyday Science》)

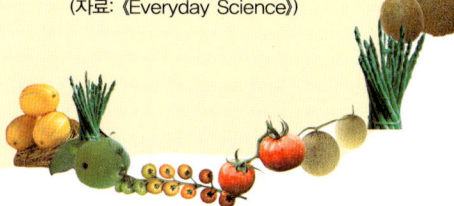

운동 열심히 할수록 오래 살까요

> 그대와 내가 춤추던 시절은
> 이미 지나가 버렸나요?
> **셰익스피어 《로미오와 줄리엣》**

그는 참으로 훌륭한 춤 선수다. 노래도 물론 아주 잘 하지만, 진짜는 춤꾼이다. 못 추는 춤이 없다. 트로트, 블루스, 지르박, 왈츠, 룸바, 삼바, 맘보, 탱고, 차차차…. 무엇이든 다 끝내준다. 그의 손을 잡기만 하면 안 넘어가는 여자가 없다.

사모님은 최 사장과 열 살 이상 차이가 나고 젊은 시절엔 유명한 미인이었다. 자녀들도 모두 미남미녀에 좋은 직업을 갖고 있다. 아내는 남편의 춤 버릇을 잡으려고 별별 수단을 다 써봤다. 부인 스스로 춤을 배워 상대해주려 했으나 몸살이 나고 다리가 아파서 포기한 지 오래됐다. 울기도 하고 웃기도 하고, 싸우기도 하고, 연극도 해보고 가출도 해보고, 도망도 가보고 주정도 해보았지만 별 소용이 없었다.

그렇다고 최 사장이 백수건달로 춤을 추거나, 춤방에 취직을 했다거나, 처자식에게 고통을 주거나, 다른 결점이 있거나, 자신의 사업을 등한시하는 그런 사람은 아니었다. 대기업에 중요 부품을 만들어 납품한 것이 거의 30년이 되었고, 그 분야에서 잔뼈가 굵어진 알짜 부자였다.

새벽 네 시 이전에 반드시 일어나 운동하고 집안일 다 하고 목욕하고, 곧 아침을 먹고 여섯 시면 공장에 나가 직원들보다 일찍 일을 시작한다. 점심시간이 되면 아주 좋은 옷을 정장으로 차려 입고, 훌륭한 식당에 가서 매우 비싸고 맛있는 것만 골라서 먹는 미식가이다. 점심 후에는 여지없이 춤방에 간다.

월요일부터 토요일까지 보통 두세 시간 정도 환상적인 춤판이 돌아간다. 춤방은 매일 바꾼다. 30, 40대의 젊은 여자들이 최 사장을 잡고 안 놓아주어서 불미스러운 에피소드가 발생한 것도 한 두 번이 아니고, 그것 때문에 아내와 싸운 일도 이만저만이 아니다.

최 사장은 이제 80세가 되었다. 여전히 공장에 가서 열심히 일하고 춤을 춘다. 저녁은 여섯 시 이전에 일찍 먹고 여덟 시만 넘으면 잠자리에 든다. 텔레비전은 안 본다. 내일도 똑같은 일상이 되풀이될 것이다.

그런 그는 매년 종합검진 때마다 의사를 놀라게 한다.

"최 사장님, 주민등록번호가 잘못 되었어요?"

모든 의사들이 맨 먼저 하는 말이다. 누구든지 그를 70~80대로 보는 경우는 없다. 보통 50대쯤으로 본다. 검진 결과는 의사를 더욱 놀라게 한다. 완벽한 정상이 아니라 지나치게 정상인 것이다. 폐활량은 젊은이들보다 많고, 심장박동수도 45 정도로 또래의 절반에 그친다. 골밀도는 요즘 20대들의 평균보다 더 단단하다.

"최 사장님 뼈는 망치로 때려도 안 부러지겠습니다."

이제는 의사가 그에게 건강 비결을 배울 차례다.

"뭐 다른 것도 없어, 그냥 일찍 자고… 아침 체조 좀 하고, 맛있는 것 있으면 먹고, 춤추고…."

이때쯤이면 아내가 시비를 건다.

"이 양반 춤 좀 못 추게 어디를 좀 절단 내든지, 방법이 없을까요?"

"예? 왜 멀쩡하신 분 어디를 절단 냅니까?"

"아이 참, 내가 창피해서 원… 나이가 오륙십도 아니고…."

최 사장은 아무 대꾸도 없이 가만히 웃는다.

바로 이것이다. 운동은 이렇게 즐겁게 해야만 백살까지 살 수 있다. 운동을 더 많이 더 격렬하게 한다고 더 좋은 것은 결코 아니다.

프로선수는 아마추어보다 수명이 짧다. 프로의 개념이 맨 먼저 도입된 것은 프로권투다. 그런데 유명한 권투선수라고 하면 거의 모두 일찍감치 몸이 불편해지거나 단명했다. 두들겨 맞아서 그럴 것이다. 격렬한 운동 자체가 인간의 수명을 단축시키는 것이다. 인체 세포의 노화 원인으로 과호흡과 유해활성산소가 가장 큰 요인으로 지목되고 있다. 이것들은 과격한 운동 중에 더 많이 발생한다. 지나친 운동으로 체온이 오르면 산소의 과포화 상태가 더욱 조장되고 유해활성산소도 많이 만들어진다. 과도한 운동을 할 때 연소되고 남은 과산화기들이 인체 세포에 유해한 활성산소가 되어 세포를 변성, 노화시키고 수명을 단축시키는 것이다.

비단 운동에만 국한된 것이 아니다. 세상에 알려진 좋은 건강법도 그것에 너무 집착하거나 의존하다 보면 인체 본연의 기능이 뒤틀어져 부작용이 더 클 수 있다. 즐거운 마음으로 규칙적으로 행하는 운동은 몸의 내분비 능력을 활성화하고 신체 장기의 탄성반발력을 증대시켜 생명유지장치 강화 효과를 낸다. 그러나 극기를 요구하는 지나친 운동은 인체의 구조를 파괴시키는 효과가 더 크다는 사실을 알아야 한다.

무병장수에 보탬이 되는 것만이 진정 필요한 운동이다.

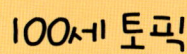

일이 곧 운동이다 (체중 60kg 기준 칼로리 소모량)

즐겁고 보람 있는 일은 억지로 하는 운동보다
훨씬 더 효과가 크다.

활동	운동이 되는 부위	칼로리
먼지 털기	어깨, 가슴, 삼두근	180kcal/시간
철지난 옷 정리	팔, 다리	255kcal/시간
아이 그네 태우기	가슴, 삼두근, 엉덩이, 다리	280kcal/시간
진공 청소기 돌리기	등, 이두근	230kcal/시간
묘목 심기	팔뚝, 손목, 삼두근	180kcal/시간
쇼핑하기	다리, 가슴, 등, 어깨	230kcal/시간
창문 닦기	가슴, 어깨, 등, 다리	280kcal/시간

(자료 : 〈Reader's Digest〉)

외모를 잘 가꾸어야 오래 산다

용모는 결코 거짓말을 하지 않는다.
H. 발자크

　서기 500년경 콘스탄티노플의 서커스 곰 사육사에게 '테오도라'라는 딸이 있었다. 테오도라는 재주를 피우는 동물들과 떠돌이 방랑자들이 우글거리는 험한 동네에서 자랐다. 하지만 그녀는 아름다웠다. 15세에는 재기발랄한 댄서로 명성을 얻었고, 부자 애인을 만나 대도시 티레로 들어갔다. 그곳에서 그녀는 애인에게서 버림을 받고 알렉산드리아로 흘러 들어가 기독교도가 된 후 다시 콘스탄티노플로 돌아온다.
　거기에서 그녀는 장래에 유스티니아누스 황제가 될 남자를 만나게 된다. 그는 그녀보다 열여덟 살이나 많았지만 미친 듯 그녀를 사랑하게 되었다. 그들은 523년에 결혼하였고, 4년 후 유스티니아누스는 황제가 된다. 아니 그녀와 함께 공동 황제가 되었다. 왜냐하면 테오도라의 근성과 정치 감각이 더 크게 작용하였기 때문이다. 테오도라는 외모 덕분에 서커스 빈민굴의 무희에서 비잔틴제국의 황제로 올라간 것이다.
　이처럼 아름다움이 지구의 역사와 지도의 모양까지 바꾼 사례는 얼마든지 있다. 그래서일까? 도스토예프스키는 인간의 외모를 러시아보다 더 소중한 것으로 단정한다.

"영국이 없어도 인류는 계속 생존할 수 있다. 독일이 없더라도 마찬가지이다. 러시아쯤 없어도 그야말로 아무런 지장도 없다. 과학이 없어도, 빵이 없어도 괜찮다. 그러나 아름다움이 없으면 인류의 생존은 절대로 불가능하다. 왜냐하면 이 세상에서 아무것도 할 일이 없어지기 때문이다. 모든 비밀은 여기에 있다. 모든 역사는 여기에서 나온다. 아름다움이 없다면 과학은 못 한 개도 발명할 수 없었을 것이다."

도스토예프스키의 《악령(惡靈)》에 나오는 명언이다. 인간의 모든 역사는 외모의 아름다움과 연관됨을 강조한 것이리라. 어찌 거대한 역사뿐이겠는가, 개개인의 짧은 삶 역시 외모의 아름다움이 시시각각 작용하고 있으리라.

옛날 처녀총각들은 담장 너머로 서로 눈만 맞으면 시집 장가를 갔다. 한눈에 척 맞아서 모든 게 결정되었기 때문이다. 세월이 더 지나자 이제는 연애를 걸어야 시집 장가를 가게 되었다. 무엇을 걸어야 했을까? 아마 손가락도 걸고 팔도 걸고 어깨도 걸어보아야 되었으리라. 그러다가 요즘에는 연애 건다는 말은 유치하여 그런 말은 쓰지도 않는다. 눈을 열 번 맞추고 팔을 백 번 걸어봐라, 누가 결혼해주나. 다른 더 복잡한 조건들이 맞춰져야 결혼이 성립된다. 왜 그렇게 됐을까?

옛날에는 그 사람의 외모만 척 봐도 단번에 이해하고 결정할 수 있었다. 외모와 실체가 일치하였기 때문이었다. 그러나 세상이 점점 복잡해

자신의 멋을 알고 아름다움을 추구하며 타인의 관심과 사랑을 받고 싶은
욕구를 가진 건강한 사람이어야 무병장수한다.

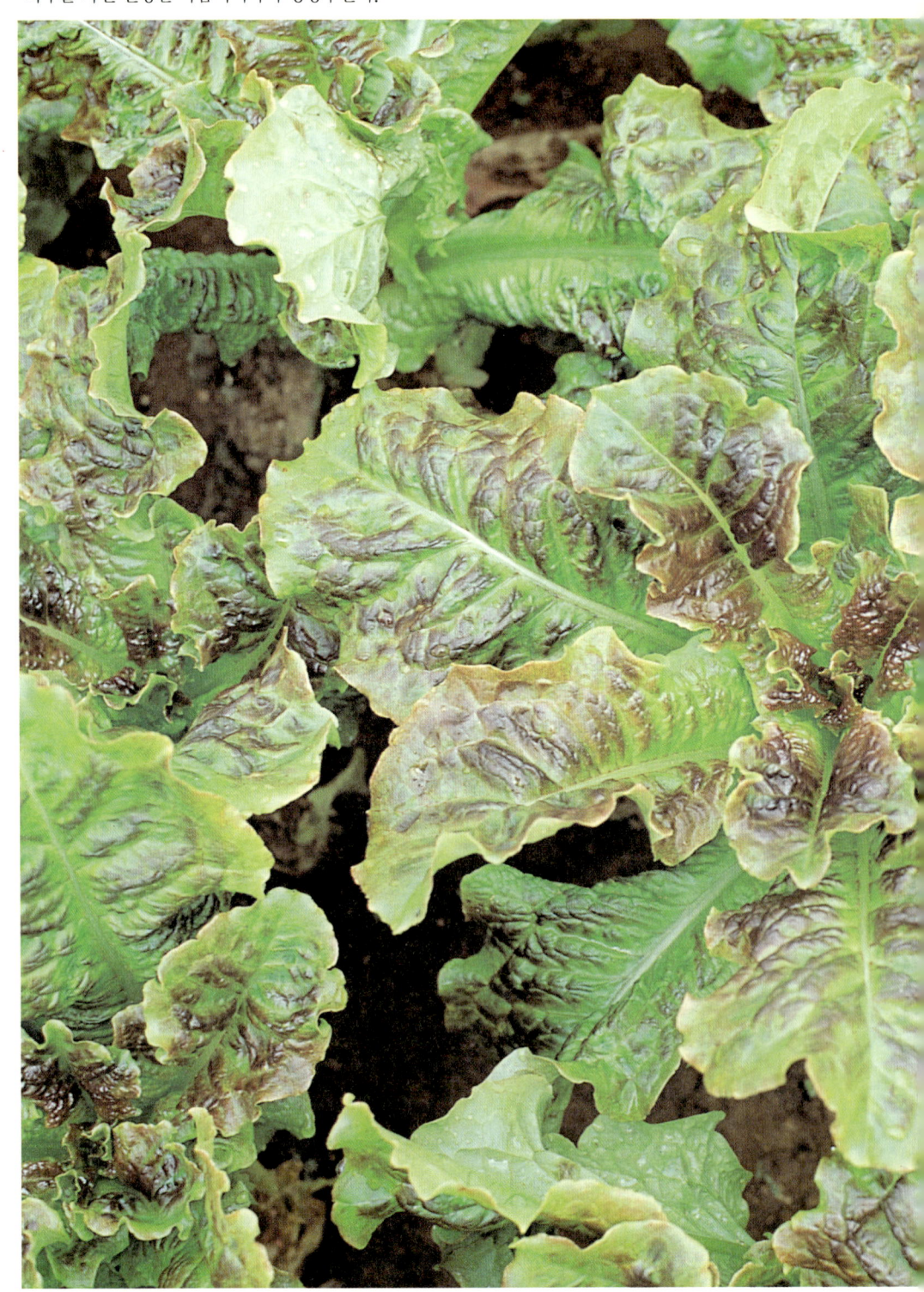

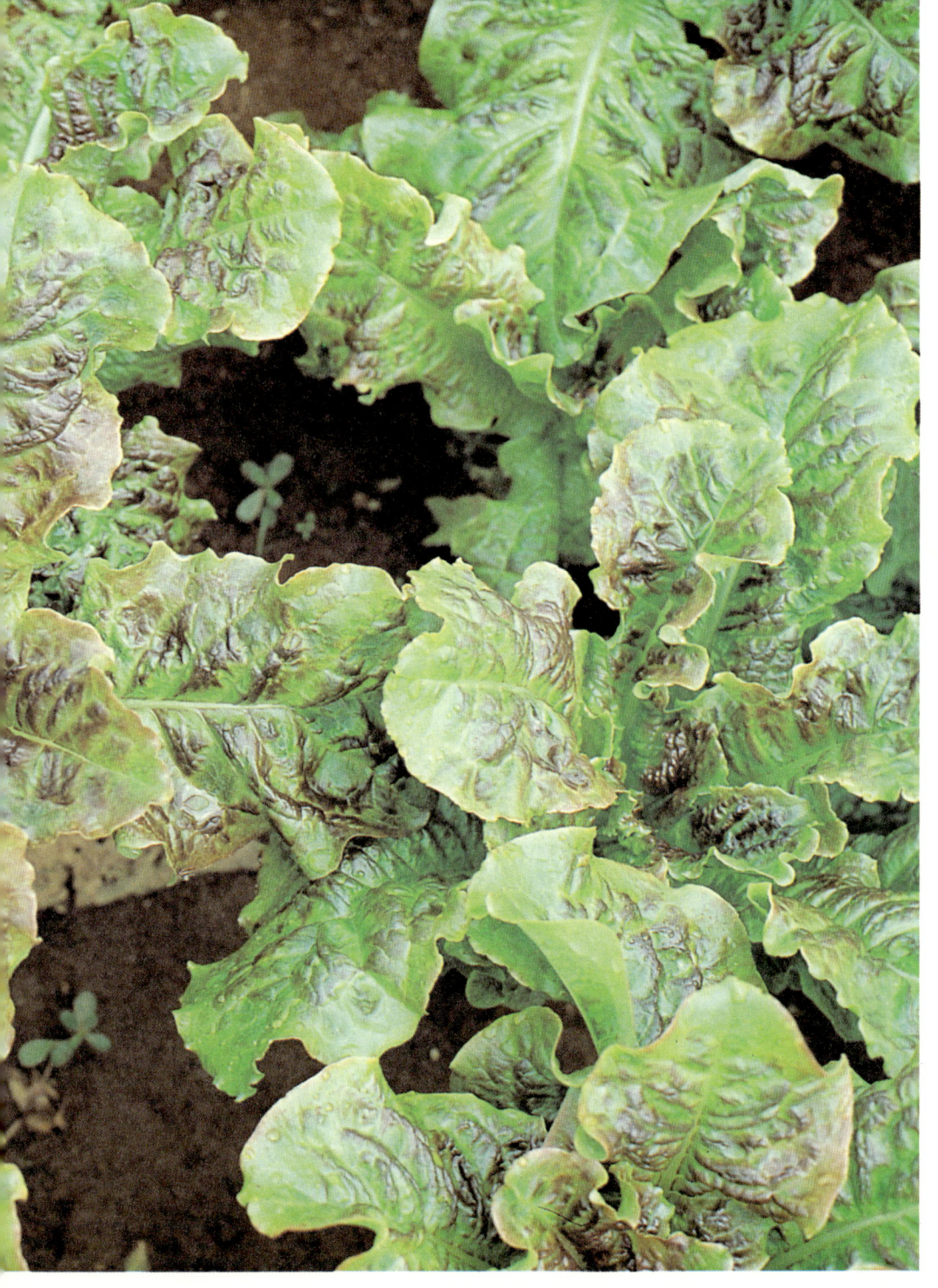

지면서 외모의 진실성이 희박해지고 그것만 보아서는 상대방을 이해할 수가 없게 되었다. 외모가 진실하지 못하고 자연스럽지 못하여 사람들은 혼란 속에 빠지게 되었다.

진실이 결여된 부자연스러운 외모는 대인관계를 왜곡하고 미래에도 부담이 될 수 있다. 자연스럽고 아름다운 외모는 부와 명예, 건강과 장수의 확인서가 될 수 있다. 우리는 그런 사람을 매력적이라고 말한다. 매력적인 사람은 연애에서 더 많이 성공함은 물론, 더 우등한 존재로 여겨지는 경향이 있다. 그러므로 사람들은 자신의 외모에 많은 관심을 기울인다. 최근 미국의학회 조사에 의하면 여자의 94퍼센트와 남자의 85퍼센트는 외모를 개선하기 위하여 부단히 노력한다고 대답하였다.

외모를 방치하는 것은 자신의 미래를 포기하는 것과 같다. 독일, 스페인, 헝가리 등 여러 민족의 언어에서도 아름다움(美)과 선(善)은 거의 같은 말로 쓰인다. 중세 이탈리아의 신학자 토마스 아퀴나스는 "아름다움과 선은 불가분의 관계"라고 말했다. 사실 사람들은 이것을 분리하여 생각하는 일에 어려움을 겪는다. 그렇기 때문에 아름다운 사람에게는 다양한 미덕이 부여된다. 외모가 훌륭한 사람은 더 유능하고 호감이 가며 더 행복한 삶과 인격을 갖춘 것으로 간주한다. 외모가 훌륭할수록 더 상냥하고, 융통성 있고, 진지하고, 솔직하고, 능동적인 사람으로 여긴다. 외모가 부실한 사람은 삶의 변덕에 휘말린 반면, 깨끗한 외모를 가진 사람은 자신의 운명에 지배력을 잘 행사한 것으로 인정한다.

사실은 이러한 현상들이 타인에게만 그렇게 비치는 것이 아니고, 자신의 외모를 스스로 평가하는 본인에게 더욱 강력한 영향력을 미치게 된다. 즉 자신의 외모가 깨끗하고 훌륭하다고 생각하는 사람일수록 현실적으로 풍요로우며 젊어질 수 있는 확률이 더 높다.

자신의 외모가 기대에 못 미친다는 자책감에 빠지는 사람은 현실적으로 건강이 악화될 수 있고 인생의 풍요로움과 정신적인 여유를 쉽게 상실할 수 있다. 실제로 대인관계가 활발한 백세인들을 살펴보면 일반인들보다 훨씬 더 많이 외모에 신경을 쓴다. 자신의 표정과 복장에 자신감을 갖고 있으며, 행여 부족한 점이 있으면 부끄러워하며 다음 기회에 그것을 만회하려고 노력한다. 백세인들은 대부분 '멋쟁이 할아버지' 또는 '이쁜이 할머니'로 불린다. 젊은 사람들이 입는 옷도 곧잘 입으며, 화장품도 많이 갖고 있다. 자신들의 옷을 시장에 나가 직접 고르며 자식들에게 맡기지 않는다. 자신의 미래와 사람들과의 상호관계에

피부 노화방지에 활용되는 물질

항산화 물질	주요 기능	주요 공급식품
비타민 C	유해산소 제거	채소, 과일
비타민 E	유해산소 제거	식물성 기름, 귀리, 견과류, 낙농제품
셀레늄 코엔자임Q10	자외선 손상 줄임 면역능력 증강, 심장병 예방	해산물, 마늘, 계란, 곡류 고등어, 연어, 정어리, 시금치, 소고기

(자료: 《Leben bis 100》)

서 주역의 위치를 차지하려고 노력한다. 이처럼 자신의 멋을 알고 아름다움을 추구하며 타인의 관심과 사랑을 받고 싶은 욕구를 가진 건강한 사람이어야 백세청년이 가능하다.

진정한 외모는 편안한 마음, 그리고 기대와 확신에서 비롯된다. 자신의 처지가 행복하다고 느낄 수 있어야만이 깨끗하고 밝은 외모, 타인에게 신뢰를 주는 좋은 인상이 될 수 있는 것이다.

외모란 자신의 현실과 미래의 가능성의 표현이다.

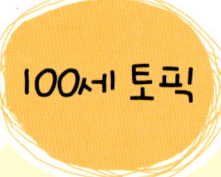

피부 노화를 줄이는 법

1. 잠을 충분히 잔다.
2. 하루 여덟 컵 이상 물을 마신다.
3. 과일·야채·생선 등을 즐겨 먹는다.
4. 사시사철 SPF(자외선차단지수) 15 이상의 자외선 차단 크림을 바른다.
5. 자외선 B는 물론 자외선 A(깊이 침투)에 대해서도 차단 대책을 세운다.
6. 담배를 끊고 술을 줄인다.
7. 피부를 청결하고 촉촉하게 유지한다.
8. 스트레스를 적절히 해소한다.

(자료: FAB 피부노화방지학회)

잘 웃고 잘 웃기는 사람이 오래 산다

유머는 인류가 사용하는 가장 효력 있는 약이다.
R. 키플링

　권세는 있으나 자손이 귀한 집에 사내아이가 태어났다. 온 집안이 기뻐하여 30일이 되었을 때 아기를 손님들에게 보여 주었다. 축복의 말을 듣고 싶었을 것이다.
　"이 아이는 장차 돈을 많이 벌게 되겠군요."
　손님은 주인에게 감사하다는 말을 들었다.
　또 한 사람이 말했다.
　"이 아이는 장차 큰 벼슬을 하게 되겠군요."
　그 손님도 이에 몇 마디 겸손해하는 말을 되받고 물러났다.
　다른 사람이 말했다.
　"이 아이는 장차 죽게 되겠군요."
　이 말을 한 사람은 그 집안 사람들에게 매를 한바탕 얻어맞았다.
　죽게 될 것이라 말한 것은 필연적인 진실이고, 부귀하게 될 것이라고 말한 것은 거짓일 가능성이 많은데, 거짓말을 한 사람은 칭찬을 듣고,

필연적인 진실을 말한 사람은 얻어맞았으니….

어찌 진실이라고 해서 다 말할 수 있겠는가. 그래서였을까, 옛날에는 '침묵은 금' 이라고 했는데, 정말 하고 싶은 말을 하지 않고 모두 닫아 버린다면 어떻게 될까? 누가 말하는 것을 잘 들어보면, 그 사람의 정신상태와 지적 능력, 직업, 취미, 인생관, 과거는 물론 건강 상태나 장래성, 경제적 능력까지도 알아 볼 수 있다. 그래서 훌륭한 업적을 남긴 위인들의 말은 아름답고 유머가 풍부하다.

제2차 세계대전을 연합군의 승리로 이끈 주역 윈스턴 처칠이 일단 말을 하려고 고개를 들면, 사람들은 소리와 동작을 멈추고 귀를 쫑긋 세웠다고 한다. 그의 말은 늘 구르는 듯 탄력이 있었다. 그는 한가로운 이야기를 할 때에도 단어를 잘 골라서 했다. 마치 보석상이 보석을 정리해놓은 것처럼 늘 아름다운 문장으로 말을 하였다. 그의 말은 어찌나 멋있고 유머러스한지 사람들은 녹음기가 있다면 녹음하고 싶어 할 정도였다. 그는 자신의 말을 글로 적어서 노벨문학상을 타기도 하고, 유명한 화가로서 명품을 남기며 90세가 넘도록 정정하게 살았다.

요즘 유명한 컴퓨터 황제 빌 게이츠나, 토크쇼의 여왕 오프라 윈프리도 유머라면 어느 누구에게라도 뒤떨어지고 싶어 하지 않을 것이다. 미국의 전직 대통령 케네디와 클린턴도 자신의 장점과 성공비결이 유머에 있음을 밝힌 바 있다. 어찌 그들이라고 처음부터 끝까지 항상 장밋빛 희망과 영광만 있었겠는가. 오히려 보통사람들보다도 더 큰 시련과 어려운 시절이 있었을 것이다. 하지만 그들은 유머를 통하여 실패와 좌절에서 벗어나 성공하였다.

　유머가 풍부한 사람은 그렇지 않은 사람에 비하여 성공할 능력을 갖춘 셈이며 건강할 확률과 부자가 될 가능성이 훨씬 더 높다. 유머가 있는 부모들은 유머가 없는 부모들보다 자식을 훌륭하게 키울 확률이 두 배나 높다. 요즘처럼 명퇴가 빈번한 샐러리맨의 세계에서는 실력이나 카리스마가 있는 상사보다는 유머가 풍부한 상사가 더 오래 버티고 더 빨리 승진하며 밋밋한 실력자들을 몰아내고 있다. 유머의 능력에 따라 인생이 바뀌는 것이다.
　웃음은 협동을 촉진시키고, 유머는 친밀감을 가져온다. 유머를 즐기는 사람은 호감을 불러일으키며 타인과의 관계에서 신뢰를 쌓는다. 그것은 유머가 그 사람에게 더 큰 자유를 부여하기 때문이다.

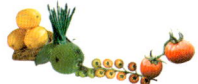

긍정적·낙관적인 생활 태도가 건강에 주는 이점

- 수명을 연장한다.
- 면역력을 높여준다.
- 통증이 감소한다.
- 에너지가 증가한다.
- 사회활동에서 스트레스를 덜 받는다.
- 행복감·평화로움을 느낀다.

(자료 : 미국 메이오클리닉)

유머는 종종 타인을 향한 공격에 놀이의 옷을 입혀 더 수용하기 쉽게 만들어 줌으로써 서로를 자유롭게 한다. 때로는 유머감각이 재미있다는 관대한 전제하에 타인의 사생활을 파헤치고 간섭할 권리를 부여하기도 하지만, 서로 적대시하지 않고 더욱 친밀한 관계를 이룰 수도 있다.

잘 웃고 잘 웃기는 사람은 스트레스에 강하며 신체적 긴장과 심리적 걱정을 모두 감소시킨다. 유머가 있는 사람들은 자신들의 문제를 한 발짝 떨어진 곳에서 보는 능력이 뛰어나서 복잡한 국면을 해결할 수 있는 균형 잡힌 시각을 갖게 된다. 그러므로 그는 점점 더 큰 사회적 통제력을 부여 받게 되며, 스트레스의 원인이 되는 사건에 더 많은 권력을 행사할 수 있게 되어, 또다시 그를 통해 유머와 여유가 더 확장되고 재생산될 수 있게 된다. 심리학자들은 이러한 절차를 유머가 긍정적인 자기 이미지와 부합된다는 사실을 스스로 발견하게 되어 사회적·경제적·신체적·심리적인 승리감을 부여한다고 말하고 있다.

현실적으로도 장수인들은 모두 유머가 풍부한 분들이다. 우울하고 말수도 적으면서 무병장수하는 경우는 있을 수 없다. 실제로 유머는 나이가 들수록 인간의 뇌가 순간적으로 발달 성장하게 되는 원인이라는 학계의 주장이 많이 나와 있다. 중년 이상에서는 상대방의 아름다움이나 직위나 경력보다는 유머감각과 창의성에 가치를 두는 것으로 나타났다. 또한 함께 사는 배우자나 가족들 역시 유머감각이 있을 때에만 그를 친밀하고 대등한 멤버로 인정하려는 경향이 있다.

유머는 추상적인 무형의 목록이 아니고, 그것을 사용하는 인간의 현실적인 유형의 능력이고 재산이며 지적 권한이고 자신의 매력인 것이다.

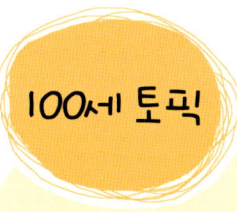

옥스퍼드 대학이 추천한 장수의 비결

1. 은퇴한 이후에도 지속적으로 일을 하라.
2. 은퇴 이후에 정신생활을 충분히 지배할 수 있는 취미를 찾아라.
3. 늙어간다는 사실을 대화의 주제로 삼지 말라. 그리고 늙었다고 의기소침해 있거나 우울해하는 사람들과의 만남을 피하라.
4. 술과 담배를 적당량으로 조절하라.
5. 충분한 수면을 취하라.
6. 어떤 형태의 스트레스와도 담을 쌓아라.
7. 자녀들에 대하여 근심하지 말라.
8. 적어도 하루에 2킬로미터 정도 걸어라.
9. 한꺼번에 고기(육류)를 너무 많이 먹지 말라.
10. 자연식품을 충분히 섭취하고, 가공식품은 될 수 있는 한 적게 섭취하라.

(자료: London University College)

여자가 남자보다 오래 사는 이유

여자가 욕심내는 것은 신도 원한다.

중세 라틴 속담

그는 127세까지는 살아야 한다고 스스로 믿어 의심치 않는다. 아픈 데가 없고 건강하기 때문이기도 하지만, 계산상 그럴 수밖에 없다고 확신한다. 원래 그는 자신이 노년이 되었을 때쯤엔 우리나라 평균수명이 90살은 이미 넘을 것이라고 하여, 자신의 원래 수명을 91세로 정하였다. 그런데 127세는 또 무슨 말인가?

김 박사의 조부는 83세, 조모는 90세, 백부는 87세에 돌아가셨지만 김 박사의 선친만 49세로 박명하셨다. 선친도 원래는 건강 체질이었다. 아주 큰 부잣집 고대광실에서 태어나신 부친은 키도 크고 잘생기고 목소리도 좋았다. 일제강점기 일본과 영국에서 유학하고, 해방이 되고 나서 한국에 돌아와 요직에서 일하면서 영어 책, 음악 책을 쓸 만큼 탁월한 분이셨다. 유럽에서 오페라 주역을 할 정도로 노래는 물론 대부분의 악기를 잘 다뤘다. 그를 아는 모든 사람들이 그를 부러워하였으나, 본인은 정작 한국의 정치 현실을 한탄하며 과음하는 날이 많았다.

김 박사는 선친께서 최소한 85세까지는 사셨어야 하는데 36년을 더 빨리 떠나가셨다고 하여, 자기 수명 91세에 36년을 더하니 127세가 되었다. 그렇게 자신이 선친의 몫까지 살아서 아버지를 기쁘게 위로해드리고 싶다는 의지였다.

그때까지 그의 부인이 함께 살려면 120살까지 살아야 한다.

"당신은 그때까지 분명히 살 거예요. 그런데 나도 그렇게 살 수 있을까요?"

"그럼, 충분히 살 수 있지, 우리 어머니 봐, 아마 백살은 사실걸. 그러니까 당신 또래로 치면 120살쯤 되는 것이지!"

김 박사 어머니는 지금 80세가 넘으셨지만 동네에서는 '이쁜이 할머니'라고 불린다. 아무도 그녀가 그 정도로 나이를 먹었다는 사실을 짐작조차 못하고 있다. 홀로 되어 40년 가까이 살아왔는데 어두운 기색이라곤 전혀 없다. 작고한 남편보다 세상을 두 배나 더 살지도 모른다.

우리나라 백세 이상 노인 수는 벌써 수천 명을 넘었는데 남녀 비율은 1:11 정도이다. 평균수명을 봐도 남자 73세, 여자는 81세로 8년 정도의 차이를 보인다. 함께 살다 함께 죽으려면, 연하의 아내가 아니라, 오히려 8년 연하의 남편을 얻어야 될 판이다. 세계 최장수국 일본의 백세인 남녀 비율은 1:5 정도이고 세계적으로는 1:7 정도인데, 우리나라는 매우 특별한 경우이다. 65세 이상 노인들의 남녀 비율도 우리나라는 전 세계에서 희귀할 정도로 편차가 크다. 또한 이러한 남녀 비율이 지역에 따라 차이가 많아서, 적게는 1:5에서 많게는 1:30까지, 다양한 분포를 보인다. 왜 이렇게 세계적으로 드문 형태를 보이는 것일까?

이것은 각 지역의 관습과 자연 환경의 차이가 수명에 아주 큰 역할을 하고 있다는 증거이다. 우리나라 장수인들을 만나보면 남녀 구분 없이 모두 다 쉬지 않고 열심히 자기 일에 몰두하고 있다. 그러나 각 지역의 전통적인 남녀의 인습 성향이 큰 편차를 만들고 있는 듯하다.

노인이 될수록 남자들은 육체적 활동이 줄어드는 반면, 여자들은 다소 불편하고 허리가 구부러져도 자기 할 일을 찾아 하는 경우가 더 많다. 실제로, 남자의 일이 많은 강원 산골지역에는 남자 장수인이 많고, 여자의 활동력이 매우 높은 제주지역에는 여자 장수인이 많다는 사실이 그것을 증명한다.

학계에서는 남자보다 여자가 오래 사는 이유를 다음과 같이 설명한다. X염색체를 두 개 가진 여자가 X염색체를 한 개 가진 남자보다 유리하다, 에스트로겐의 역할이 장수에 유리하다, 매달 생리현상에 의해서 나쁜 물질이 빠져나가고 손상된 조직이 새로 재생되기 때문이다, 여자가 남자보다 사고의 위험성이 적다, 여자가 스트레스에 더 유연하게 대처한다, 질병에 강하고 운명에 순응하며 음주 흡연율이 낮아서 그렇다….

그럼에도 이 모든 요인들에 앞서는 것은 결국 꾸준한 자기 일 습관일 것이다. 남자라 하더라도 자기 일을 젊은 시절부터 노년기까지 정년퇴직 없이, 아니 정년이 무엇인지 생각해볼 틈도 없이 바쁘게 해오고 집안일을 잘 거들고 있는 사람들이 모두 백세인이라는 현실적인 증거가

장수인들은 남녀 구분 없이 모두 다 쉬지 않고 열심히 자기 일에 몰두한다.

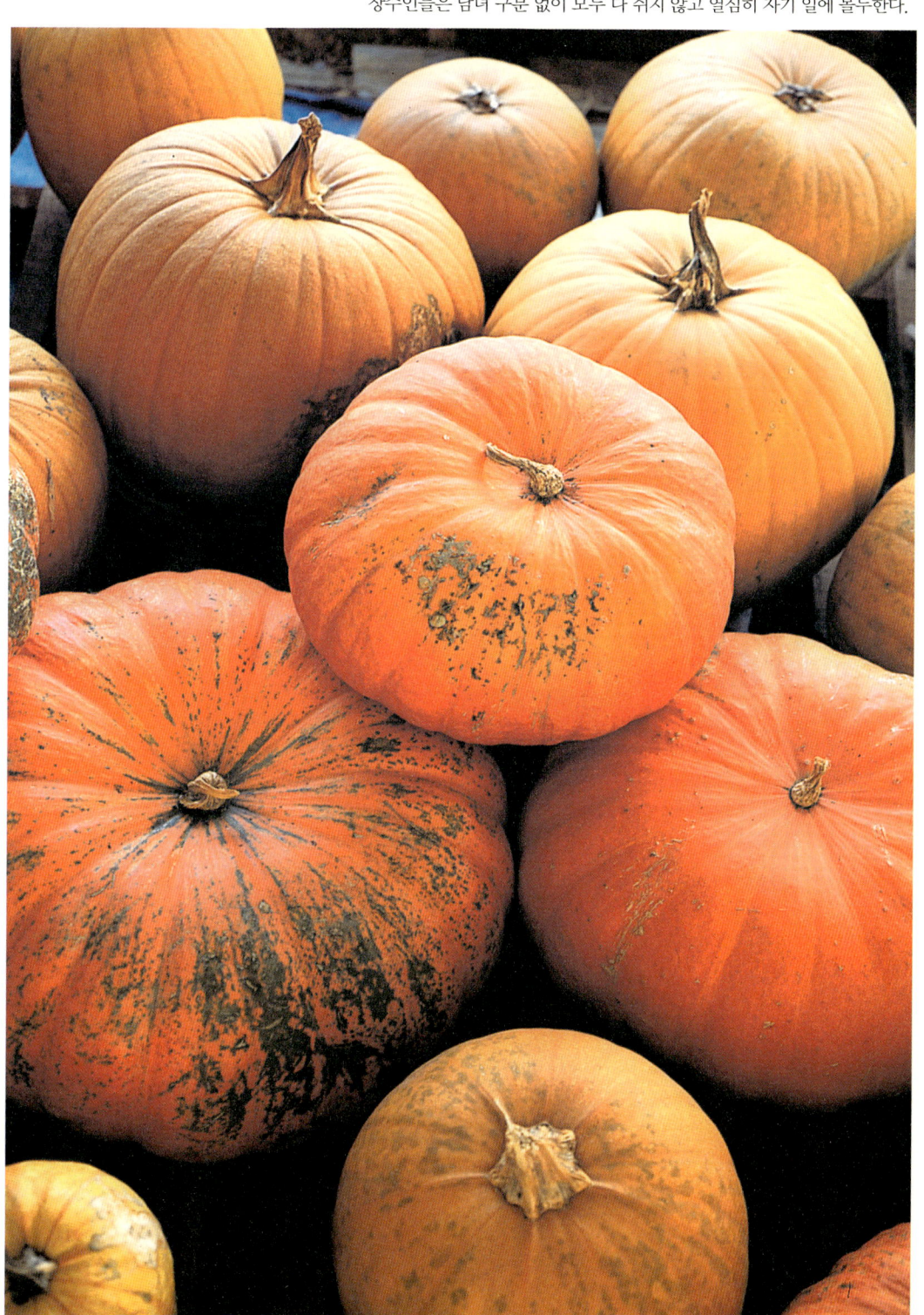

남자의 일이 많은 강원 산골지역에는 남자 장수인이 많고,
여자의 활동력이 매우 높은 제주지역에는 여자 장수인이 많다.

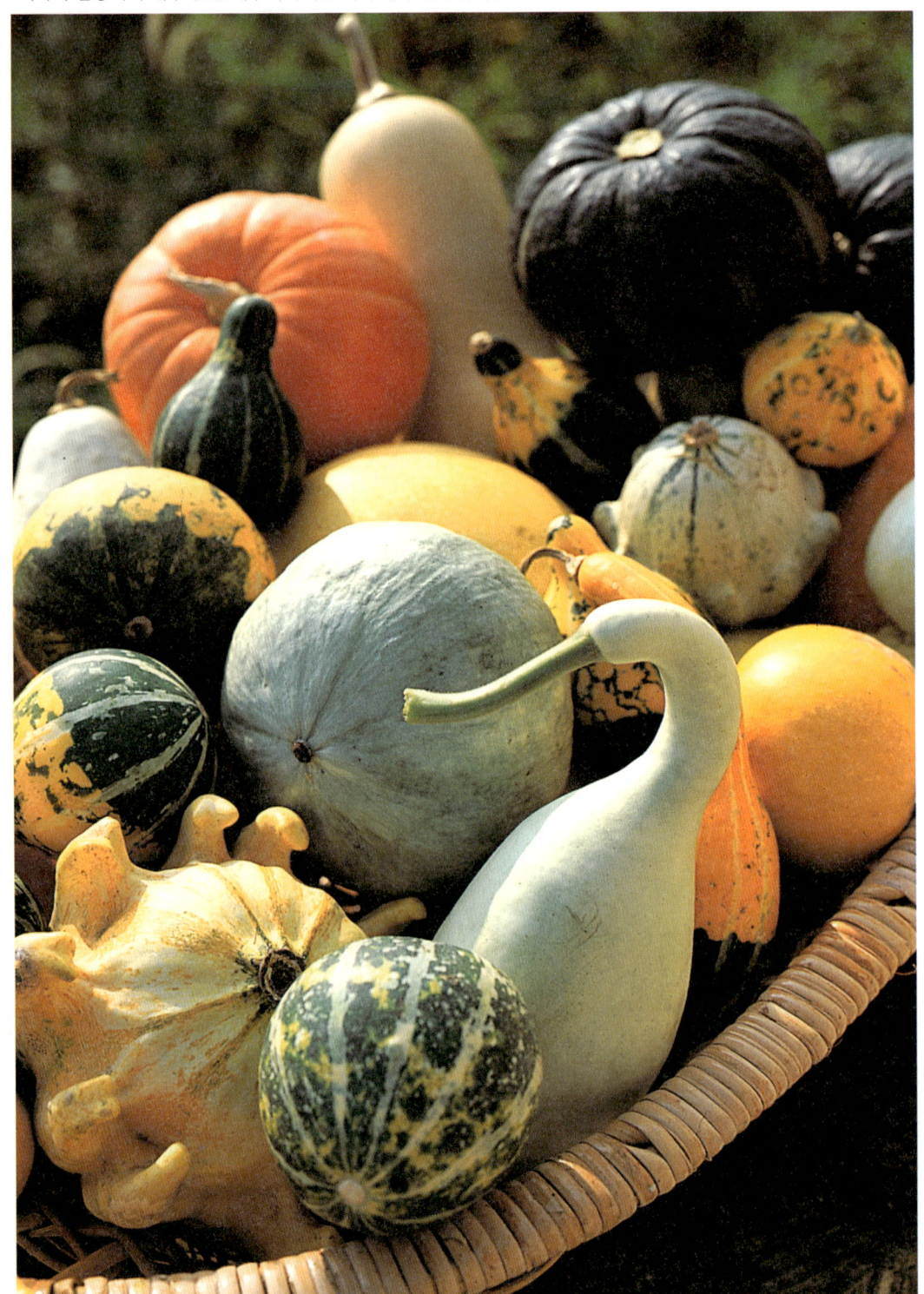

바로 그것이다. 즉 남자도 여자처럼 살면 되는 것이다.

이슬람 문화권과 무슬림 지역인 중국 신장성 위구르 지역에는 지금도 남자의 수명이 더 길다. 독일에서도 1950년대까지는 남자의 수명이 더 높았다는 통계가 기록으로 남아 있다. 현재 미국 유타 주 모르몬교도들은 남자가 여자보다 더 오래 살고 있다.

여자가 남자보다 오래 사는 이유가 따로 있는 것이 아니고, 성별에 따른 장수 조건의 차이가 별로 중요하지 않다는 사실을 보여주는 것이

여자와 남자의 장수 조건

	여자	남자
유전적 요인	성염색체: XX (X가 2개) 여성호르몬이 높다 규칙적인 생리와 출산 잘 웃고 잘 운다	성염색체: XY (X가 1개) 남성호르몬이 높다. 규칙적인 생리가 없다. 잘 웃지 않고 울지 않는다.
환경적 요인	음주 흡연율이 낮다. 규칙적인 식생활 습관 내향적	음주 흡연율이 높다. 불규칙적인 생활습관 외향적
사회적 요인	스트레스 적응 능력이 높다. 사고 위험성이 낮다. 운명에 순응력이 높다. 종교 생활인이 많다. 은퇴가 없다.	스트레스 적응력이 낮다. 사고 위험성이 높다. 운명에 순응하기보다는 투쟁하려 한다. 종교 생활인이 적다. 은퇴 후 좌절한다.

(자료: 서울 메디칼 랩)

다. 남자냐 여자냐가 중요한 것이 아니고, 어떻게 사는가 하는 문제에 해답이 들어 있는 것이다.

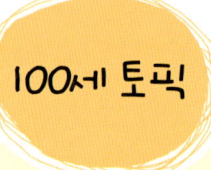
100세 토픽

남자에게 더 고통을 주는 것	여자에게 더 고통을 주는 것
사고	빈혈
암	당뇨
위궤양	대퇴부 탈장
통풍(痛風)	담석
심장 질환	고혈압
간장염	낭창
서해부 탈장	편두통
신장 결석	중증근 무력증
나병	비만
약물 오용	골다공증
결핵	류머티스 관절염

자료: 《Text Book of Internal Med》

중풍과 치매, 어떻게 비껴갈 수 없을까

> 악마도 젊었을 땐 아름다웠다.
> **프랑스 속담**

옛날엔 환갑을 넘기는 사람은 대단한 인물이었다. 인류의 평균수명은 19세기까지만 해도 30대를 넘기지 못하였다. 지금도 아프리카 피그미족은 평균수명이 30대를 넘지 못한다. 그 시기엔 사람들이 암이나 중풍, 치매에 걸릴 틈도 없이 일찍 떠나갔다. 행여 오래 살면서 정신이 없으면 '노망이 들었다'고 수군거렸다. 하지만 나이가 많아도 젊은이들보다 더 훌륭한 업적을 남긴 천재들도 많이 있다.

바흐의 〈브란덴부르크협주곡〉과 비발디의 〈사계〉는 노년에 쓰인 작품들이다. 괴테가 《파우스트》를 쓴 것도 80세가 넘어서였다. 그렇기에 비발디는 사계절로 인간의 한평생을 담을 수 있었고, 괴테는 파우스트의 일생 속에 모든 인간 만상과 육체와 영혼의 처절한 희로애락을 담을 수 있었던 것이다. 톨스토이와 빅토르 위고, 피카소와 찰리 채플린 등도 70세가 넘어서까지 성적 능력이 매우 뛰어났고, 만년의 작품들이 더 훌륭하였다. 노벨문학상에 빛나는 헤밍웨이의 만년의 작품 《노인과 바다》의 실제 모델이었던 푸에데스 옹은 소설 속에서처럼 그 해변에서 103세까지 꿋꿋하게 살았다.

우리 역사 속에서도 가장 유명한 조선의 정치철학자 황희 정승은 90세가 넘어서도 현직에서 활동하였고, 조선 후기 대학자 허미수도 87세까지 정승을 하였으며, 그들이 만년에 남긴 필적은 천금을 주어야 얻을 수 있는 명품들이다. 노벨상 물망에 오른 《토지》의 작가 박경리 선생은 81세의 나이에도 불구하고 연세대 석좌교수로서 젊은 교수들보다 더 다이내믹한 강의를 이끌고 있다. 연세대학교 진단검사의학 주임교수였던 이삼열(83세) 박사는 지금도 한국승마계의 거목으로 활동 중이며, 운동과 등산이나 글쓰기에서 젊은이들에게 뒤지지 않는 젊은 오빠다.

이러한 실례는 꾸준히 머리를 쓰며 나이가 들면 치매의 위험성이 없음은 물론, 더욱 창조적이고 완숙한 안정성이 획득됨을 증거 하는 것이다. 머리를 써서 어려운 문제를 해결하고, 새로운 작품을 창조할 때의 기쁨이 곧 중풍이나 치매를 막아준다.

최근 선진국에서 백세인의 사체를 부검하여 보고한 논문을 보면, 놀라운 현상이 많이 나타나고 있다. 대부분 심각한 뇌 손상이나 알츠하이머병의 증거가 있는데도 불구하고, 그들의 생전에는 거의 완벽한 정신활동을 하였으며, 집필을 했거나 악기를 연주했거나, 사회활동을 했다는 내용이다. 그것은 비록 뇌가 병들어 있거나 위축되어 간다 할지라도 젊었을 때부터 계속 열심히 머리를 쓰고, 부지런하게 자기 분야와 새로운 분야에 적응하게 되면, 뇌의 손상을 충분히 보충하며 살 수 있음을 보여주는 것이다.

우리나라에서도 백세인들은 대부분 신문과 방송, 독서와 종교 등에 열중하며, 매일 영어나 한자쓰기를 빠뜨리지 않는 경우가 대부분이어서 치매가 없는 경우가 더 많고(70% 이상), 치매가 의심되는 경우는 30퍼센트 정도에 불과하다. 또한 인지 능력과 청력, 시력이 젊은 사람과 거의 같은 백세인도 많다. 그들은 스스로 의식주를 해결하며 일상생활 수행 능력이 매우 높아 독립적으로 살아가는 모습을 보여주고 있다.

최근에는 40대에도 치매인 경우가 있고, 85세 이상에서는 40퍼센트 이상이 치매인 것으로 추정되는데, 어찌하여 백세인은 30퍼센트 이하만이 치매일 수가 있을까? 세계 여러 나라에서도 백세인의 치매율은 85세에서보다 낮게 나타나고 있다. 어떻게 그럴 수가 있는가?

그 이유는 간단하다. 치매나 중풍에 걸린 사람은 백세 이전에 대부분 사망하고, 그것을 비껴간 사람만이 백세인이 될 수 있기 때문이다.

치매에 걸린 사람들은 대부분 고독하고 외로운 분들이다. 가정과 사회, 가족과 친척들에게서 외면을 당하고, 영양상태가 나빠 신체 활동이 저하된 분들이다. 독거노인 1000명 당 이미 160명은 치매 증상을 보이고 있으며, 절반 이상이 치매의 위험성이 있다는 조사 보고가 있다.

치매의 50퍼센트 정도는 알츠하이머 형 치매인데, 이것도 학력이 높고 창조력과 활동력이 높은 사람은 비교적 덜 걸린다. 젊은 시절의 언어능력과 사고능력이 80대 이후의 치매발생과 밀접한 관계가 있다는 추적 결과가 있으므로, 젊은 시절부터 지적 능력 향상에 주력하는 것이 늙어서 치매를 예방하는 방법이다.

치매의 20퍼센트 정도는 중풍이나 뇌혈관 이상으로 오는 혈관성 치매이다. 이것은 치매 단독으로 오는 경우보다는 다른 혈관질환이나 잘못된 생활습관에서 오는 경우가 더 많다.

사람들은 치매에 걸릴까 봐 오래 사는 것이 무섭다고 말한다. 치매가 육체와 정신을 황폐하게 하고 자신의 존엄성을 말살해버려 가족들에게 짐이 될까 두렵기 때문일 것이다. 그러나 치매는 재수가 나빠 우연

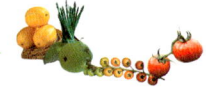

단순한 건망증과 치매를 구분하는 방법

1. 음식을 만들거나 옷을 입는 행위 등 습관적으로 반복해왔던 일들을 어떻게 해야 할지 잘 기억하지 못한다.
2. 제대로 된 문장을 갑자기 구사하지 못하게 된다.
3. 내가 왜 이곳에 와 있는지, 어떻게 왔는지 기억이 나지 않는다.
4. 내가 평소에 잘 쓰던 물건을 엉뚱한 곳에 넣어두는 경향이 있다. 예를 들어, 안경을 냉장고에, 시계를 세탁기 안에 넣어둔다.
5. 간단한 덧셈과 뺄셈을 못하게 된다.
6. 심한 정신적 혼란, 의심, 공포감을 보이는 갑작스런 성격 변화를 겪는다.
7. 뚜렷한 이유 없이 기분이 급작스럽게 변하는 경우가 많다.
8. 뚜렷한 이유 없이 체중이 감소하고 회복되지 않는다.

(자료: 미국 일리노이 의대)

히 찾아오는 것이 아니다. 비발디나 바흐처럼 그리고 괴테나 황희 정승처럼 자기 일에 열중하며 미래를 계획하고, 다른 사람에게 보탬이 될 수 있는 창조적인 일을 찾아 늘 부지런하게 살아가면 치매는 가까이 올 틈이 없는 것이다.

무료함과 고독함이 가장 큰 치매 원인이므로 적극적으로 여러 사람을 만나고 자신의 일생을 주체적으로 살아가야 한다.

치매는 대뇌에서 신경에 명령과 자극을 전달하는 시냅스(synapse)가 줄어드는 현상이므로, 독서나 창작도 중요하지만 자신의 감정에 충실하여 크게 웃거나, 슬프면 적극적으로 울어버리고, 단백질 섭취를 게을리 하지 말아야만 시냅스의 수를 늘릴 수 있다. 고독보다도 더 치명적인 요소가 영양부족이며, 그중에서도 동물성 단백질 부족은 뇌 발육과 기능을 억제하는 가장 큰 요인이다. 결국 백세도 자기 노력이듯이, 치매도 자기 탓이다.

스트레스를 마음속에 오래 담아두지 말고, 하고 싶은 말은 하고 살아야 한다. 다른 사람의 눈치를 보기보다는 자신의 욕구에 더 충실할 수 있어야 하며, 나와 타인을 구분할 수 있어야 한다. 비록 가혹한 현실이 닥쳐올지라도 한탄하거나 거스르지 말고 그냥 순응하며 받아들이는 태도가 중요하다. 자신의 일을 열심히 하는 것은 좋으나 억지로 하지 말고 오늘 못하면 내일로 넘기며, 세상일을 걱정하지 말고, 사소한 일에 집착하지 말고 유연하게 살아가야 한다. 누구나 친구로 여기며 인생을 즐기는 것만이 치매와 중풍을 피하는 가장 쉬운 길이다.

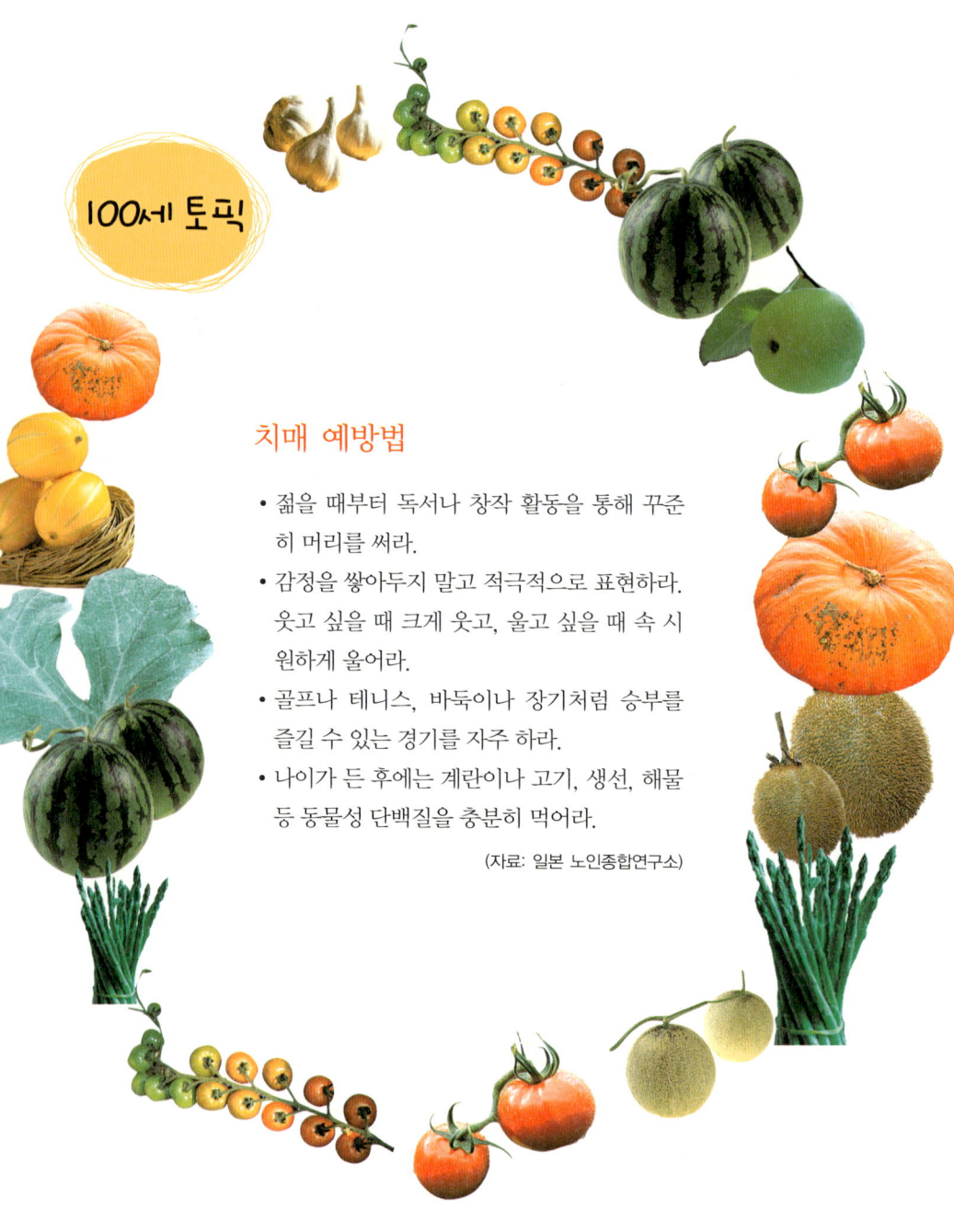

100세 토픽

치매 예방법

- 젊을 때부터 독서나 창작 활동을 통해 꾸준히 머리를 써라.
- 감정을 쌓아두지 말고 적극적으로 표현하라. 웃고 싶을 때 크게 웃고, 울고 싶을 때 속 시원하게 울어라.
- 골프나 테니스, 바둑이나 장기처럼 승부를 즐길 수 있는 경기를 자주 하라.
- 나이가 든 후에는 계란이나 고기, 생선, 해물 등 동물성 단백질을 충분히 먹어라.

(자료: 일본 노인종합연구소)

아빠는 지금 행복하세요?

아버지가 되기는 쉽다.
그러나 아버지답기는 어렵다.
세링 그레스

권 사장은 옆을 보는 일이 없다. 늘 앞만 보고 열심히 걷는다. 그를 성실하다고 말하는 사람은 아무도 없다. 그런 설명은 너무나 평이하여 어울리지 않기 때문이다. 아침부터 저녁까지 쉴 틈을 갖는다는 건 생각해본 일조차 없다. 그는 오직 자신의 일에만 몰두하는 전형적인 중년의 전문직업인이었다.

그는 일이 떨어지면 설령 그것이 안 될 일이라 할지라도 무슨 수를 쓰든지 반드시 성사시키는 사람이다. 몸이 부서지는 한이 있을지라도 맡겨진 업무는 여지없이 완수해야 한다는 사고방식으로 하루하루를 무리하여 힘들게 살아가는 무서운 자기 관리자였다. 그것이 직장과 사회, 가정과 자식에게 떳떳하고 당연한 임무라 믿어 의심치 않았다.

아들이 방학을 하고, 권 사장도 오랜만에 집에 있었다. 그가 보니 아들의 생활은 도저히 눈뜨고는 못 볼 지경이었다. 매일 늦잠을 자니 당연히 아침은 건너뛰고, 인터넷에 빠져 시간 가는 줄 모르고, 뭐를 하는

지 늘 헤드폰을 쓰고 흥얼거렸다. 정말 한심한 노릇이었다.

"네 생활 태도를 보고 아버지가 뭐라 하시겠니?"

권 사장의 눈치를 본 아내가 아들에게 말했다.

"내가 뭘 잘못했다고 그러세요?"

제 어머니에게 하는 말대답 소리를 들은 권 사장이 아들을 불렀다.

"방학하고 나서 빈둥거리며 보내는 시간이 아깝지 않냐? 네 시간을 잘 쓰고 있다고 생각하니?"

"……."

"그러면서도 어머니에게 말대답이나 하고 가족에게 부끄럽지도 않냐?"

권 사장은 아들을 다그쳤다.

"죄송합니다."

아들이 울먹이며 말했다.

"그런데 전부터 늘 아버지에게 항상 묻고 싶은 게 있었어요. 아버지는 지금처럼 그렇게 열심히 사시는 것이 정말 행복하세요?"

아들의 엉뚱한 질문에 권 사장은 얼떨결에 대답했다.

"그래, 나는 행복하다. 그럼 열심히 사는 것이 불행이냐?"

권 사장은 출근하여 또다시 일에 파묻혀 동분서주하였으나 자꾸 아들의 질문이 머릿속을 맴돌았다. '이게 아닌데, 뭔가 잘못되었는데….' 아들에게 제대로 대답하지 못한 거 같아 꺼림칙하였다. 그는 자신이 행복한가를 난생 처음 생각해보았다. 그리고 자신이 건강한가를 되돌아

스트레스 자가 진단하기

(*배우자의 죽음을 100으로 봤을 때 다른 사건들의 충격지수)

사건	충격지수	사건	충격지수
배우자의 죽음	100	자녀의 독립	29
이혼	73	친척과의 트러블	29
별거	65	뛰어난 업적, 명성	28
징역	63	아내의 퇴직, 복직	26
가족의 죽음	63	졸업, 입학	26
부상, 질병	53	습관 바꾸기	24
결혼	50	상사와의 트러블	23
실업	47	취업시간, 조건의 변화	20
배우자와의 화해	45	이사	20
정년퇴직	45	전학	20
가족 질병 또는 회복	44	취미의 변화	19
임신	40	교제 상대의 변화	18
성적불일치	39	1천만 원 이하의 부채	17
가족의 증가	39	수면 시간의 변화	16
경제 상태의 변화	38	가족이 함께하는 시간의 증감	15
친구의 죽음	37		
인사이동	36	식사습관의 변화	15
배우자와 말다툼 증감	35	휴가 일수의 증감	13
1천만 원 이상의 부채	31	가벼운 법률 위반	11
승진 또는 강등	29		

(자료: 《책속의 책》)

무엇을 위하여 처자식과 함께 오붓한 여행 한번 못하고 여유 있는 대화도 없이 늘 일에 파묻혀 힘들게 바쁘게 살다가 나이를 먹어버렸단 말인가!

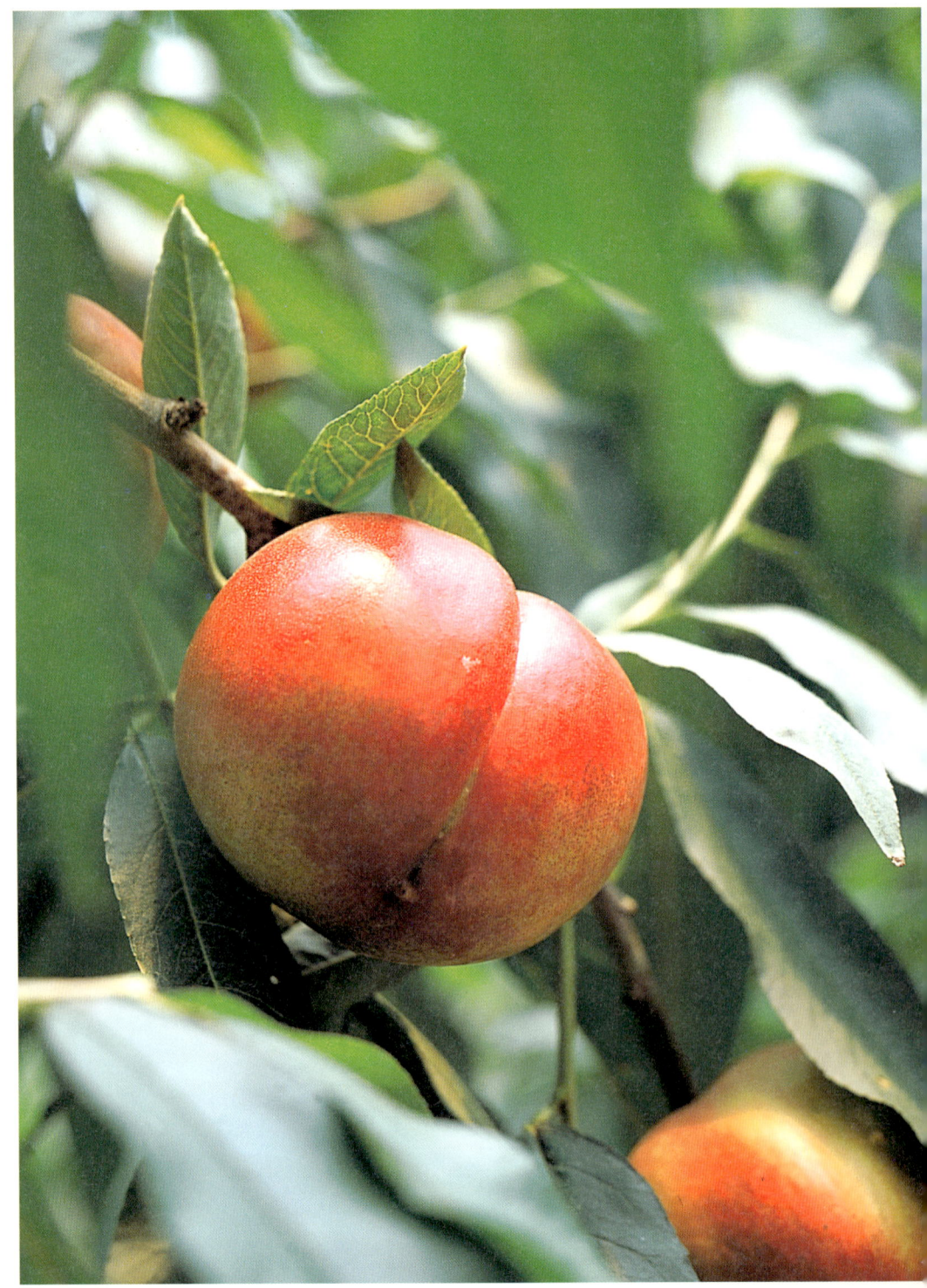

보았다.

 사실 요즘 권 사장은 편안하거나 피곤하지 않은 날이 없었다. 아침에 일어나려면 온몸이 천근만근이다. 머리가 아프고 눈이 충혈 되고 앞이 뿌옇다. 콧속이 마르고, 입이 쓰고, 이도 안 좋고, 시도 때도 없이 마른 기침이 나온다. 가슴이 뻐근하고, 뱃속엔 늘 가스가 차 있는 것 같다. 소변을 봐도 시원치 않다. 몸은 늘어지고, 입맛이 없다. 살기 위해 그래도 먹어야 한다는 생각뿐….

 '이것이 행복이란 말인가? 아들이 정말로 나의 정곡을 찌르지 않았는가!'

 그는 자신이 그렇게도 자랑스럽게 믿고 몰두하던 사업을 뒤로 미루고, 병원으로 달려갔다. 의사에게 진찰을 받으며 불편한 것을 다 말했다. 의사는 매우 친절했지만, 왠지 확실한 진단을 얼른 내리지 않고 빙빙 돌리며 이것저것 묻기만 하였다.

 최종진단명은 폐암 2기로 나왔다. 가능한 한 빨리 수술을 받고 항암요법도 병행해야 된다고 하였다. 권 사장은 다른 병원을 찾았다. 거금을 내고 더 정밀하다는 특진을 받았다. 그곳에선 더 많은 시일이 경과한 다음 동일한 진단을 내렸다.

 그 동안 열심히 일한 결과가 폐암이라고 생각하니 너무 억울했다. 무엇을 위하여 그렇게도 열심히 일 속에 파묻혀 세월 가는 줄도 모르고 지내왔던가? 무엇을 위하여 아내와 자식과 함께 오붓한 여행 한번 못하고, 여유 있는 대화도 없이, 늘 일에 파묻혀 힘들게 바쁘게 살다가 나이를 먹어버렸단 말인가?

권 사장은 자신이 정말로 행복하게 살고 있는지 되물었다. 아내와 아이들을 힘들게 하는 남편이나 아버지는 아니었는지…. 무엇이 진실로 처자식을 위하는 길인가?

권 사장은 오늘도 철학자가 되어 병상에 누워 있다. 플라톤은 행복이야말로 진정한 선이라고 한다.

"아버지, 당신은 오늘 진정 행복하십니까?"

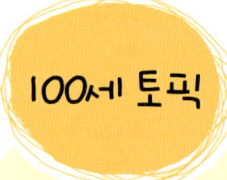

아버지는 누구인가

아버지란 기분이 좋을 때 헛기침을 하고, 겁이 날 때 너털웃음을 웃는 사람이다.
아버지의 마음은 먹칠을 한 유리로 되어 있다.
그래서 잘 깨지기도 하지만, 속은 잘 보이지 않는다.
아버지란 울 장소가 없어 슬픈 사람이다.
아버지는 아침 식탁에서 성급하게 일어나서 머리가 셋 달린 용과 싸우러 나간다.
아버지는 아버지 노릇을 제대로 하고 있는지 늘 자책한다.
아버지란 자식을 결혼시킬 때 속으로는 한없이 울면서도 얼굴에는 웃음을 짓는다.

아들딸이 밤 늦게 돌아올 때에 어머니는 열 번 걱정하는 말을 하지만, 아버지는 열 번 현관을 쳐다본다.
아버지의 최고의 자랑은 자식들이 남의 칭찬을 받을 때이다.
아버지가 가장 꺼림칙하게 생각하는 속담이 있다. "가장 좋은 교훈은 손수 모범을 보이는 것이다."
아버지는 '아들, 딸이 나를 닮아 주었으면' 하고 생각하면서도, 동시에 '나를 닮지 않아 주었으면' 하는 생각을 한다.

사람들은 아버지를 이렇게 생각한다.

4세 때, 우리 아빠는 무엇이나 할 수 있다.
7세 때, 우리 아빠는 아는 것이 정말 많다.
12세 때, 아빠는 모르는 것이 많다.
14세 때, 우리 아버지는 아무것도 모른다.
25세 때, 아버지를 이해하지만, 기성세대는 갔습니다.
30세 때, 아버지의 의견도 일리가 있지요.
40세 때, 여보! 우리가 이 일을 결정하기 전에, 아버지의 의견을 들어봅시다.
50세 때, 아버님은 훌륭한 분이셨어.
60세 때, 아버님께서 살아 계셨다면, 꼭 필요한 조언을 해주셨을 텐데….

아버지란 돌아가신 후에야 보고 싶은 사람이다.
어머니의 가슴은 봄과 여름을 왔다 갔다 하지만,
아버지의 가슴은 가을과 겨울을 오고간다.

아버지! 뒷동산의 바위 같은 이름이다.

완벽주의자 vs 낙천주의자

> 낙천주의는 알라에게서 왔지만
> 비관주의는 인간의 머릿속에서 태어났다.
> **코란**

 '철학자의 산책로' 라는 유명한 길이 있다. 옛 동프로이센의 수도 쾨니히스베르크에 있는 조그만 마을길로, 독일의 철학자 칸트(Immanuel Kant, 1724~1804)가 산책한 길이다. 그는 귀족의 외모를 갖고 태어나 80세라는 당시 나이로는 장수 인생을 살았는데, 고향 밖으로 나가본 적이 없었으며, 매일 회색 연미복을 걸치고 스페인식 등나무 지팡이를 짚고 항상 같은 시간에 동네를 산책하였다. 날씨가 좋거나 흐리거나 비가 오거나 늘 같은 시간, 같은 코스를 지나가 마을 사람들은 그를 보고 시간을 가늠하였다고 한다. 후세에 칸트를 기념하기 위하여, 그 길을 '철학자의 보리수 길' 이라고 명명하였다.
 독일 관념론 철학의 창시자로서 후세에 큰 영향을 끼친 칸트의 일상은 완벽 그 자체로 보인다.
 한편 미국의 사회사업가 헬렌 켈러(Helen Keller, 1880~1969)는 미국 터스컴비아에서 태어나 19개월 되던 때 열병을 앓은 후 소경, 귀머거리, 벙어리가 되었다. 어린 시절 가정교사 앤 설리반의 가르침 속에서 장애를 극복하고 매사에 늘 희망을 가지고 자신의 영역을 무한히 넓혔다. 그녀는 위트와 유머가 풍부하여 한번 만나본 사람은 곧 친구가 되었다. 레드클리프 대학을 졸업한 후 자신의 저서를 바탕으로 유럽과 아시아 등 세계 곳곳을 순회하며 강연하였다. 장애를 가진 사람들을 위한 사회교육 사업에 정열을 쏟으며 당시로서는 드물게 90세까지 살며 밝은 일생을 보냈다. 저서 《내가 사는 세계》《켈러의 여행기》 등에서 보면, 그녀의 삶은 늘 희망과 긍정 그 자체였다.

현대의 백세인들도 너나없이 마음이 평안한 사람들일 것이라고 흔히 쉽게 말하고 있다. 하지만 사실은 그렇지 않은 경우를 적잖게 만나 볼 수 있다. 칸트처럼 매일 매순간을 실수 없이 살아가는 장수노인들이 있다.

전남 구례에 사는 김화유(105세) 할머니는 매일 일과가 정확하게 돌아간다. 새벽 다섯 시에 일어나 혼자서 텃밭을 가꾼다. 매일 세끼 식사는 정확한 시각에 꼬박꼬박 찾아 먹지만 기호식품이나 약 같은 것은 절대 먹지 않는다. 매일같이 밭에 나가 일하고, 오후에 한 시간씩 낮잠을 잔다. 기상시간, 일하는 시간, 휴식시간, 청소시간, 빨래시간, 취침시간이 정확할 뿐 아니라, 식사량, 활동량, 일의 종류, 일의 강도, 목욕 시간도 일정하다. 백세인들 중에는 김화유 할머니처럼 규칙적이고 완벽한 일상생활의 리듬이 장수의 근본임을 증명하는 사례가 많다.

하지만 그렇지 않은 경우도 많다. 실제로 장수인들 중에는 애주가,

애연가는 물론 희귀한 습성을 가진 것으로 소문난 분들도 많다.

　러시아의 대문호 톨스토이는 술과 담배를 즐겼지만 83세까지 건강하게 살았고, 122세 나이로 세계 최장수 기록을 세우고 1977년에 사망한 프랑스 잔 칼망 할머니는 매일 포도주를 여러 잔 씩 마셨다고 한다.

　강원도 고성군 현내면에 사는 박응섭(102세) 할아버지는 젊어서부터 친구들과 술 잘 먹기로 유명하였다. 지금도 언덕길을 쉽게 오르지만 매일 2홉들이 소주를 한 병씩 마신다. 강원도 고성 죽왕면 이덕순(100세) 할머니는 식사 때마다 막걸리나 소주를 마시지만 집안일, 빨래, 밭일, 청소 등을 젊은 사람들보다 더 빨리 해낸다. 할머니 마음에 안 드는 일이 보이면 큰소리를 마구 치고, 하고 싶은 말은 다하고 산다.

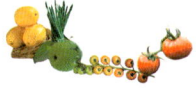

백세인들도 술 담배를 즐긴다

백세인의 흡연 실태

처음부터 흡연하지 않았다	66%
중간에 끊었다	21%
지금도 흡연한다	13%

백세인의 음주 실태

처음부터 마시지 않았다	80%
중간에 끊었다	3%
지금도 마신다	17%

(자료: 서울대 장수연구소, 2003)

전남 영광 이용애(108세) 할머니는 매일 담배 한 갑씩 피우고 술도 사양하는 법이 없다. 그런가 하면 매일 콜라를 마시거나, 설탕을 쌓아놓고 드시는 분도 있다. 조미료나, 음료수, 드링크제를 매일 여러 번씩 드시는 분들도 계신다. 한편, 강원도 횡성군 둔내면 추영엽(99세) 할아버지는 기억력이 매우 좋아 근대사를 줄줄 외우고, 혼자서 매일 목욕을 열심히 하고, 체력 단련도 하는데, 그렇게 체력과 정신력이 좋은 이유는 처음부터 술 담배를 전혀 하지 않았기 때문이라고 하신다.

백세인들을 보면, 간혹 생활이 자유스럽고 술 담배도 하고 다소 이상한 습벽을 가지신 분도 있지만, 세상 사람들이 말하는 그런 술꾼이나 골초는 아니다. 대체로 술을 마셔도 스스로 정한 양 이외에는 마시지 않으며, 담배도 피우지만 백세인이 담배를 피우니 특이하게 보이는 정도지 골초는 아니며, 담배를 끊으신 분들이 실상 더 많다.

백세인들의 음식 습관이나 일상생활, 음주와 흡연 등은 그들이 살아온 과정만큼이나 다양하지만, 전체적으로 보았을 때에는 술과 담배를 즐기는 정도로 그저 조금 하는 것이다. 음주와 흡연을 전혀 해본 적이 없거나 중도에 끊은 경우도 훨씬 많다. 음주와 흡연은 백세인들에게 사회와의 관계를 부드럽게 이어주는 매개체이며, 마음의 긴장을 풀어주는 윤활제로서의 역할이라고 볼 수 있다.

술 담배를 적당히 즐기거나 이상한 습벽이 있는데도 무병장수하는 경우에는 선천적으로 그것에 강한 유전인자를 타고난 경우가 대부분이다. 그것마저도 줄였더라면 좀 더 건강하고 오래 살 수 있었을 것이다.

술이나 담배 같은 기호식품에 약한 유전자를 가진 사람이 일상에서 더 많은 것이 사실이다. 평범한 체력을 타고난 보통 사람들은 당연히 자신의 미래를 위하여 적당히 즐기고, 적절한 규칙 생활을 함으로써 장수에 대한 희망을 갖는 것이 최선의 방책임에 틀림없다.

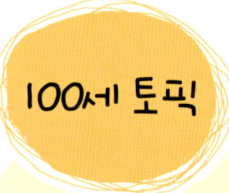

한국 백세인의 특징

- 남녀 비율이 1:11로 여성이 월등히 많다.
- 일반 노인들보다 형제, 자매, 자녀가 많다.
- 농어촌에서 태어나 고향을 떠나지 않은 사람들이 대분이다.
- 장수인의 97%가 하루 세끼 식사를 한다.
- 66%는 처음부터 흡연하지 않음, 21%금연, 13%는 현재 흡연.
- 80%는 처음부터 음주하지 않음, 3%는 끊고, 17%는 현재 음주.
- 오전 6시 기상, 오후 9시 취침. 낮잠을 즐긴다.
- 성격은 인정 많고, 낙천적이며, 사교적이다.
- 많이 먹는 식품은 채소 97%, 두류 91%, 해조류 89%, 과일류 79% 순이다.
- 45%가 된장, 간장, 고추장, 쌈장을 늘 섭취한다.
- 돼지고기를 즐기되 주로 삶아 먹는다.
- 일을 그만 둔 나이는 평균 남자 75세, 여자 72세이다.
- 지금도 41%가 집안일, 33%가 마을 나들이, 26%가 밭일을 한다.

(자료 : 서울대 장수연구소)

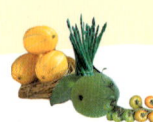

당신의 행복지수는 몇 점?

행복이란 쾌락이 아니라 승리이다.
R. W. 에머슨

　행복은 기운이 세지 못하였다.
　반면 불행은 몸이 강하고 힘이 세었다. 불행은 기운이 남아돌아 행복을 보기만 하면 덤벼들어 물어뜯으며 못살게 굴었다.
　행복은 견딜 수가 없어 이리저리 피해 다니다가 더 이상 피할 곳이 없어지자 하늘로 올라가 제우스신에게 의논했다. 제우스신은 한참 생각하다가 이렇게 대답했다.
　"행복이 모두 이곳에 있으면 불행에게 괴로움을 당하지 않게 되어 좋겠지만, 세상 사람들은 너희들을 좋아하여 기다리고 있으니 여기서만 살 수는 없는 노릇이다. 그러니 한꺼번에 몰려다니다가 괴로움을 당하지 말고, 여기서 갈 곳을 잘 봐두었다가 하나씩 하나씩 행복을 얻을 수 있는 사람에게로 바로 뛰어 들어가도록 하여라. 그러면 불행에게 붙들리지 않고 좋지 않겠느냐?"
　이렇게 해서 이 세상에는 행복은 좀처럼 볼 수가 없게 되고, 불행은 여기저기 숱하게 뒹굴고 다니게 되었다 한다. 그렇다. 행복은 드물고 불행은 무수하다.

돈이 많은 나라라고 행복이 한꺼번에 몰려다니는 것도 아니고 가난한 나라라고 찾아오지 않는 것도 아니다. 2005년 2월 24일자 〈동아일보〉에서 '국가별 개인의 행복지수'가 실렸다. 이 기사는 시사주간지 〈Time〉에서 '행복과 과학' 이란 커버스토리를 인용한 것이다.

이 기사를 보면, 백세인들은 개인의 행복을 긍정적인 목표로 인식하지만, 동양인들은 개인의 행복 추구가 집단의 시기심을 유발하거나 조화를 깨뜨릴 수 있다는 부정적인 인식을 갖고 있다고 지적하였다.

또 국민소득이 아주 낮은 나이지리아 국민의 행복지수는 부자나라 일본보다 더 높게 나타난다. 한국 등 동아시아 국민의 행복지수는 소득에 비해 낮게 나타난 반면, 푸에르토리코와 콜롬비아 등 가난한 남미국가의 행복지수는 더 높게 나온다. 남미사람들은 자신의 삶 중 잘 되고 있는 부분을 먼저 생각하는 반면, 우리나라 사람들은 가장 나쁜 것을 먼저 떠올리기 때문이라고 한다.

누구나 행복할 수 있는 재능을 타고나지만 이것을 꽃피우는 것은 자신의 노력과 가치관에 달려 있다. 자신을 행복하다고 여기는 사람만이 천천히 나이를 먹는다.

다음 장에서 해볼 수 있는 행복 테스트는 자기 자신과 겨루는 게임이다. 어떻게 하든 어떤 결과가 나오든 그것은 게임자에게 이득이 된다. 질문에 대답하는 동안 자신을 돌아보는 기회가 될 수 있고 스스로 조언을 얻을 수 있게 된다. 테스트의 질문과 대답에 대해 깊이 생각하는 것만으로도 행복을 향한 긍정적인 신호가 될 수 있다. 답이 없어도 좋다. 답이 한 가지 이상이어도 좋다. 솔직하게 대답해도 좋고 속임수를 써도 무방하다. 자신에게 지금보다 더 많은 행복의 권리를 허용하는 것이기 때문이다. 행복한 인생으로 들어가는 문은 언제나 열려 있다.

행복 테스트

각 항목마다 1점에서 5점 정도의 점수를 준다. 틀릴 수도 있다. 그러나 다음 주 또는 다음 달에 다시 해볼 때 점수가 더 올라갈 수 있다면, 이제 더 높은 수준의 행복을 향하여 출정한 것으로 간주할 수 있다.

50문항의 각 점수를 모두 더한다. IQ 테스트처럼 100점이 보통이며 점수가 높을수록 행복지수가 높고, 낮을수록 행복지수가 낮은 것이다.

점수가 높을수록 자기 인생을 자신감 있게 주도하고 주어진 기회에서 최선의 결과를 얻어내는 사람이다. 젊은 사람이라면 미래에 더 행복해질 수 있다. 중년이라면 힘겨운 시절도 의연하게 극복해냈음을 나타내는 것이며 타의 모범이 되는 인물이다. 점수가 높은 사람은 행복해지는 방법을 알고 있으며, 고난이 있어도 잘 극복해내는 사람이다.

100점 정도면 평범한 수준이지만 노력하면 더 행복해지는 기회를 잡을 수 있다. 다음에 다시 해보면 조금 더 행복해져 있을 것이다. 행복은 늘 기다리고 있기 때문이다. 비록 점수가 낮을지라도 불운하다고 생각하면 안 된다. 다른 행복한 사람도 비슷한 불운을 이겨낸 경우가 대부분이기 때문이다.

  테스트를 잘못하여 너무 나쁜 점수가 나올 수도 있다. 편견이 행복의 기회를 막을 수도 있다. 현재라는 것은 늘 진행형이며 개선되어야 한다는 뜻이 포함되어 있다. 행복해지고 싶지 않은 사람은 없다. 그러므로 개선할 필요가 없는 사람도 없다. 자신의 처지에 진지하다는 것이 곧 행복에 이르는 길 위에 서 있음을 의미한다. 계속 전진하라, 행복이 바로 여기 있다!

1. 일상생활에서 행복을 찾으려고 노력합니까?
1. 아니다　　　2.　　　3. 가끔 그렇다　　　4.
5. 늘 노력한다

2. 자기가 하는 일이나 분야에 자긍심과 자신감이 있습니까?
1. 아니다　　　2.　　　3. 보통이다　　　4.
5. 그렇다

3. 스스로 대견하고 자신에게 박수를 보내기도 합니까?
1. 아니다　　　2.　　　3. 보통이다　　　4.
5. 자주 그렇다

4. 타인의 실수에 속이 상합니까?
1. 속상하다　　　2.　　　3. 보통이다.　　　4.
5. 아니다

5. 자신이 실패했을 때 또 다른 성공을 위해 곧 일어납니까?
1. 아니다.　　　2.　　　3. 그럴 수도 있다　　　4.
5. 전화위복으로 여긴다

6. 새로운 것을 배우려고 노력합니까?
1. 아니다　　　2.　　　　3. 보통이다　　　　4.
5. 늘 노력한다

7. 자신과 자신의 가족, 자신의 일을 늘 타인과 비교합니까?
1. 그렇다　　　2.　　　　3. 보통이다　　　　4.
5. 아니다

8. 자신이나 가족의 과거 허물을 생각하면서 괴로워합니까?
1. 괴롭다　　　2.　　　　3. 가끔 그렇다　　　4.
5. 아니다

9. 모든 일에 조급하고 여유가 부족합니까?
1. 그렇다　　　2.　　　　3. 조급한 편이다　　4.
5. 조급하지 않다

10. 슬프면 잘 울고, 기쁘면 잘 웃고, 때론 기뻐서 울기도 합니까?
1. 드문 일이다　2.　　　　3. 흔히 그렇다　　　4.
5. 잘 웃고 잘 운다

11. 당신 자신과 가족과 동료를 좋아하고 사랑합니까?
1. 가끔 그렇다　2.　　　　3. 사람에 따라 다르다　4.
5. 사랑이 많다

12. 자신이 갖지 못한 것에 대하여 집착하며 괴로워합니까?
1. 집착이 강하다　2.　　　3. 때론 그렇다　　　4.
5. 아니다

13. 당신은 창조적이고 재미있는 사고방식을 가지려고 노력합니까?

1. 아니다　　　2.　　　　3. 그럴 때도 있다　　　4.

5. 늘 창조적이다

14. 당신의 마음이 편해지는 좋은 친구가 있습니까?

1. 없다　　　2.　　　　3. 있는 것 같다　　　4.

5. 좋은 친구가 있다

15. 답답할 때 과거나 미래를 생각하면 힘이 생깁니까?

1. 아니다　　　2.　　　　3. 가끔 그렇다　　　4.

 5. 힘이 생긴다.

16. 혼자 있으면 고독하고 불행합니까?

1.고독하다　　　2.　　　　3. 보통이다　　　4.

5 고독을 즐길 수 있다

17. 무엇이나 의논할 수 있는 스승이나 보호자가 있습니까?

1. 없다　　　2.　　　　3. 있는 것 같다.　　　4.

5. 의논 상대가 많다

18. 해결되지 않는 삶의 문제를 훌훌 털어버릴 수 있습니까?

1. 어려운 일이다　2.　　　　3. 보통이다　　　4.

5. 곧 잊어버린다

19. 꼭 해야 할 일이라면 즐겁게 최선을 다합니까?

1. 억지로 한다.　　2.　　　　3. 가끔 그렇다　　　4.

5. 즐겁게 한다

20. 다른 사람의 성공을 기뻐하는 편입니까?

1. 아니다　　　2.　　　　　3. 그럴 때도 있다　　　4.

5. 기뻐한다

21. 만일 실직했을 때 무엇을 할지 생각해두었습니까?

1. 아니다　　　2.　　　　　3. 확실하지 않다　　　4.

5. 계획이 있다

22. 당신의 외모에 만족합니까?

1. 불만이다　　　2.　　　　　3. 보통이다　　　4.

5. 마음에 든다

23. 충분한 수면을 즐기십니까?

1. 불면증이 심하다　　2.　　　　3. 가끔 못 잔다　　　4.

5. 잘 잔다

24. 체력 단련을 중요하게 생각합니까?

1. 아니다　　　2.　　　　　3. 가끔 한다　　　4.

5. 운동이 재미있다

25. 당신을 아는 사람들이 당신을 어떻게 평가합니까?

1. 어려운 상대다　　2.　　　　3. 대체로 무난하다　　　4.

5. 항상 친절하다

26. 다른 사람에게 주목과 관심을 받는 것이 중요합니까?

1. 상관없다　　　2.　　　　　3. 좋지만 필요 없다　　　4.

5. 매우 중요하다

27. 여유가 있다면 멋진 레스토랑에 가겠습니까?

1. 안 간다   2.   3. 가끔 갈 수 있다   4.

5. 꼭 가겠다

28. 당신의 집 구조에 불만이 많습니까?

1. 불만이 많다   2.   3. 다소 있다   4.

5. 거의 없다

29. 자신이 요리를 즐기거나 자주 시험해봅니까?

1. 요리가 싫다   2.   3. 가끔한다   4.

5. 자주 해본다

30. 당신의 침실은 우리 집에서 가장 훌륭한 공간이라고 생각합니까?

1. 아니다   2.   3. 보통이다   4.

5. 그렇다

31. 시골이 대도시보다 살기 좋다고 생각하십니까?

1. 그렇다   2.   3. 잘 모르겠다   4.

5. 살기 나름이다

32. 자신을 잘 볼 수 있는 거울이 하나 이상 있습니까?

1. 아니다   2.   3. 하나 있다   4.

5. 많이 있다

33. 욕실에는 목욕용품이 많이 있습니까?

1. 별로 없다   2.   3. 쓸 만큼 있다   4.

5. 많이 있다

34. 당신이 생활하는 곳이나 침실에 그림이나 사진이 있습니까?
1. 거의 없다   2.   3. 조금 있다   4.
5. 많이 있다

35. 옷장이 자신이 좋아하는 옷들로 가득 차 있습니까?
1. 별로 없다   2.   3. 있는 편이다   4.
5. 많이 있다

36. 당신을 두려워하거나 미워하는 사람이 있습니까?
1. 많다   2.   3. 있는 것 같다   4.
5. 없을 것이다

37. 당신의 인생에서 일요일과 공휴일이 중요합니까?
1. 아니다   2 .   3. 잘 모르겠다   4.
5. 중요하다

38. 당신은 때 묻지 않은 자연을 즐긴 적이 있습니까?
1. 거의 없다   2.   3. 경험이 있다   4.
5. 흔히 있다

39. 자녀들은 당신의 삶에 기쁨이 됩니까?
1. 짐이 된다   2.   3. 그럴 때도 있다   4.
5. 삶의 원동력이다

40. 아침에 까마귀를 보면 재수가 없다고 생각합니까?
1. 그렇다   2.   3. 잘 모르겠다   4.
5. 터무니없는 소리다

41. 어떤 경우엔 밑져야 본전이라고 그냥 해보기도 합니까?

1. 그렇다　　　2.　　　　　3. 잘 모르겠다　　　4.
5. 그런 일 없다

42. 당신은 정력이 좋다고 생각합니까?

1. 아니다　　　2.　　　　　3. 보통이다　　　　4.
5. 정력이 좋다

43. 영화나 음악, 연극을 좋아합니까?

1. 그저 그렇다　2.　　　　　3. 보통 수준이다　　4.
5. 매우 좋아한다

44. 당신은 연애 소설을 좋아합니까?

1. 아니다　　　2.　　　　　3. 보통이다　　　　4.
5. 아주 좋아한다

45. 당신의 부모에 대하여 만족합니까?

1. 싫다　　　　2.　　　　　3. 보통이다　　　　4.
5. 만족한다

46. 화초나 애완동물, 또는 나무를 기릅니까?

1. 아니다　　　2.　　　　　3. 가끔 기른다　　　4.
5. 많이 있다

47. 당신은 휴가나 놀이가 중요한 것이라고 생각합니까?

1. 아니다　　　2.　　　　　3. 잘 모르겠다　　　4.
5. 중요하다

48. 당신은 유머가 좋아 다른 사람을 웃길 수 있습니까?

1. 아니다   2.   3. 가끔 그렇다   4.

5. 유머가 좋다

49. 행복을 가져다주는 부적이나 마스코트가 있습니까?

1. 없다   2.   3. 갖고 있다   4.

5. 갖고 다닌다

50. 당신은 야망이 있고 그것을 위해 노력합니까?

1. 없다   2.   3. 조금 있다   4.

5. 야망이 크다

백세청년에게 암은 없다

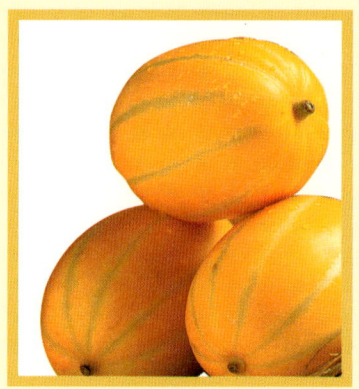

암은 스스로 만드는 것

운명은 너의 가슴속에서 나온다.
J. F. 실러

권 상무는 6개 국어에 능통하다. 영어, 일어, 중국어, 베트남어, 러시아어, 우즈베크어를 잘하여 국내외의 수많은 인사들과 안면이 넓은 왕발이라는 사실을 알 만한 사람은 다 알고 있다.

사람들은 그가 하버드 대학 정도는 나온 유능한 인재라고 생각하는데, 그런 사람이 왜 사장이 아닌 상무에 머물러 있는지 의아해한다. 사실 그는 여러 번 사장 노릇도 해보았지만 모두 실패로 끝났다. 괜찮은 직장에서 잠깐 상무 직함을 가져본 시절이 있어 본인은 자신을 늘 상무라고 소개한다.

실제로 그의 최종 학력은 초등학교 4학년 수료이다. 어렸을 적에는 꽤 잘 살았으나 아버지가 사업에 실패하고 그로 인해 돌아가시자 집안이 풍비박산이 났다. 빚쟁이들이 몰려와 그의 가족은 고향을 떠나야 했고 더 이상 학교에 다닐 형편이 되지 않았다. 낮에는 버스 터미널을 배회하며 장사를 하고, 저녁에는 영어학원에서 청소와 궂은일을 도맡아하다가 교실에서 의자를 붙여놓고 새우잠을 잤다.

학원에서 어깨 너머로 배운 그의 영어 실력은 영문과 대학생보다 더 유창하고 실용적인 것이었다. 그에게 사춘기 시절의 여유는 아예 존재하지도 않았다. 10대에 이미 외국인과 의사소통이 자유로웠고, 영어에 자신이 붙자 다른 외국어는 그다지 어렵지 않게 익힐 수 있었다. 20대가 되기 전에 일본어, 중국어에 입문하였고 원래 총기가 있어 한 번 본 한자는 잊어먹지 않았다. 모르는 한자도 드물었지만, 필체가 워낙 좋아 굵은 만년필로 한자를 써주면 사람들은 그것을 소중하게 보관했다.

그는 산전수전을 다 거치며 안 해본 일이 없었고 세계 여러 나라 안

한국인 사망 원인, 어떻게 달라졌나

* ( )안 숫자는 인구 10만 명당 사망자 숫자

1990년	2000년
암 (110.4)	암 (114.7)
뇌졸중 (75.6)	뇌졸중 (72.9)
심장병 (47.4)	심장병 (39.1)
교통사고 (39.7)	교통사고 (26.3)
고혈압 (35.6)	간 질환 (23.5)
간 질환 (33.8)	당뇨 (21.8)
당뇨 (11.8)	자살 (16.1)
결핵 (11.0)	만성폐쇄성폐질환 (13.1)
만성폐쇄성폐질환 (10.5)	고혈압 (7.6)
자살 (9.8)	폐렴 (6.8)

(자료: 통계청)

가본 곳이 드물었다. 때론 해외통상사절단에 끼기도 했다. 비상한 머리에 기민한 창조력으로 실용신안특허도 여러 개 갖고 있었다. 큰돈을 벌기도 했지만 잃기도 하고 빠져나가는 곳도 많아서 저금통장엔 잔고가 늘 없었다. 그는 사기죄로 감옥살이를 경험하기도 했다.

친척들은 그에게, 그렇게 큰돈만 좇지 말고 조그만 구멍가게라도 하며 확실한 생계보장을 하는 것이 좋겠다고 종용하였으나 그에게는 소 귀에 경 읽기였다. 그는 동에 번쩍 서에 번쩍하며 불규칙한 생활로 신체를 위태롭게 하여 늘 몸이 좋지 않았다. "사람이 한 번 죽지 두 번 죽느냐!" 하고 큰소리치며 투지를 꺾을 줄 몰랐다. 하지만 몸이 옛날 같지 않아 내심 불안한 마음이 없지 않았다.

그런 어느 날, 어지럽고 두통이 심하여 잠깐 동네 의원에 들르게 되었다. 피가 부족해서 그런 것이니 고기도 잘 먹고 빈혈약도 먹으라 했다. 처방대로 하였으나 별 호전이 없어, 종합검진을 받았다. '췌장선암'이라는 진단이 내려졌다. 검진전문의사는 권 상무가 잠깐 다녔던 초등학교의 동창이었다.

그 의사는 수년 전부터 권 상무에게 삶의 태도를 바꾸고, 큰돈을 좇아 다니지 말고, 매일 꼭 필요한 정도만이라도 벌 수 있는 실속파가 되라고 충고해온 터였다. 권 상무는 러시아 어느 구석, 그리고 경상도 어느 해안가에 큰 사업을 벌여놓아 일을 쉽게 접을 수도 없는 상황이었다.

"왜 하필이면 재수 없게 나한테 암이 생기냐?"

그는 억울하고 분했다.

어찌하여 그는 암에 걸려야 했을까? 사실 암이란 재수 나쁜 것임에 틀림없다. 그러나 누구든지 재수가 나빠서 암에 걸리는 것은 아니다. 그의 삶이 그의 암을 만든 것이다. 암뿐이겠는가. 모든 '성인병'을 요즘에는 '생활습관병'이라는 용어로 바꾼다고 하지 않는가. 그의 생활습관이 곧 그의 병이 되기 때문이다.

어찌 그것이 질병에만 해당하는 법칙이겠는가. 한 인간의 행복과 불행, 부자와 가난, 장수와 단명 또한 자신의 생활습관과 삶의 우선순위, 마음먹기에 따라 오기도 하고 가기도 하는 것이 아닌가!

모든 불행 중에서도 암에 걸리는 것은 최악의 사건인 듯하다. 하지만 모든 사람들이 암에 걸려 죽는 것은 아니다. 불행스럽게도 10대, 20대, 30대까지는 사고사(事故死)나 자살이 사망 사유로 1위를 차지하고 있다. 그것도 재수 나빠서 생기는 것이라고 말하는 이들도 있다. 물론 그럴 것이다. 그러나 좀 더 신중하고 침착하고 욕심이 덜하였더라면 피할 수 있었던 경우가 더 많다는 사실에서 우리는 더욱 가슴이 아플 뿐이다. 대부분 다급한 마음, 지나친 욕심과 집착이 큰 불행을 가져온 것인데도, 가끔 사람들은 운명을 탓하며 교훈을 떨쳐버리려 하고 있다.

권 상무가 암에 걸리지 않았더라면 어떻게 되었을까? 그렇다면 그의 생활습관이 주위 사람들의 권고대로 나아졌을까. 그렇지 못할 가능성이 더 크다. 그는 중년이 아닌 노년에 더 큰 재난을 맞이하게 되어, 수술도 못하고, 처자식에게 더 큰 부담과 불행을 떠넘기는 결말을 맞이했을 수도 있다. 격정적인 삶의 태도가 어찌 무난하고 순탄한 결말로 이어질 수 있겠는가!

100년의 인생은 무엇인가 업적을 남기기엔 너무 짧은 순간이지만, 아무것도 하지 않고 지내기엔 너무 길다. 욕심이 과하면 허점이 생기고, 그것이 바로 자신의 목숨을 노리는 재앙이 된다. 자신이 감당할 만한 희망을 좇아야 하지 않겠는가.

　한 그루의 나무처럼 성실하게 살다보면 어찌 불행만 있겠는가. 행복한 날이 더 많이 찾아오지 않겠는가. 불행과 암도 자신이 만들어낸 것이듯이, 행복한 100년도 자신이 만드는 것이 아니겠는가.

100세 토픽

장수하려면 이렇게 하라

- 전통식 중심으로 식생활을 완전히 바꾼다.
- 제철 채소를 듬뿍 섭취해 유해산소를 줄인다.
- 곡물껍질, 버섯을 많이 먹어 면역력을 증진시킨다.
- 현미 등 가공하지 않은 곡물을 즐겨 먹는다.
- 과일, 채소를 많이 섭취한다.
- 우유와 낙농제품을 즐겨 먹는다.
- 햇빛 속에서 운동한다.
- 작은 병도 자주 검사하고 치료한다.
- 편안한 친구를 많이 사귄다.
- 신문을 꼼꼼히 읽는다.

(자료: 도쿄위생병원)

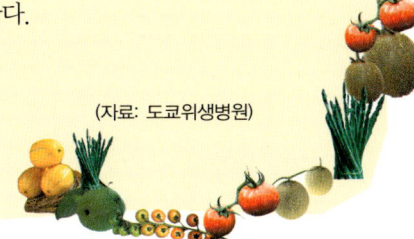

암이 유전되고 전염된다고?

쓴 것이 어찌 달콤한 씨에서 나올까.
A. 단테

서양인들은 '황화(黃禍)'라 하여 동양의 침략을 두려워하였다. 말 타고 가죽 옷 입은 동양인들이 출몰하여 그들의 역사와 국경을 바꾸어 놓았기 때문이리라. 하지만 드물게 서양이 동양을 침공한 사건도 있었다.

알렉산더 대왕(Alexander, B.C. 356~323)이 동양에 들어와 보니, 털 옷 입은 용사들이 비호처럼 밀어닥쳤다. 동양의 용사들은 키도 작고 먹는 것도 시원치 않은데, 아마 가죽 옷을 입어서 그렇게 튼튼하고 용감할 것이라고 생각하였다. 그 후 동서양의 길이 열리고 수백 년 동안 차츰 교역이 확대되면서, 동양의 털가죽이 서양에 전해졌는데, 그때 함께 수입된 질병이 페스트(흑사병)였다. 동양의 기마민족은 면역력이 있었지만, 서양인들은 그것을 '신의 저주'라 부르면서 이와 벼룩에 물려 맥없이 죽어 갔다.

한편 콜레라는 그와 반대 방향으로 이동하여 동양을 뭉개버렸다. B

형간염도 그렇다. 그것은 원래 오스트레일리아 원주민의 풍토병이었는데 백인들이 원주민을 몰아내면서 B형간염은 문명세계로 퍼지게 되었다. AIDS 역시 아프리카 오지 탄자니아와 우간다 숲 지역의 풍토병으로 내내 있어 왔지만, 유럽이 아프리카를 침입하면서 퍼지게 되었다.

페스트나 콜레라는 암을 일으킬 틈도 없이 순식간에 생명을 걷어가 버린다. 그러나 간염과 AIDS는 서서히 간암과 육종암으로 변형되어 야금야금 생명을 앗아 간다.

유럽에서는 어느 집이나 마을에 페스트나 콜레라가 생겼다 하면 그 집이나 마을 전체를 폐쇄하거나 소각하여 전염병을 완전 차단하였다는 기록이 있다. 그러나 그때나 지금이나 간염 바이러스와 AIDS 바이러스에 걸려 죽어가는 사람의 가정이나 마을을 폐쇄하거나 불태웠다는 기록은 아직 없다. 암은 전염되지 않는다고 믿기 때문이다.

그렇다. 간암이 전염되었다거나, 위암이 전염되었다는 말을 우리는 듣지 못한 것 같다. 그렇다면 진정 암의 전염성은 완전히 배제해버려도 될 만큼 안전한 것일까?

우리는 지금 위암, 간암, 폐암, 자궁암, 대장암 등이 난무하는 세상에 살고 있다. 어떤 가족은 위암으로 여러 명 사망하였고, 또 다른 집에서는 식구들이 간암에 걸려 줄줄이 죽어간 사례도 있다. 이것이 전적으로 유전적인 소질 탓이며, 진정 전염적인 요인은 전혀 없는 것일까? 우리는 전염적인 요소의 결백을 확신하지 못하며, 가끔씩 그 때문에 두려운 마음이 꿈틀거린다.

암만 유전되거나 전염되는 것은 아니다. 행복과 장수, 재능과 습관도 유전되고 전염된다. 좋은 것, 행복한 것 역시 그것이 표현될 수 있는 기회가 주어질 때에만 자신의 것으로 나타난다.

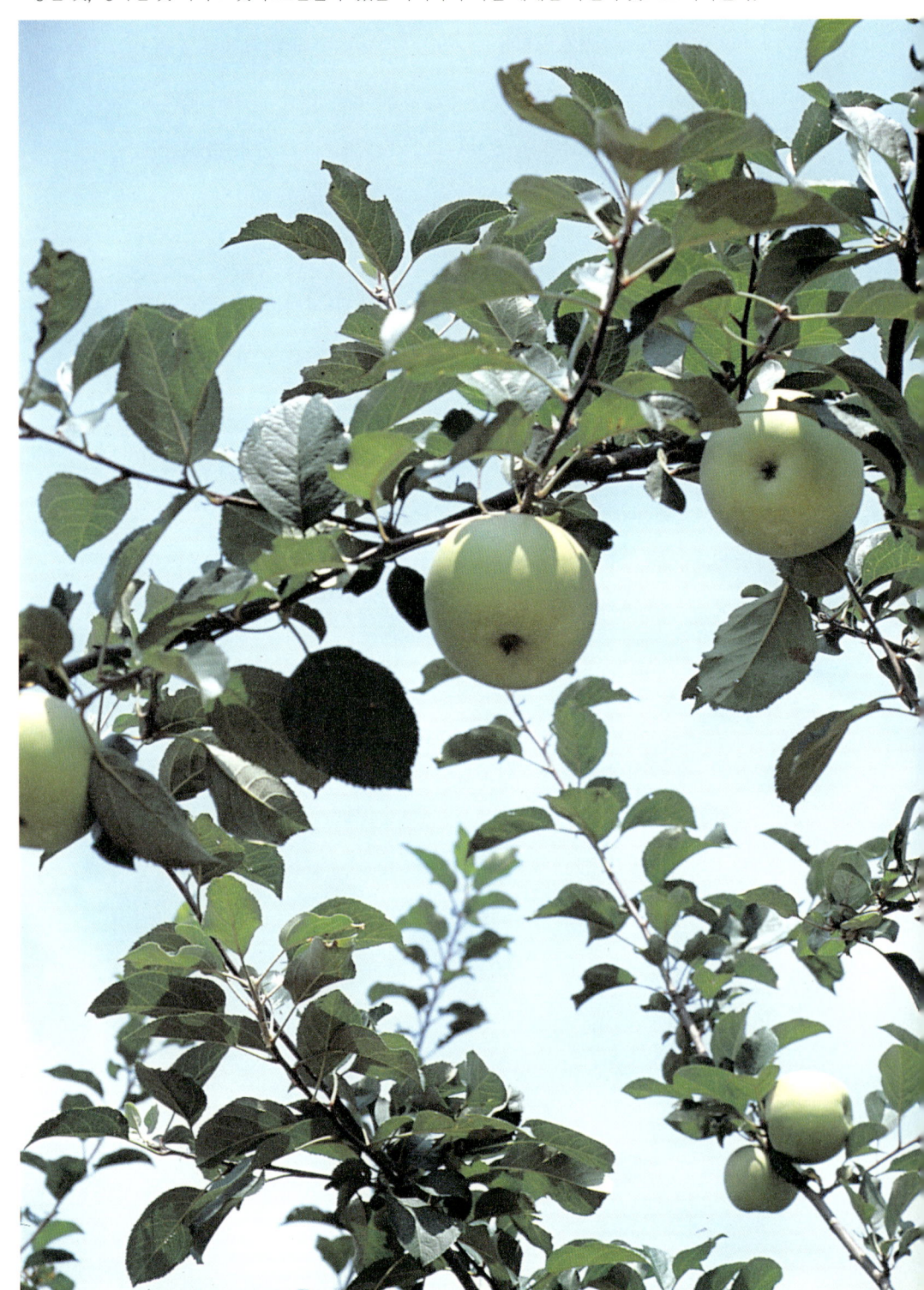

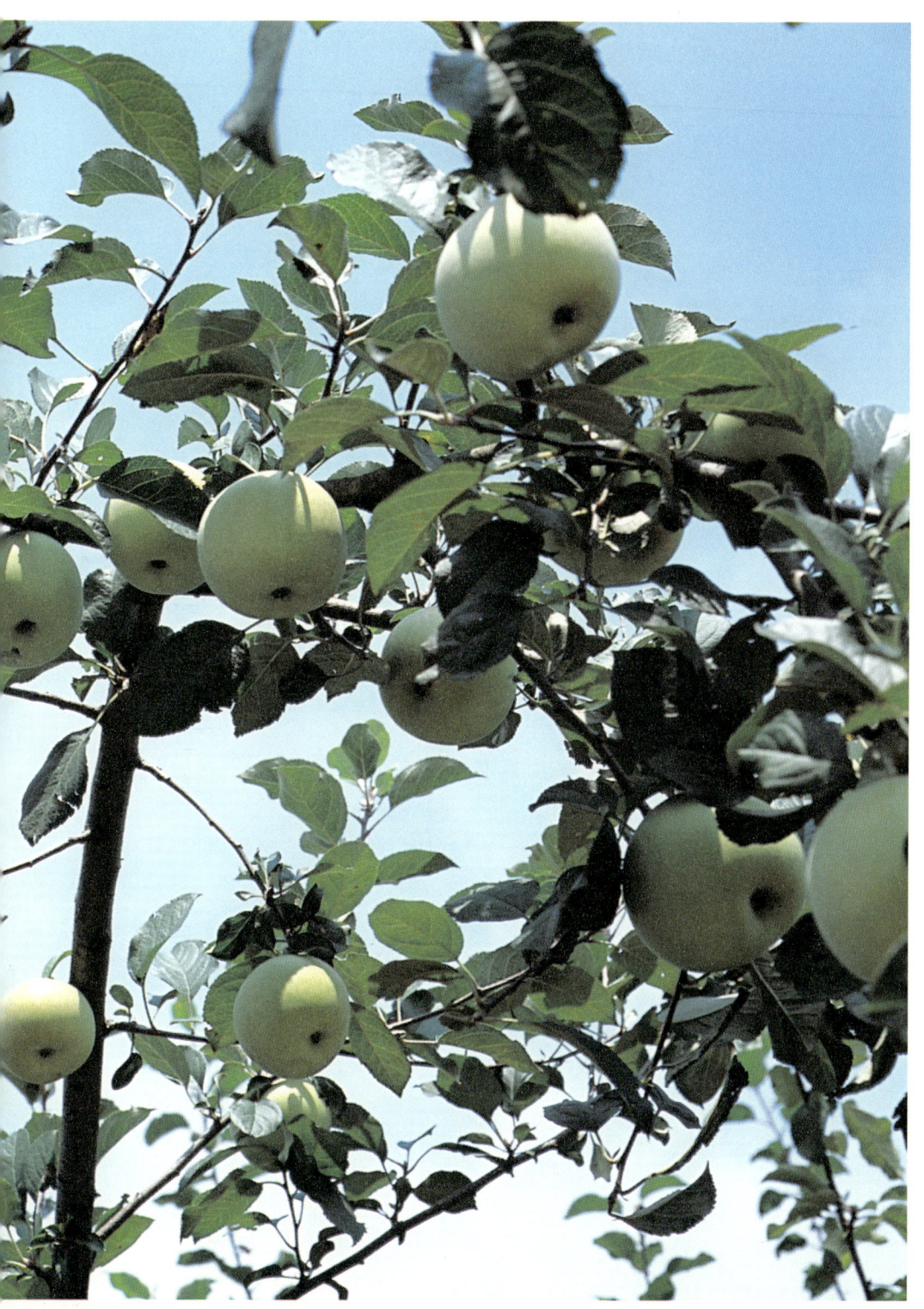

우리는 위암, 간암, 폐암, 자궁암, 대장암에 걸린 사람들에게서 그 이전에 흔히 위염, 간염, 폐렴, 자궁염, 대장염에 자주 걸려 오래 고생하였던 과거사를 찾아낼 수 있다. 염증이란 무엇인가? 세균이나 바이러스 같은 병원체가 전염(infection)되어 일어나는 현상이 아닌가. 전염된 균이 염증을 일으키고 또 암이 되었으니, 암의 원인도 결국은 전염이 아닌가!

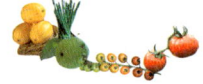

페스트(흑사병) 이야기

1. A.D. 542~543년 모든 서양의 대도시를 휩쓸었다.
2. 그 위세가 가장 맹렬할 때는 비잔티움에서만 하루 동안 1만 명 이상이 죽어 나갔다.
3. 유스티니아누스 황제도 페스트에 감염되었다.
4. 720~1500년 사이 페스트가 45번이나 돌았다.
5. 14세기에 유럽을 휩쓴 페스트는 유럽 인구의 25%인 2500만 명을 죽였다.
6. 1666년도에만 페스트로 68,000명이 죽었다.
7. 페스트를 전염시킨다고 의심 되는 쥐, 고양이, 개 등을 모조리 태워 죽였다.
8. 1666년 9월 런던 대화재로 런던시가 80%가 소각되면서 페스트의 기세도 꺾였다.

(자료:《세계상식백과》)

암은 어느 날 갑자기 생기지는 않는다. 반드시 그 이전 단계를 거친다. 염증이 전파될 때 암이 따라 온 것이다. 물론 말기 암이 옆 사람에게로 옮겨가서 똑같이 암 환자가 될 수는 없다. 암세포 자체가 전염되는 것은 아니다. 그러나 그 원인은 얼마든지 전염될 수 있고, 또 암의 씨앗이 이미 자신의 몸속에 들어와 싹이 트려고 준비하고 있는 경우도 있다. 그러면 어떻게 해야 할 것인가?

우선 염증이 들어올 틈을 주지 않도록 청결하고 조신한 생활을 가져야 할 것이나, 이미 염증이 몸속에 들어와 있다면 이제는 커지지 못하도록, 암으로 변환할 빌미를 주지 말아야 할 것이다. 그 방법이란 기상천외한 것이 아니고 규칙적이고 모범적인 삶의 형태를 갖는 것이다. 혹시 이렇게 묻고 싶은 사람이 있을지 모르겠다. 아닌데? 진실로 진정으로 모범적으로 살았어도 암에 걸리던데? 그렇다면 그 원인은 무엇일까? 물론 유적적인 요인이라는 것이 있다.

영웅 나폴레옹은 일찍 죽었다. 유폐되어 사약을 받은 것이 아니었다. 그도 그의 아버지와 형제 남매들처럼 위장암으로 사망하였다. 앵글로색슨족은 대장암과 유방암이 많고, 흑인은 임파암, 유태인은 백혈병, 한국인은 위암, 간암, 폐암이 많다. 일란성 쌍둥이가 매우 다른 환경에서 멀리 떨어져 살아도 비슷한 시기에 같은 암에 걸려 사망하는 예가 많다. 필자의 친구 박 교수의 형제 네 명은 모두 대장암으로 사망하였다. 이러한 현상들은 소위 암이라는 것이 모두 민족적, 유전적, 가족적 성향이 있음을 말하고 있지 않은가!

사실 거의 모든 포유류들은 이미 암 발생 유전자(oncogene)를 갖고 태어난다. 그렇다면 그런 유전자를 가진 개체는 모두 암에 걸리게 될까? 그렇지 않다. 왜냐하면 유전자 자체가 곧 암세포는 아니기 때문이다. 이것은 체내에는 암 유발 억제인자가 있어 암 발생을 항상 견제하는데, 유전형(genotype)이 표현형(phenotype)으로 변형되지 못하게 하는 장치이다. 즉 암 유전자를 가졌다고 곧 암에 걸리지는 않는다.

이것은 암에만 대입되는 공식이 아니다. 세상에 어느 질병이 유전적인 소양(genetic tendency)과 무관할 수 있겠는가! 다만 질병은 발현할 수 있는 기회요인(trigger)이 주어질 때에만 출현 가능한 것이다. 발생인자가 억제인자를 능가할 수 있는 기회를 만들어줄 때에만 나타나는 것이다. 마찬가지로, 억제인자가 발생인자를 능가할 때는 암이건 병이건 표현이 불가능한 것이다.

그렇다면 발현 기회라는 것은 무엇인가? 그것은 각 개인이 만드는 것이다. 스트레스, 수면부족, 과음, 과로, 흡연, 편식, 기호식품, 약물, 불결, 환경호르몬, 전염병 등 바로 곁에서 늘 우리를 유혹하는 것들이다. 아무리 암 유전자와 그 씨앗을 가졌다 하더라도 기회를 주지 않으면 나타나지 못한다. 부추기지 않으면 보여주지 못한다. 그것들을 들볶아서 아우성치게 만들지 않으면 시끄러워지지 않는다.

암만 유전되거나 전염되는 것은 아니다. 다른 질병과 불행도 유전되고 전염된다. 마찬가지로 행복과 장수, 재능과 습관도 유전되고 전염된다. 좋은 것, 행복한 것 역시 그것이 표현될 수 있는 기회가 주어질 때에만 자신의 것으로 나타나는 현상이다. 내가 어느 날 암에 걸릴까 두려워할 필요는 없다. 내가 건강하고 행복과 미래의 희망이 진을 치고 있으면 그런 건 문제도 아니다.

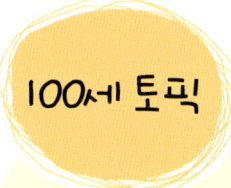

장수노인들의 심리적인 특징

- 타고난 지능이 높고 현재에 대한 관심이 많으며 기억력이 좋다.
- 초조하지 않고 병이 거의 없으며 걱정이 없다.
- 직업이 독립적이고, 자신이 우두머리가 되려는 성향이 있다.
- 대다수가 일찍 은퇴하지 않았다.
- 상당히 낙관적이고 유머감각이 뛰어났다.
- 어린 시절의 소중한 기억들을 간직하고 있으며, 변화 속에서 살기를 더 좋아한다.
- 그들은 죽음의 두려움에 사로잡혀 있지 않았다.
- 넓은 의미에서 모두 종교적이나, 극단적인 정통성을 주장하지는 않았다.
- 음식을 절제하였으나 새로운 음식을 기꺼이 맛보는 성격이며, 특별한 식이요법은 없었다.
- 모두가 일찍 일어났다. 평균 수면시간은 일곱에서 여덟 시간이었다.

(자료: 《인류생활사》)

담배 피워야만 폐암 걸리나요

> 담배 끊는 것은 내가 겪은 일 중 가장 쉬운 일이었다.
> 나는 담배를 천 번이나 끊었다.
> **마크 트웨인**

사람이 누워 있을 때는 1분에 9리터의 공기를 마신다. 앉아 있을 때는 18리터를 호흡하며, 걸을 때는 27리터, 조깅할 때는 55리터 이상의 공기를 호흡해야만 한다. 하루 동안에는 약 1만 8천 리터, 1년이면 평균 600만 리터의 공기를 호흡한다. 일생 동안에는 40억 리터의 공기가 필요하다. 이것은 가로 40미터×세로 25미터×높이 400미터(140층 이상=37평 1260세대)인 아주 큰 빌딩의 크기와 맞먹는 용적이다. 그 속을 무슨 수로 맑은 공기만 채워 넣을 수 있겠는가!

너무나 큰 공간이므로 먼지도 있고 벌레도 있고 병균도 있으리라. 그래서 조물주는 콧속에 보초(剛毛, bristles)를 빽빽하게 세워서 공기가 아닌 잡티의 통과를 1차적으로 저지하게 만들었다. 그래도 날쌔게 빠져나온 더 작은 먼지는 콧속의 점막액에 달라붙게 하여 처리한다. 더 못 말리는 극성파 미생물들이 들어오면 기관지의 섬모운동과 분비물질이 녹이거나 멸균하여 가래로 배출시킨다. 이렇게 여러 겹의 방어기전이

준비되어 있는데도 불구하고, 인간들은 가끔 자극성 물질에 시속 160킬로미터의 힘으로 터져나오는 재채기를 뿜어내며 또 콧물과 눈물을 흘리기도 한다. 이것이 더욱 적극적인 배출 방법이기 때문이다.

사실 자연 속에 사는 삶이라면 이처럼 훌륭한 정화 장치의 역할에 힘입어 백년을 살아가는 데 큰 문제는 없을 것이다. 하지만 요즘 세상에 그런 사람이 어디에 있겠는가. 담배는 물론이고 매연, 분진, 미세중금속, 환경호르몬, 공해물질, 귀화식물의 꽃가루 등에 인간의 호흡기는 전생에 학습하지 못한 시련을 겪을 수밖에 없다.

한 번 들이쉰 공기는 6억 개의 폐포 속으로 퍼져 들어가게 되고, 곧 그것을 내쉰다 해도 폐 속에는 언제나 3리터 정도의 공기가 남아 있다. 이 속에 내포되어 있는 각종 악성물질들은 폐를 그냥 놔두지 않는다. 폐포 표면적의 넓이는 피부보다 40배나 넓다. 그러니 허파가 공기의 질에 어찌 예민하지 않겠는가.

한두 번도 아니고 수십 년을 잡아낼 수도 밀어낼 수도 없는 성분들이 폐포 벽을 자극하며 못살게 굴어대니, 폐인들 무슨 방법으로 온전히 살아남겠는가? 폐포의 성질이 변형되고 틀어지고 커지고 막혀서, 전혀 다른 흉측한 형태로 변질될 수밖에 없다. 이것을 우리는 폐암이라고 부른다. 이전에는 지구상에 거의 없던 폐암이 산업혁명 이후 등장하여 하나둘씩 나타나기 시작하더니, 이제는 선진국 암 사망률 1위로 등극하고야 말았다. 참으로 인간의 문명과 기술이 막강한 힘을 가졌음에는 틀림이 없다.

그중에서도 흡연은 공장 굴뚝을 자신과 옆 사람의 기관지에 꼽는 행

자연과 더불어 사는 삶이라면 인체의 훌륭한 정화 장치의 역할에 힘입어
백년을 살아가는 데 큰 문제는 없을 것이다.

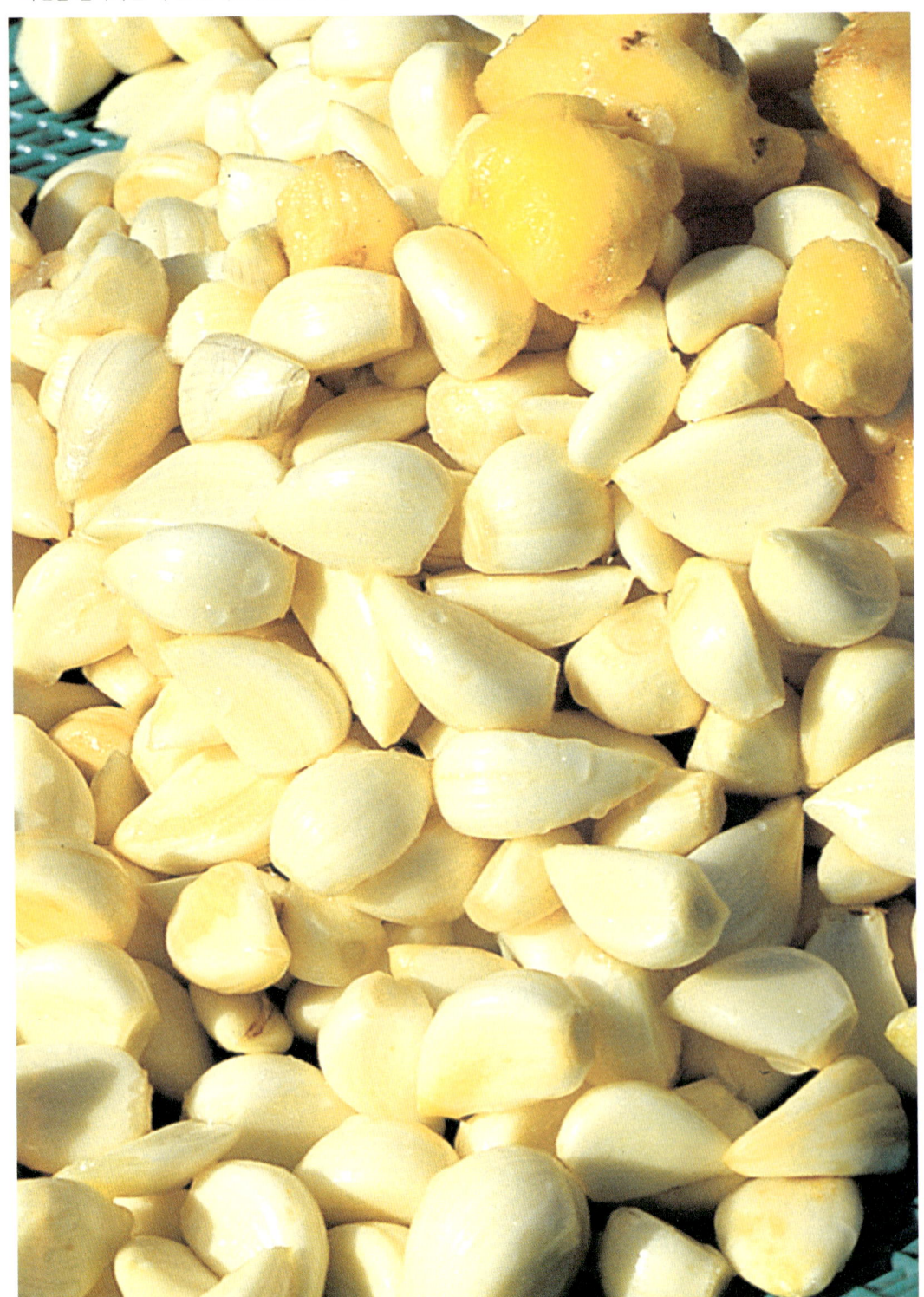

위와 같다. 담배 한 개비에 들어 있는 니코틴의 양은 2밀리그램이며, 한 모금 빨아들일 때마다 0.2밀리그램의 니코틴이 목구멍 속으로 넘어간다. 깊이 들이마실 경우에는 그것의 90퍼센트가 체내로 흡수된다. 이것은 다시 혈액 속으로 타고 들어가 수초 이내에 심장과 뇌에까지 전달된다. 이렇게 들어간 담배의 니코틴과 타르, 살충제와 청산가리 등 80여 가지 발암물질들은 전신으로 순환되어 폐암뿐만 아니라, 구강암, 인후두암, 식도암, 간담도암, 위암, 방광암, 췌장암, 난소암의 요인이 된다. 각종 암 유발요인 가운데 흡연이 단연 으뜸으로 30퍼센트 이상의 발암 원인으로 작용하고 있다.

흡연자는 비흡연자보다 2~4배의 암 발생률과, 8~9배의 암 사망률을 보인다. 또한 간접흡연이 직접흡연보다 더 나쁘다는 보고도 있다. 불완전연소된 담배 연기에 더 많은 발암물질이 들어 있기 때문이리라. 담배

한국인 7대 암 사망 순위

	1990년	1999년	2003년
1위	위암	위암	폐암
2위	간암	폐암	유방암
3위	폐암	간암	간암
4위	자궁경부암	대장암	대장암
5위	대장암	자궁경부암	췌장암
6위	유방암	췌장암	위암
7위	췌장암	유방암	전립선암

(자료: 통계청)

가 만병의 근원임을 모르는 사람은 없지만 끊지 못하는 것은 강한 중독성 때문이다. 또한 술, 커피, 콜라 등은 흡연 욕구를 더 자극하므로, 가능하면 맑은 물만을 마셔야 하지만, 요즘 사람들은 전혀 그럴 마음이 없는 모양이다.

술 담배를 즐기고도 무병장수한 경우가 많다고 주장하는 사람도 있다. 사실 좀 더 강한 유전자를 타고 난 사람도 있을 것이다. 비록 그렇다 할지라도 절대 금연하였다면 좀 더 오래 살 수 있었을 것임은 두말할 나위가 없다. 또한 강한 유전자를 타고난 특별한 사람들보다는 보통 유전자를 가진 평범한 사람이 더 많다는 사실 역시 두말할 나위가 없다. 사람들은 "술 담배도 못하며 그렇게 오래 살면 뭐하냐?" "얼마나 오래 살겠다고 하고 싶은 것도 못하냐?" "힘없이 골골거리며 늙도록 사느니 짧고 굵게 살다 가지." 하고 말한다. 정말 그럴까? 오히려 음주 흡연하는 것이 늙기도 전에 골골거리게 만든다는 사실을 모르는 사람도 있을까?

흡연자들은 공해에도 훨씬 무감각하다. 바로 그 공해와 오염, 공장배기가스, 자동차분진, 방사선, 석면가루 등이 기관지 염증과 폐기관지암의 직접 원인이 되고 있다. 아무리 그렇다 해도 담배는 그 모두를 합친 것보다 훨씬 더 힘센 발암인자이고, 다른 혈관질환과 버거병, 골다공증, 갑상선질환, 말초신경염, 당뇨병, 성기능장애, 발기부전, 기형아, 불임 등의 원인이 되며 중년돌연사증후군(sudden death syndrome)의 최고 요인으로 판명되었다.

이런 질병들은 어느 날 갑자기 자기도 모르는 사이에 찾아오는 것이 아니고, 자신이 그것을 예측하면서도 대처하지 않기 때문에 들이닥치는 재앙이라는 점에서 더욱 안타까운 일이다.

세상에 오직 담배만이 스트레스를 완화시키고, 사랑과 미움의 갈등을 희석하고, 사고의 지평을 열어주는 방법이겠는가? 삶에 더 어려운 순간도 잘 넘어왔는데 어찌 이까짓 것 끊고 극복하지 못하겠는가?

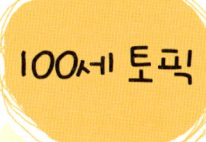

100세 토픽

폐암 검진의 필요성
- 흡연 및 대기 오염 등으로 폐암 발생률이 증가
- 조기에 진단하면 완치율이 70% 이상
- 조기 진단이 가능한 유전자 검사법이 개발됨

검진 대상자
- 10년 이상 흡연한 40세 이상 성인
- 가족, 친척 중 폐암이 발생한 경우
- 과거 폐암으로 치료를 받은 경우
- 원인 모를 체중 감소, 피로감, 기침, 가래 등이 있는 분
- 환경적으로 분진, 미세먼지 등이 많은 곳에서 일하시는 분
- 그 외에 폐 질환의 예방 및 조기진단에 관심이 많은 분

(자료: 서울 메디칼 랩)

뭐든 잘 먹는데 웬 위암?

> 무엇을 먹는가 말하라. 그것이 너의 인품이다.
> **브리야사바랭**

원래 소나 양의 주요 식량은 섬유소로 되어 있다. 그래서 초식동물이 지푸라기를 먹고도 소화시킬 수 있는 것은 '섬유소분해효소(cellulase)'를 가졌기 때문이다. 인간에게는 그런 효소가 없어 그런 것을 먹고는 살 수 없다.

그러나 사실은 섬유소분해효소를 가진 동물은 책을 갉아먹는 종벌레나 늪지 식물을 소화시키는 지렁이와 조개류에서 발견될 뿐, 소와 말, 사슴과 얼룩말 같은 고등동물들은 그런 효소를 합성해내지 못한다.

그러면 소는 도대체 그렇게 많은 지푸라기를 먹고도 어떻게 살 수 있을까? 소는 혹위, 벌집위, 겹주름위, 주름위라는 4개의 위를 갖고 있다. 혹위 속에는 엄청나게 많은 섬유소 발효 미생물들이 있어 지푸라기를 연하게 발효시킨다. 이것을 되새김질해서 잘게 부수어 벌집위로 보내면 미생물 노출 면적이 넓어지고 미생물은 더욱 많이 번창하게 된다.

그러므로 소는 풀만 뜯어 먹고도 충분한 식물성 녹말 성분을 흡수하고, 위장 내부에 공생하는 미생물 자체를 소화함으로써 얻어지는 아미노산을 통하여 하루에 100그램 이상 되는 양질의 단백질을 얻어낼 수 있도록 진화하였다.

사람은 초식동물이 아니다. 위가 단 1개뿐이라는 사실이 그것을 증명한다. 곡식을 주로 먹는 닭과 조류들은 모이주머니와 모래주머니가 발달되어 있는데 인간은 그것조차도 없어 식도에서 곧바로 연한 위 속으로 음식이 달랑 떨어져버린다. 하지만 사람의 위는 다른 방향으로 진화가 거듭되었다.

사람의 위에서는 매일 2리터 이상의 위액이 쏟아져 나온다. 그 속에는 병원균을 멸균 소독하고 음식물의 소화를 돕는 염산(HCl)이 많이 들어 있지만, 소화효소 중 주종을 이루는 것은 단연 '펩신(pepsin)'이라는 '펩타이드(단백질)' 분해효소이다. 그것은 우리 조상들의 음식이 주로 펩타이드, 단백질 성분이었음을 증명하는 것이다. 인류는 대부분의 세월을 수렵으로 연명해왔으니, 그것은 지당한 현상일 것이다. 그래서 지금도 펩타이드성 음식을 주로 먹는 서구인들에게는 위염, 위궤양, 위암이 별로 없다. 반면 곡류를 주로 먹는 동남아 민족에게는 훨씬 많다. 동남아 사람들은 매년 여러 번씩 위염을 경험하며, 위궤양, 가슴앓이 약은 동남아에서 가장 많이 팔린다. 위암은 아시아의 전매특허이며 우리나라는 위암 왕국이다. 선진국의 유명한 대학병원 교수들이 위궤양과 위암을 연구하고 수술방법을 배우려면 한국에 왔다 가야 하며 그래야 인정받을 수 있음은 다 아는 비밀이 되었다.

소가 지푸라기를 녹이듯이 사람은 단백질과 펩타이드를 녹일 수 있다. 사람은 지푸라기만 못 녹이는 것이 아니고, 곡류 성분 섬유소 역시 녹이지 못한다. 그래서 이것은 위와 소장, 대장, 직장을 거쳐 대변량을 충분하게 조성함으로써 대장암을 줄여주는 재료가 된다. 그리고 섬유소량이 부족한 서양인들에게는 위암 대신 대장암이 더 많다.

세상은 너무 빨리 변해가고 있다. 위장의 진화 속도가 위 속으로 들어오는 음식의 진화 속도를 따라가지 못한다. 또한 먹는 속도 역시 너무 빨라져서 위는 그것을 감당하지 못할 지경에 이르렀다. 사람들의 성미는 점점 더 다급해지고 삶은 늘 조급하다. 그중에서도 식사시간은 초특급이다. 그저 빨리 먹고 다른 더 중요한(?) 사건 속으로 얼른 들어가려고만 한다. 조급한 식사는 당연히 더 자극적이고 맵고 짜게 먹는 것

사람의 주요 소화 효소

효소	공급원	기능	기능장소
타액 아밀라아제	침샘	녹말 → 엿당(맥아당)	입
펩신	위	단백질 → 펩타이드(자가촉매)	위
이자 아밀라아제	이자	녹말 → 엿당	소장
리파아제	이자	지질 → 지방산과 글리세롤	소장
트립신	이자	단백질 → 펩타이드: 효소원 활성	소장
키모트립신	이자	단백질 → 펩타이드	소장
말타아제	소장	엿당 → 포도당	소장
락타아제	소장	젖당 → 갈락토오스와 포도당	소장

(자료: 《The Biology》)

을 부채질하게 된다. 급한 사람일수록 조미료와 첨가제가 많이 든 인스턴트와 가공식품을 더 많이 먹는다.

그러나 이런 것들을 받아 처리해본 기억이 없는 위벽은 그 세포환경을 바꿀 수밖에 없다. 그 변화가 궤양이 되고 만성궤양은 위암이 될 수밖에 없다. 성미 급한 사람들은 술도 빨리 마시고 줄담배를 피워댄다. 그런 사람에게 위암은 물론 식도암, 후두암, 폐암, 췌장암이 더 많다는 것은 두말할 필요 없는 잔소리다. 또한 그런 사람일수록 정상적인 식사를 등한시한다. 이것은 술보다 더 나쁘다. 이때는 빈속에 위산과 펩신이 과도 분비되어 위 내벽 자체를 소화하여 세포의 악성변화를 주도하게 된다.

그래도 현대인들은 정신을 못 차리고 계속 바쁘고 피곤하다. 그래서 성질은 더 급해지고 땀도 더 많이 흘리게 된다. 땀을 많이 흘릴수록 더 짜고 더 뜨겁게 먹는다. 선진국 사람들보다 몇 배나 더 짜고 더 뜨겁게 빨리 먹는다. 소금에 절인 음식과 안주 등 염장(鹽藏)식품을 무차별하게 먹어댄다. 여기서 나오는 아질산염과 HCA, 니트로소아민 등은 소화기와 호흡기의 내벽세포를 박살내는 공격조 발암물질인데도, 그런 건 관심 밖의 일이다.

성질이 급한 사람들은 스스로 스트레스를 만들면서 '항상 뱃속이 편할 날이 없다'고 불평한다. 위암 걸린 사람을 면담해보면, 한결같이 스트레스가 많고, 위염과 위궤양 경험이 화려한 분들이다.

위염과 위궤양이라는 것은 헬리코박터(Helicobacter pylori)라는 세균과 연관이 있는데, 이제는 그것의 감염 여부를 면역혈청학적 검사로 편안하고 재빨리 진단해내어 위암인자를 조기 발견할 수 있게 되었다. 성미가 급한 사람들은 '그런 검사 받을 시간 없다'고 하면서, 그저 지나는 길에 약이나 사먹고 지낸다. 이것이 바로 위염과 위궤양을 위암으로 끌어올리는 가장 손쉬운 방법인데도 말이다.

또 그런 사람들일수록 위에 좋다는 우유나 요구르트, 야채나 두부 등은 별로 좋아하지 않는다. 남자가 여자보다 위암이 두 배나 많은 이유도 마찬가지다. 더 급하고 더 불규칙한 식사, 과음, 과식, 흡연, 무절제가 더 많기 때문이다. 또한 잠잘 시간까지 뺏어가는 과로에, 편식, 매식, 약물, 기호식품을 기본으로 추가하기 때문이다. 이런 위암왕국에 살면서 위암을 피해간다면 그것은 조상이 돌보지 않고서는 불가능한 일이다.

위에서는 위액이 나오고 가스트린(gastrin)이라는 물질이 혈액 속으로 방출된다. 장에서는 장액이 나오고 DIP라는 물질이 혈액 속으로 분비된다. 하지만 암세포가 되면 정상 세포에서 나오던 그런 물질 대신 암 특유물질을 혈액 속으로 방출하게 된다. 이것은 다른 암들도 마찬가지다. 면역혈청검사에서는 바로 이 암 특유의 물질인 종양항원(cancer antigen)을 찾아내는 것으로 암의 크기가 아직 크지 않은 때, 즉 초기진단을 가능하게 하고 있다. 이것은 암세포의 유전생리학적인 특성을 이용한 통증 없는 암 조기진단법으로 시행되고 있다.

암은 비참한 재난이다. 하지만 더 무서운 것은 암을 불러들이는 무절제한 습관과 무관심이다. 자신의 미래를 진실로 소중하게 여기는 사람에게 암은 크게 두려운 존재가 못 된다. 그는 그것을 피해가는 방법을 알고 있기 때문이다.

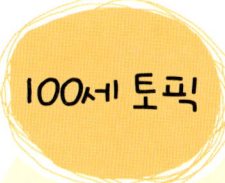
100세 토픽

위암 조기진단이 필요한 사람
- 0세 이상 성인
- 가벼운 소화 불량 증상이 2주일 이상 지속되는 경우
- 속이 더부룩하고 소화가 잘 안 되며 식욕이 떨어지는 경우
- 장출혈로 인한 빈혈이나 짙은 흑색 변, 또는 토혈 등이 있는 경우

이런 사람은 특별히 조심해야 한다
- 만성 위축성 위염을 가진 사람
- 장 상피 화생 또는 위 용종 등을 가진 사람
- 악성 빈혈 환자
- 절인 음식이나 염도가 높은 훈증한 음식, 불에 구운 고기나 생선 등을 많이 섭취하는 사람
- 가족 중 위암 환자가 있는 사람
- 방사선에 노출된 사람
- 헬리코박터에 감염된 사람
- 과거 위 절제술을 받은 적이 있는 사람
- 스트레스가 많고 성질이 급한 사람

(자료: 《암은 없다》)

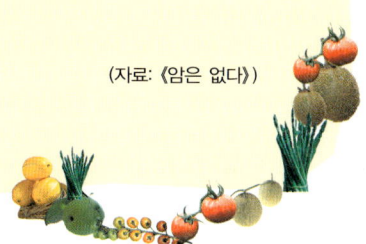

술도 못 먹는데 무슨 간암?

간(肝)은 눈(目)과 통한다.
《황제내경》

프로메테우스는 에피메테우스의 형이었다. 형은 자연의 일부인 흙을 취하여 인간을 만들었다. 현명하고 앞일을 내다볼 줄 아는 형이 동생에게 말했다. "올림포스 신들이 주는 선물은 절대 받으면 안 된다."

그러나 제우스는 에피메테우스가 도저히 거절할 수 없을 정도로 너무나 아름다운 여인 '판도라'를 만들어 그에게 주었다. 판도라는 신들의 선물을 담은 상자를 가지고 왔는데, 절대로 뚜껑을 열어서는 안 되는 것이었다. 그러나 안 된다는 일은 더욱 해보고 싶은 법인지라, 판도라는 결국 뚜껑을 열어 그 속을 들여다보고 말았다! 그 순간 그 속에 들어 있던 질병과 재앙, 고통과 죄악 등이 세상으로 퍼져나갔다. 깜짝 놀란 그녀는 얼른 뚜껑을 닫아서 가장 게으른 희망만이 그 상자 안에 남게 되었다.

자신이 제우스 못지않다고 생각한 프로메테우스는 회향나무 가지를 들고 천상으로 올라가 불을 붙여가지고 몰래 지상으로 내려와 인간들에게 전해주었다. 또 글쓰기, 셈하기, 목축, 배 만드는 법을 가르쳐 주었다. 제우스는 인간을 신의 지위까지 넘겨다보는 존재로 만들려는 프로메테우스에게 불을 훔친 죄를 물어 코카사스 산꼭대기 바위에 묶어 놓았다. 그리고 매일 아침 해가 뜨면 동쪽에서 독수리가 날아와 그의 간을 파먹게 하고, 해가 지고 잠이 들면 간이 새로 돋아나게 하였다.

아주 오랜 세월 후, 힘센 헤라클레스가 그를 구해주기는 하지만 인간들은 아직도 '판도라의 상자'와 '프로메테우스의 간'이라는 두 개의 상처로 고생하고 있다. 원래 판도라의 상자는 열지 말았어야 했다. 프로메테우스는 향기 짙은 회향나무의 유혹을 뿌리치고 제우스의 불을 훔치지 말았어야 했다. 그러나 일은 이미 벌어졌다.

사람들은 오늘도 판도라의 상자를 연다. 제우스의 불을 켠다. 제우스의 불은 번개 즉 '전기'라는 것이다. 사람들은 대낮엔 술을 거의 먹지 않는다. 판도라의 상자 속처럼 깜깜한 밤에 전기를 켜고 술을 먹는다. 해가 지면 곧 잠을 자고 간이 새로 돋아나야 할 판인데도, 제우스의 불을 훔쳐다 밝혀 놓고서 판도라의 상자에서 나온 술을 마셔댄다. 그러면 내일은 독수리가 간을 파먹을 차례다.

한 번 힘센 헤라클레스가 구해주었으면 다시는 유혹에 빠지지 말아야 할 것을, 회향나무처럼 그윽한 향기의 술과 담배와, 판도라의 상자 속 같은 밤의 유혹은 또다시 자신의 간을 배반한다.

이래서는 이 세상에서 간이 살아갈 방법은 없다. 헤라클레스는 두 번 다시 구해주지 않는다. 우리나라 40, 50대 중년 남자의 주요 사망 원인이 간암과 간경화라는 사실은 결코 우연이 아니다. 이것은 세계적으로도 드물고 역사적으로도 거의 없었던 매우 희귀한 사건이다.

신화나 전설은 본래 지극히 상징적이며 예언적인 것이다. 단군신화가 우리 풍토에서 쑥과 마늘의 유용성을 표시한 것이라면, 프로메테우스 신화는 인류에게 무엇을 암시하고 있을까? 단지 인간이 자연의 일부로 만들어졌음을 표시하는 것일까? 그것은 간을 재생시켜야 함을 강조하는 내용이 아닌가! 또한 인간이 신의 무기인 번갯불을 과도하게 사용할 시에는 간에 상해가 됨을 예언한 것이 아닌가!

제우스의 불을 훔쳐낸 사건은 올림포스 시절만의 일이 아니다. 인간들이 신들처럼 가만히 앉아 아주 멀리도 보고 듣고 통하고 간섭하는 전기, 전화, 텔레비전, 컴퓨터, PDA, 휴대폰으로 낮이고 밤이고 계속 흥청거리는 지금 여기의 사건이 아닌가!

그러나 이를 어쩌란 말인가, 인간은 신이 아니고, 그의 간은 독수리가 파먹게 된 것을! 낮에만 파먹던 독수리는 밤에도 날아가지 않고 계속 간을 파헤치고 있지 않은가! 그래도 사람들은 갈 데까지 가보자고 기염을 토하며, 술 잘 먹는 것이 무슨 능력인 것으로 알며, 무슨 유명한 술을 정신 나가도록 먹어 보았다고, 훈장처럼 자랑도 한다.

그러고 나서는 이제 간이 나빠질까 걱정되어 간장약이다, 몸보신이다, 정력제다 하며 이것저것을 또 먹어댄다. 진짜인지 가짜인지 구분해 볼 틈도 없다. 결국 간은 더욱 망가진다. 이것이 소위 한국의 중년 문화라는 것이다.

사실은 술 이외에도 간염이 너무 오래 지속되거나, 아메바나 간디스토마, 간질 등에 걸리거나, 한약이나 양약을 잘못 먹거나 잘못된 음식과 약제에 노출되어도 간경화나 간암이 되는 수가 많다.

더군다나 어찌된 일인지 간염에는 약이 없고, 약을 쓸수록 간이 나빠지는 것이니 생약이나 한방약이 더 좋다고 하며 간을 아주 망가뜨려버리는 경우도 흔하다.

사실 약은 대부분 간의 해독과정을 거쳐야 함으로, 약을 쓰면 쓸수록, 그리고 약의 성분이 단일제제가 아닌 애매모호한 혼합약일수록 간독성이 더 심한 것이 사실이다. 그러나 간염에는 약이 없는 것이 아니고, 이제는 간염을 치료할 수 있는 여러 좋은 약품들이 많이 나와 있는데도, 그저 옛날에 들었던 헛소리가 지금까지도 진실인 줄 알고 간염

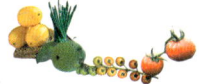

알코올 중독이 의심되는 유형

- 자꾸 술자리를 만든다.
- 혼자 술을 먹는 경우도 많다.
- 매일 술을 먹는 이유가 있다. 예를 들어 반주로 식사를 한다든가, 수면제 대용으로 술을 먹는 경우가 많다.
- 술을 먹으면 필름이 끊긴다.
- 안주 없이도 술을 마신다.
- 술을 먹은 다음 날은 정상적인 사회생활을 못한다.

(자료: 《Psychology Text book》)

치료를 미루다가, 비록 약을 통해 간염항체가 생긴다 할지라도, 그 세월이 너무 오래되어 이미 간경화나 간암이 되어버린 경우가 많다.

초음파만 해보면 간암, 간경화를 곧바로 진단할 수 있다고 아는 사람들이 태반이다. 실제로 초음파나 CT로 간암과 간경화를 진단하는 것은 사실이지만, 간암의 크기가 최소한 5밀리미터는 되어야만 비로소 감별이 가능하다. 그러나 이때는 이미 암세포가 수억 개에 달하여, 암이 이미 전이 되었을 가능성도 배제할 수 없다.

초기 간암은 AFP라는, 간암항원을 쉽게 찾아내는 간편한 면역학검진 방법이 있는데도, 사람들은 값싸고 부작용 없는 혈액검사를 믿지 않는 경우가 대부분이다.

우리 모두는 간경화와 간암을 피해갈 수 있는 방법을 다 잘 알고 있다. 판도라의 상자를 열지 말아야 한다는 것도 알고 있다. 밤에 불을 너무 오래 켜지 말고 빨리 자연으로 돌아가 간을 재생시켜야 한다는 진리도 다 알고 있다.

알기만 하면 되는 것이 아니고 이제는 그것을 지키고 실천해야 할 차례라는 것까지도 다 알고 있다. 간암이 무서우면 빨리 자연으로 돌아가면 되는 것까지도 다 알고 있다. 우리는 모두 그렇게 할 수 있다.

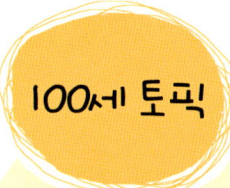
100세 토픽

숨 쉬기만으로 간 질환 검진이 가능하다

B형간염, C형간염, 지방간, 혈색소증 등 여러 간 질환을 조직 검사 대신 간단한 호흡 검사를 통해 탐지할 수 있는 방법이 개발됐다.

호주 시드니에 있는 콩코드 병원 위장병 전문의 고든 파크 박사가 개발한 이 진단법은 수명이 짧은 탄소 동위원소 꼬리표가 붙은 카페인을 소량 마시고 1시간이 지난 뒤 호흡 검사를 실시하는 것으로, 외래에서 간단히 할 수 있다.

고든 파크 박사는 "간에서 카페인을 분해하는 효소의 능력은 바로 간 전체의 기능과 밀접한 연관이 있다."고 밝혔다.

(자료: 〈Reader's Digest〉)

유방과 암은 전혀 안 어울리지만

낙원의 강 언덕이 눈앞에 떠오른다.
보들레르

루이 15세의 특별 비서관이었던 브리에는 루이 16세의 황태자비 마리 앙투아네트가 스트라볼에 도착하였음을 왕에게 아뢰었다.

"황태자비께서 지금 도착하고 계십니다."

"미인이던가?"

"천사 같은 분입니다."

"살빛이 어떻던가?"

"이루 말할 수 없을 만큼 아름다운 분이셨습니다."

"눈이 아름답던가?"

"누, 눈이 부셔서…"

"왜 자네 눈이? 그래, 가슴은 어떻던가?"

"화, 황공하오나, 시, 신하의 몸으로 어찌 그, 그런 곳까지 감히 볼 볼 수가 있겠습니까…"

"에이, 자네는 좀 분명치가 못하네 그려, 모든 역사는 그 가슴에서 시작되는 법이거늘…."

루이 15세의 표현이 옳은 듯하다. 마리 앙투아네트는 얼마나 많은 역사를 모질게 주물러댔던가!

세상에 유방의 아름다움을 어찌 인간의 말 따위로 표현할 수 있겠는가. 신이 창조하신 형상 중에서 가장 도드라지게 훌륭한 작품이 여인의 유방일 것임에는 아무도 이의가 없을 것이다. 그런데 어찌하여 그토록 숭고한 성소에 암같이 천하에 무례한 도적이 감히 들어올 수 있단 말인가?

정말이지 유방에 암은 정녕 전혀 어울릴 수가 없는 건달이 아닌가? 더군다나 유방은 폐나 위나 간처럼 죄가 큰 것도 아니고 새벽 눈(雪)처럼 결백하여 아무런 죄도 없지 않은가? 실로 인간만사 중 가장 억울한 누명이 아닌가?

정말 그럴까? 유방은 전혀 죄가 없고 그냥 결백하기만 할까? 유방이란 본래 아기에게 젖을 만들어 주라는 곳이리라. 그리고 사랑을 위해서도 필요하리라. 그런데 요새는 어떤가?

자식에게 배불리 젖을 먹이려는 여자는 드물게 되었다. 아예 없는지도 모르겠다. 그 대신 다른 쪽으로 더 많이 치켜세우고 있다. 그것도 좋다고 하자. 원래 유방이야말로 가장 아름다운 창조물이었으니까! 그런데 그렇게도 예뻐야 될 부분이 수난의 시대로 접어들고 있으니 이를 어찌할 것인가?

첫째는, 젖을 빨려야 한다는 원래의 목적에 소용되지 못함이 가장 큰 수난이다.

둘째는, 크기를 괜히 트집 잡고 불만족하면서 변형시키고 부풀리고 칼로 째는 불행한 수난이다.

셋째는, 자연법칙을 무시하고, 인공합성물, 각종 약물에 영향을 받아 그 기능과 모양이 변형되고 있음이 억울한 수난이다.

넷째는, 현대인들이 너무 바쁘고 쓸데없는 데 시간을 낭비하느라 부부간에 사랑하고 만져볼 시간적 여유가 없는 것이 너무나 큰 불행이다.

이러한 사건들이 그 자체의 불행으로 끝나지 않고 곧 유방암의 원인이 되고 있다는 사실이 더욱 가슴을 아프게 한다.

옛날에는 젖 많이 먹인 여성이 아름다운 시대였다. 요즘은 젖 안 먹이고 그것을 크게 부풀려 올리는 것이 더 예쁜 줄 아는 시대가 되었다. 그래도 또 맘에 안 들면 칼로 째거나 구멍을 뚫어서 어떻게 해본다. 어

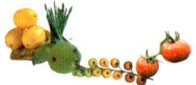

유방암에 걸릴 수 있는 위험 요인

- 직계 가족 중 유방암 환자가 있었다.
- 초경이 빠르고 조숙하였다.
- 첫 출산이 늦었다.
- 부부 사이가 좋지 않다.
- 호르몬제, 보약 등을 많이 먹었다.
- 한쪽에 유방암이 있었다.
- 폐경이 느리다.
- 출산 경험이 없다.

(자료: 《The Oncology》)

정말 유방에는 암이라는 것이 안 어울림에는 틀림이 없다.
그래서 더욱 암이 생긴 다음에는 절망이 크다.

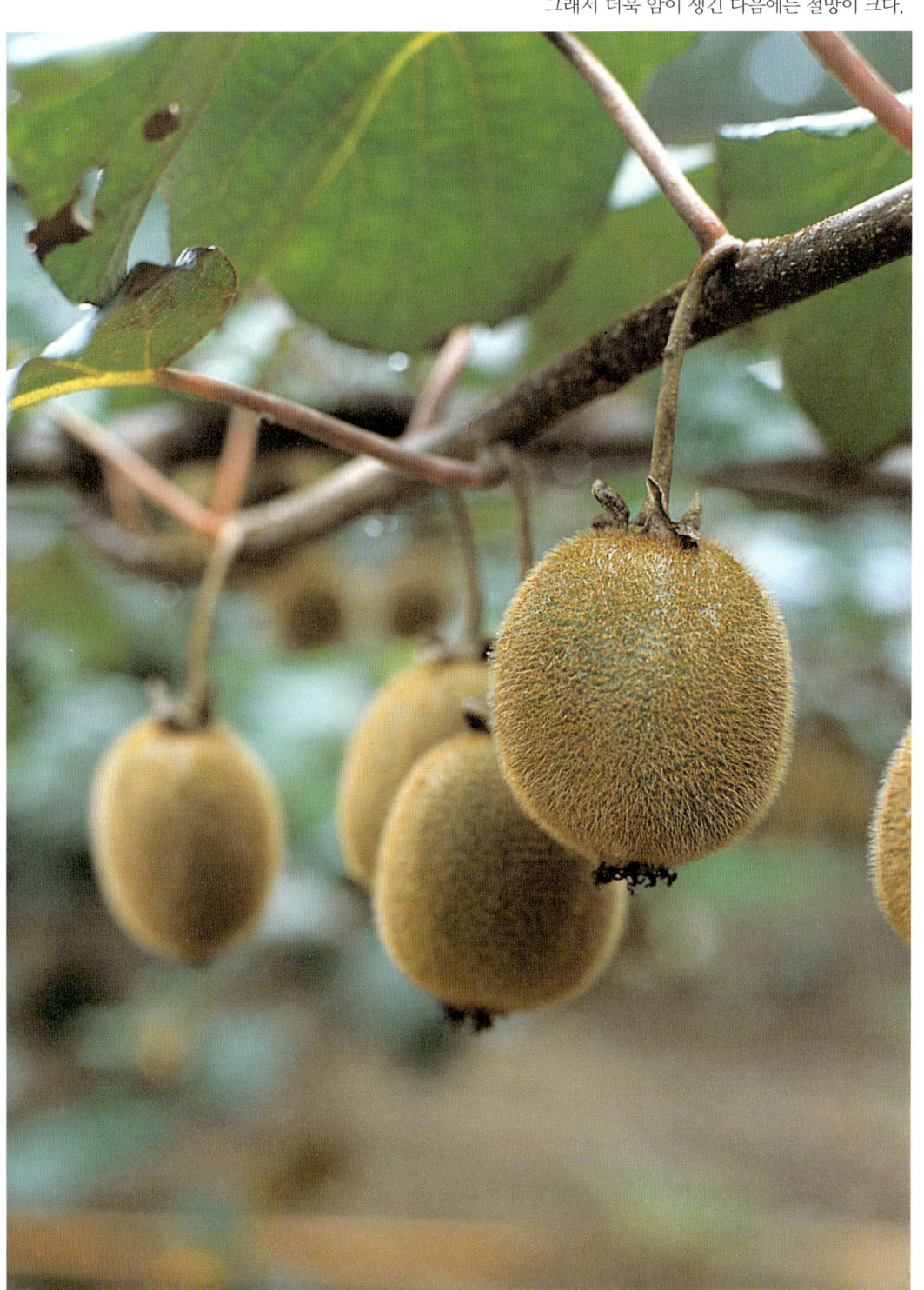

디에 쓰려고 그러는지 알 수가 없다.

　유방이란 본래 시감보다 촉감이 더 중요한 곳인데, 뭔가를 끼워 넣으면 촉감이 더 나빠질 게 뻔하고, 쓸모없는 일인데도 왜 그런 짓을 하는지 답답한 노릇이다.

　원래 유방암은 동양 여성에게는 거의 없던 것인데, 생활이 서구화되면서, 이것도 서양 수준을 따라 이제는 여성암의 맨 꼭대기까지 올라와 있다. 신체 가치관의 변화, 부부 개념의 변화, 식사 내용의 변화, 약물 남용, 피임약, 골다공증 약, 젊어지는 약, 환경호르몬 등이 유방암의 원인임을 모르는 사람은 없다. 그런데도 불구하고 누구를 위한 것들인지, 그런 것들은 없어질 기미가 보이지 않는다.

　또한 요즘 사람들은 늦게까지 일하고, 술 마시고, 교제하고 TV보느라 잠자는 시간이 짧아지고, 부부가 사랑을 나눌 시간도 짧아지고 있다. 옛날처럼 긴긴밤에 나누는 그윽하고 유연한 사랑이나, 유방의 본래 목적에 맞는 선용이 거의 불가능하게 되었다. 아니 무용지물이 되어가고 있다. 그것을 자세히 관찰하거나 만져볼 기회와 시간이 없으니 유방의 변화와 유두분비물의 이상을 얼른 알아차릴 수 없게 되었음은 당연한 결과이다.

　사실 유방이란 자주 만져보고 유두분비물을 살펴봐야 하는 곳이지만, 그런 대우를 받지 못하고 오히려 천대를 받고 있는 꼴이니 어찌 화가 나지 않겠는가.

　초경이 빠르거나, 유방암 가족력이 있거나, 유방이 기대 이상 큰 경우에 유방암은 더 잘 발생할 수 있다. 또한 유방암은 예쁜 여자, 여자 같은 여자들에게 더 잘 걸린다. 세계 영화사상 가장 많은 인구가 관람하였고, 가장 오랫동안 사랑을 받았다는 불멸의 명화 '사운드 오브 뮤직'의 주인공 줄리 엔드류스는 유방암에 걸려 그 목소리와 눈빛과 생명을 몽땅 잃어버렸다. 한국에서도 주옥처럼 아름다운 영화 속의 연인들을 유방암으로 잃어버린 기억이 적지 않다.

정말 유방에는 암이라는 것이 안 어울림에는 틀림이 없다. 그래서 더욱 암이 생긴 다음에는 절망이 크다. 유방이 원래의 목적에 맞게 사용된다면, 즉 좋은 엄마와 예쁜 아내가 된다면 유방암은 찾아오기 어렵다. 성실한 아내, 착한 엄마가 세상 그 누구보다 가장 아름다운 이름이기 때문이다.

100세 토픽

유방과 다른 장기와의 무게 비교

간	1450g	신장	140g
뇌	1400g	췌장	90g
폐	450g	자궁	60g
심장	340g	고환	25g
비장	200g	난소	7g
유방	180g		

(자료: 《Text book of Anatomy》)

대장암은 수입품

폭식은 칼보다 더 많은 사람을 죽인다.
영국 속담

원래 대장암은 우리 것이 아니었다. 서양인들의 것이었다. 구미 선진국에서는 모든 암 발생의 1/4~1/7이 대장암이다. 반세기 전만 하여도 우리나라에선 대장암 구경하기가 마른하늘에 날벼락보다 어려운 일이었다.

하지만 이젠 그게 아닌가 보다. 대장암은 점점 고개를 들고 일어서더니 이제 곧 위암을 젖히고 앞서려는 기세다. 이제 부자들이 암에 걸렸다 하면 위암이 아니고 대장암이다. 또한 서양에서는 이것이 주로 60대 이후 노년층에 많지만 우리는 40대 중산층에 흔히 발생하고 있는 기현상이 벌어지고 있다.

가난한 사람에겐 대장암이 거의 없다. 그것은 부자의 질병이다. 원래 전통 식생활엔 대장암의 요인을 찾아볼 수 없다. 그것은 서양 식단을 좋아하는 자들의 것이다. 매식, 가공식품, 인스턴트식품, 폭식, 과음 과식하며, 무의식적으로 2인분, 3인분씩 먹어대는 고기… 이런 것들에는 우리 육신이 아직 견뎌낼 만한 연습과 적응과 진화가 준비되지 않은 상태인 것이다.

그러다 보니 어떤 사람들은 기름지게 먹지 않고 거친 음식을 먹으려고 애를 쓰는 경우가 많이 생겨났다. 애를 쓰다 못해 아예 몇 끼씩 굶거나, 장을 아주 세척하는 사람까지도 생겨났다. 장 속에 있는 오래된 찌꺼기가 암을 일으키며, 그것을 발견하고 제거하는 데 기여한 러시아 의사가 노벨상을 받았다는 소문까지도 있다. 정말 그럴듯하게 들린다. 그것이 진실일까?

위장 수술 전문의에게 물어보자. 장을 절단하면 그 속에 정말 숙변이 꽉 차 있는가? 대답은 그런 건 없다는 쪽이다. 장 수술 하려면 보통 18~24시간 공복한다. 그 다음에 어디를 자르든 장은 거의 깨끗하게 비어 있다. 물론 작은 세균들까지 모두 빠져나간 것은 아닐 것이다. 하지만 그런 것이 정말 유해하다면 위장 수술은 애초부터 불가능한 명제였으리라. 위장관의 일부분을 절단해내고 나머지 양 끝단을 당겨서 이어 붙여놓는 위장관 수술 후에, 그 연결 부위에 염증이 생기거나, 녹아떨어지거나, 암이 생긴다면 그런 수술은 처음부터 발달할 수가 없었을 것이다.

위장을 청소해야 할 필요성이 있었다면 태초에 조물주가 그러한 절차를 만들어주었거나, 수백 수천만 년 포유류의 진화 속에서 그러한 장치가 이미 준비되어 있으리라. 그러한 장치가 필요 없었다면 자연의 이치는 그것을 만들지 않았으리라.

이러한 자연의 이치에 역행하여 위장을 세척하고 씻어내려는 것은 창조의 원리와 자연의 법칙과 진화의 필요성을 매도하는 것이다. 그러한 방법은 대장암의 예방에 도움이 되지 않는다.

위장은 음식이 지나가라고 만들어 놓은 것이지 음식통과를 금하고 비워 놓으라고 만들어진 통로가 아니다. 무엇이든지 본래의 목적에 맞게 운용되어야 최고의 효율을 갖는다. 소화기관은 뭔가를 규칙적으로 먹고 부단하게 소화시키도록 창조 진화 발전되어온 장치이다. 음식이 일정 시간 내에 통과해야만 고장이 나지 않는다. 아예 통과가 차단되거나, 너무 빨리 지나가거나, 천천히 지나가는 것을 '고장 났다', '배가 아프다' 고 표현하는 것이다.

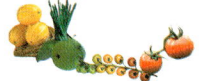

대장암 예방법

· 지나친 지방질 섭취를 제한한다.
· 기호식품, 인스턴트 식품을 줄인다.
· 가공육류(햄, 소세지 등)를 줄인다.
· 규칙적인 운동을 한다.
· 술과 담배는 피하고 단 음식은 제한한다.
· 섬유질이 풍부한 음식을 즐긴다.
· 40세 이후에는 정기적으로 대장검사를 한다.

(자료: 《Foods that fight pain》)

우리 고유의 음식을 우리 위장에 맞춰 규칙적으로 식사하는 것이 가장 훌륭한 장청소방법이다. 그런데도 오늘날 갑자기 서양음식을 갖다 부어 놓으면 우리 위장은 혼란을 느낀다. 그런 음식을 제때에 통과시키는 훈련이 못 되어 있으므로 음식이 오래 남게 되고, 부패하고, 상하고, 독성이 생겨나서 대장세포를 자극하여 암세포로 둔갑한다.

위장관 세포는 다른 조직에 비하여 세포분열 횟수가 많고 그 속도가 더 빠른데 여기에 변성된 노폐물이나 낯선 음식, 화학조미료, 장세척제나 숙변제거제의 자극을 받게 되면 세포는 제 갈 길을 잃고 암세포 쪽으로 방향을 돌릴 수 있다. 이렇게 변성된 암세포는 원래 정상 세포에서는 나오지 않던 암 특유의 형질을 내뿜는다. 이 물질(CEA)을 정밀혈액분석으로 찾아내어 암을 초기에 진단할 수 있는 시대가 되긴 하였으나, 그래도 처음부터 암에 안 걸린 것만은 못한 일이다.

체중이 많이 나가 배변이 시원치 않은 사람, 가족 중에 대장암, 직장암, 항문암이 있는 사람, 위장관 내 용종(polyp)이 있는 사람, 항문 출혈이 있는 사람은 정규적으로 대장 검사를 받아보는 것이 좋다.

대장암을 무서워해봐야 아무 소용이 없다. 대장암을 만드는 생활습관을 무서워해야만 비로소 소용이 있다. 멀리 있는 암은 나의 적수가 아니며, 가까이 있는 잘못된 습관이 나의 적수임을 깨닫자.

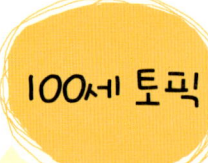

100세 토픽

생선에 많은 비타민D가 대장암 예방

1. 생선에 많이 들어 있는 비타민D가 대장암 원인이 되는 용종의 위험을 감소시킨다.
2. 비타민D 보충제나 우유, 생선 등을 규칙적으로 섭취하는 사람은 그렇지 않은 사람보다 대장암 위험이 절반으로 줄어든다.
3. 아스피린, 운동, 칼슘, 엽산, 종합 비타민 등도 대장암과 용종의 위험성을 감소시킨다.

(자료: 미국 재향군인 메디칼센터)

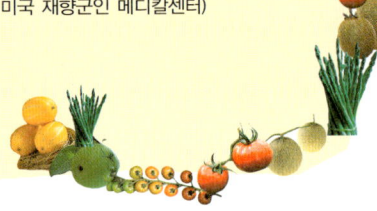

전립선 비대가 암이 되나요

아, 성(性)은 우리 인류의 모든 결함의 근원이요, 원리의 근원이다.
G. 베르나노스

그는 베트남 산악지형을 고향산천보다 더 잘 안다. 월남 파병 청룡부대의 대표적 인물이기 때문이다. 예비역 소장 박 장군은 여러 개의 훈장을 받았을 때와 마찬가지로 지금도 건강에 자신감을 갖고 있다. 그런데 얼마 전부터인지 화장실에 갔다 오면 시원치 않은 느낌이 들었다. 자신의 연대장 시절에 군의관으로 근무한 바 있었던 P박사에게 찾아가 진찰을 받았더니, 최근에는 대장암, 직장암이 많고 또한 그런 것에 걸릴 수 있는 나이가 되었으니 조영촬영을 받아 보라고 하였다.

암이라는 말에 겁이 덜컥 나서 시키는 대로 대장조영촬영을 죽을힘을 다하여 받아냈다. 촬영 결과 용종이 두 개 발견되었다. 그래서 직장경시술로 용종을 떼어냈다. 조영촬영이나 직장경이나 정말 죽을 수 없어 하는 일이지, 살아 있는 인간이 참아내기는 너무나 힘들고 괴로운 작업이었다. 두 번 다시는 못할 일이고 그냥 죽는 게 낫겠다는 생각이 들었다. 그런 걸 시키는 의사도 참으로 야속했다. 용종의 병리학적 검사 결과는 악성이 아니고 '단순선형용종'이라서 더 이상 걱정할 필요가 없다는 설명을 들었다.

그는 괜히 병원에 갔다고 후회하며 수주일을 지냈는데, 그래도 화장실에 갈 때쯤엔 불쾌하긴 마찬가지였다. 다시 P박사에게 불평하였더니, 큰 병원에 가서 다시 진찰을 받아보라고 권하였다.

큰 병원에 갔더니 또 직장경 검사를 해야 된다고 하였다. 그것은 두 번 다시 하고 싶지 않다고 말했다. 그러면 CT 촬영을 해보라고 하였다. 불안한 마음에 며칠 밤낮을 뜬눈으로 보내다가 예약 날짜가 되어 힘들게 사진을 찍었는데, 결과는 어이없게 아무런 이상도 없다는 것이었다.

암이나 죽을병이 아니라면 기분이 좋아야 할 텐데 박 장군은 왠지 심신이 더 불편하였다. 며칠 후 예비역 장군 모임에서, 절친한 동기생이 암 진단을 받고 초기에 발견하여 치료하였다는 이야기가 있었다. 그 자리에서 그는 '종양표식자'라는 것을 처음 알게 되었고, 그것을 할 수 있는 병원도 소개받았다. 그의 혈액 검사 결과는 '전립선암'이었다. 파월장병 고엽제 후유증으로 나타날 수 있는, 최근 증가 경향 중에 있는 암 중의 하나였다.

그는 오랫동안 불편했던 원인을 찾긴 했지만 암이라는 진단에는 기분이 나빴고 승복하고 싶지도 않았다. 그래서 신문과 방송에서 떠들썩하게 소개한 G의원에 갔다. 그곳에서는 눈 사진도 찍고, 진맥도 하고, 피도 조금 뽑아 생혈 검사라 하며 금방 보여주었다. 진단은 아래에 어혈이 뭉쳐 생긴 증상이며, 기가 허해서 그런 것이므로 몇 개월 동안 약 먹고 침 맞으면 좋아질 것이라고 하였다. 몇 개월이나 걸린다고?

그는 다시 비뇨기과가 유명한 J대학병원으로 갔다. 그곳에서는 두말할 필요도 없이 종양표식자검사를 먼저 했다. 혈청면역학검사 결과 처음과 마찬가지로 ALP-Ⅳ, ACP, PAP, PSA 등 암표식자가 양성으로 재확인되었고 P52특수조영검사 결과에서도 '전립선미분화암 2기'로 밝혀졌다.

그는 간단한 수술을 받은 다음, 항암제 투여가 아닌 항체요법과 호르몬 치료를 받았다. 이제 그것은 3년도 더 지나간 옛일이 되었다. 지금은 아무런 약도 호르몬 요법도 전혀 하지 않고 잘 지내고 있다. 그는 작년 봄 예비역 장성골프대회에서 금상을 받았다.

원래 전립선암은 매우 희귀한 편이었다. 하지만 이제는 남성암으로

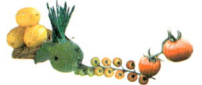

전립선암, 운동하면 예방할 수 있다

65세 이상 남자가 주 3회 이상 유산소 운동을 하면 전립선암의 발병을 70%까지 줄일 수 있다.

미국 하버드대 연구팀이 성인 남자 4만 7,620명을 추적 조사한 바에 의하면 일주일에 3시간 이상 유산소 운동을 꾸준히 한 65세 이상 남자들의 경우 전립선암이 발생하거나 악화하여 사망한 비율이, 그렇지 않은 사람들에 비해 70%나 낮았다.

이들이 즐긴 운동은 하이킹이나 조깅, 걷기, 자전거 타기, 수영 또는 테니스나 베드민턴 등이었다.

(자료: 하버드 의대 암 연구팀)

서 두려움의 우선순위까지 올라와 있다. 어찌 된 영문일까? 이것은 현재 우리나라의 전립선암이 실태보다도 훨씬 더 침소봉대 되어 있는 감이 없지 않다. 물론 고엽제나 농약, 제초제, 포장재, 매연, 인공호르몬, 환경호르몬의 영향이 커진 시대에 살고 있으며, 술과 담배 기호식품도 전립선암을 부추기는 원인이 되고 있기는 하지만, 소변이 조금만 불편해도 전립선비대와 전립선암을 지나치게 의식하는 유행이 만연하고 있다. 또한 전립선비대는 60대 이후에 더 많고, 전립선암은 보다 더 젊은 나이에 생기는 것인데도, 거꾸로 전립선비대가 전립선암으로 변형하지 않을까 걱정하는 경우도 너무 많다.

일단 그러한 불안증에 빠지게 되면 비뇨, 잔뇨, 야뇨증, 배뇨 곤란, 회음부통증과 불편감이 더 심해지고 우울증에도 빠지게 되어 안절부절 못하게 된다. 더군다나 젊은 시절에 '전립선염' 이라는 한마디 말이라도 들은 사람이라면, 일생동안 전립선의 늪에서 빠져나오지 못하고 허우적거리는 수도 있다. 전립선염은 불결한 성 접촉으로 발생하기도 하지만, 편도선염이나 치주염, 감기 등의 후유증으로 발병하는 경우가 더 많은데도, 한번 생기면 절대 치료하지 못하는 불사신으로 오해하며, 일생동안 이를 죄업인 양 늘 얼굴을 찡그리고 다니는 사람도 많다. 또 그런 사람들의 아픈 마음을 미끼로 떼돈을 벌려고, 출처불명의 무슨 꽃가루나 유지 같은 것을 불법 광고하여 비싸게 팔아먹는 상술도 비일비재하다.

전립선염이나 전립선비대가 전립선암으로 직결하는 것이 아닌데도 사람들의 과민반응은 별나게 예민하다. 사실은 그런 것보다는 약물남용과 이물질 사용, 남성호르몬, 성욕촉진제 등이 더 큰 원인인데도 이런 것은 염려 밖에 있다.

  우리는 지금 수도 없이 많은 인공 유해 물질의 늪에 빠져 허우적거리고 있다. 이런 것들은 전립선암뿐만 아니라 유방암과 피부암, 방광암, 기관지암, 임파암 등이 더 많아질 수밖에 없다는 빨간 신호등이다.

  그리고 원만한 부부생활과 청결한 생활습관, 그리고 규칙적인 건강관리는 그런 것을 비켜갈 수 있는 파란 신호등이다. 파란 신호를 즐기고 빨간 신호등을 조심하면 두려운 일이 뭐 있겠는가.

100세 토픽

나이가 들면 저하되는 호르몬과 그에 따른 증상

호르몬
생장호르몬, 성 호르몬, 멜라토닌, DHEA, 갑상선호르몬, 흉선호르몬

증상
신진대사의 저하, 비만, 근육량의 감소, 당뇨병, 암, 고혈압, 골다공증 위험 증가, 면역력 감소, 피부 건성화, 식욕 감퇴, 성 기능 저하 및 성욕 감퇴, 피로, 변비, 수면장애, 탈모, 폐경, 불규칙한 월경주기

(자료: 팜스프링스 생명연장연구소)

췌장암 진단이 나오면 왜 금방 죽나요

배 속엔 귀도 없고 양심도 없다.
F. 자일러

'AM'은 정 이사의 별명이다. 아침(a.m.) 일찍 와서 일을 다해놓고, 다른 직원들이 못하는 일까지 다 알아서 처리하는 '만능맨(almighty man)'이기 때문이다. H그룹에서 정 이사가 '걸어다니는 백과사전'임을 모르는 사람은 간첩이다.

그는 금년 초 부장에서 이사로 승진하여 기분이 좋았다. 그런데 언제부터인지 늘 피곤하여 매사에 짜증이 나고, 최근에는 너무 힘들어 늘어지고, 아무것도 재미가 없었다. 보약이나 피로회복제도 먹어보았지만 별로 도움이 안 되었다. 틈만 나면 드러눕고 싶고, 아침에는 팔다리가 아프고 무거워 일어나기 힘들었다. 뻑뻑한 눈을 겨우 뜨면 세상이 뿌옜다.

지난번 간부직원 신체검사를 H그룹 부속병원에서 받았는데 이상이 없다고 하였다. 그런데 왜 몸이 이처럼 무겁고 답답한 것일까? 동료 이사들이 '정 이사가 과음 과로하여 간장 기능이 저하되어 그렇다'고 하여, 꽤나 비싼 간장약을 지어 여러 달째 먹었지만 오히려 몸은 더 가라앉는 것 같았다. 그래서 아주 용하다고 소문난 의원을 찾아갔더니, '황달병으로, 간에 열이 차고 몸이 허해서 생긴 혈액순환장애'라고 진단하였다. 그는 정말 '간이 나빠졌다'고 믿고 어떻게든 치료되기를 바라며 쓰디쓴 약물을 수주일 동안 정성들여 먹었다. 그러나 별로 좋아진 것은 없고, 목이 타고 입이 쓰고 어지럽고 숨이 차고 가슴이 두근거리고 머리도 아프고 배도 아프고 설사도 나고 소변이 샛노랗고 성 기능은 아예 망가져버렸다. 얼굴과 눈이 노랗게 변했다.

그는 다시 H그룹 부속병원에 가서 정밀검진을 받기로 하였다. 처음에는 매우 힘들고 겁나고 무서운 검사를 여러 날 받았으나 진단은 얼른 떨어지지 않았다. 며칠 후 종양표지항원 POA와 CA19-9가 양성이라는, 즉 췌장암이라는 진단을 받았다.

사실, 피곤증은 간이 나쁘기 때문이라고 여겨 그저 보약이나 간장약은 먹고 넘어가다가는 정 이사와 같이 큰일을 당하는 수가 적지 않다.

특히 췌장암은 다른 병으로 오진되는 경우가 많다. 췌장은 우리 몸 중앙에 위치한 가장 큰 소화제 공장이다. 또한 인슐린과 글루카곤이라는 호르몬을 만들어내어 탄수화물과 지방 단백질 대사에 관여하는 대단히 중요한 생명 장치이다.

췌장의 앞뒤 좌우상하로 여러 중요한 오장육부가 서로 근접해 있기 때문에, 췌장암이 생기면 곧 인접 장기에 전이될 뿐만 아니라, 옆 장기의 이상이 동시에 나타나게 되어 간암인지, 담관암인지, 위암인지, 장암인지, 또는 다른 암인지, 그 증상이 확실치 않은 경우가 대부분이다. 그렇다고 췌장암의 진단이 무조건 어려운 것만은 아니다.

췌장암에는 우선 '황달과 복통과 체중감소'라는 뚜렷한 3대 증상이 있다. 일반 X선 사진으로는 진단이 어렵지만 단층촬영이나, 경험 많은 초음파 전문의는 알아볼 수 있다.

최근에는 혈청면역학검진을 통하여 췌장암에서 발견되는 CA19-9와 POA와 AN2 같은 종양항원을 검사하면 고통 없이 조기 진단이 가능하게 되었다. 그런데 왜 췌장암은 찾기 어렵고 일단 발견되면 곧 죽는다고 하는가? 여기엔 몇 가지 문제점이 있다.

첫째, 췌장은 앞에는 위, 상부로는 간과 담낭, 옆으로는 비장과 십이지장, 뒤로는 대동맥, 대정맥, 림프총관, 척추 등이 복잡하게 위치해 있어서 그 증상을 옆 장기의 질환과 혼동하기 때문이다. 그래서 췌장암보다 좀 더 흔하고 특징적인 다른 장기의 질환을 먼저 생각하게 되어 췌장암 진단이 늦어진다.

둘째, 해부학적인 구조 때문에 암의 전이가 빨라서 옆 장기로 전이된 암이 동시에 발견되거나 먼저 발견되어 어느 것이 먼저인지 구분이 어렵고, 수술도 매우 어렵다.

셋째, 어지간한 종합검진에서는 췌장암 검사 항목이 없다. 일반적으로 몇십만 원대 검진에서도 췌장암에는 관심이 없다. 이 검사는 매우 비쌀 뿐 아니라 특별한 기술을 요하기 때문이다.

넷째, 우리 전통적 신체 개념을 차지하고 있는 오장육부 체계에는 췌장이라는 장기가 아예 존재하지도 않는다. 그래서 그것을 비장이나 신장에 포함시키기도 하고 명문이나 삼초(三焦)로 보기도 하는데, 실상 췌장은 그 구조와 기능, 발생과 위치를 다른 장기에 포함하거나 대체할 수 없는 중요하고도 고유성 높은 독립 장기이다. 그러므로 그간에는 췌장이 없으니 진단도 없고 질병도 없었다.

췌장암은 발견하기가 어려운 것이 아니고, 사고방식이 거기서 멀어져 있기 때문이다. 췌장암이 치명적임은 사실이다. 배가 아프고 눈이나 피부가 노랗게 되고 체중이 떨어지고, 자주 피곤하고 소화 장애가 지속되는 경우에는 췌장에 한번쯤 관심을 가져볼 필요가 있다. 췌장암은 진단이 쉽고 빨리 발견하면 죽는 병이 아니다.

췌장의 주요 소화효소와 호르몬

소화효소	기능
아밀라아제	녹말 → 엿당
리파아제	지질 → 지방산과 글리세롤
뉴클레아제	핵산 → 뉴클레오티드
트립신	단백질 → 펩타이드(효소원의 활성)
키모트립신	단백질 → 펩타이드
카르복시펩티다아제	펩티드 → 펩타이드와 아미노산
호르몬	**기능**
인슐린	탄수화물 대사에 관여
글루카곤	단백질과 지방 대사에 관여

(자료: 《The Science of Biology》)

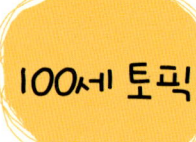
100세 토픽

우리나라 사람들의 스트레스 요인과 점수

자식 사망	74점	유산	38점
배우자 사망	73점	임신	37점
부모 사망	66점	입학이나 취직 실패	37점
이혼	63점	가출하거나	
형제 자매 사망	60점	군대 간 자식의 귀가	36점
해고나 파면	50점	새로운 가족의 등장	36점
친한 친구의 사망	50점	가족 내 환자 발생	35점
결혼	50점	주택이나 부동산 구입	35점
결혼 약속	44점	시댁이나 처가 혹은	
중병이나 중상	44점	일가친척과의 불화	34점
정년퇴직	41점	학업의 시작이나 중단	34점

* 한해에 200점이 넘는 사람은 암이나 질병에 걸릴 확률이 아주 높다.

(자료: 서울대병원 정신과)

아랫배가 냉하면 자궁암 걸리나요

여성은 나면서부터 수백만의 적을 갖고 있다.
그것은 바로 바보 같은 남자들이다.
W. 에셴바흐

아프로디테는 미의 여신이다. 로마식으로는 베누스, 영어식으로는 비너스라 부르는데, 관능적인 사랑과 미를 강조하는 표상이 되었다. 그녀는 바다의 물거품 속에서 태어났다. 계절의 여신 호라이는 키테라 섬 기슭에 밀려온 아프로디테를 맞이하여, 어여쁜 옷을 입히고 보석으로 단장하여 신들의 잔치에 데려갔다. 이때 사랑의 신 에로스(큐피드)와 그리움의 여신 히메로스가 아프로디테를 따라다녔다.

모든 남성들은 그녀를 보기만 해도 그 아름다움에 빨려 들어갔다. 신들이 모인 가운데서, 헤라와 아테네와 아프로디테가 미를 겨루게 되었는데, 트로이의 왕 파리스는 아프로디테를 최고의 미녀로 판정한다. 그러나 이 최고의 미녀는 아주 못생긴 대장장이의 신 헤파이스토스의 아내가 되어야 했다. 얄궂은 운명인가, 아프로디테는 남편 몰래 유혈의 신 아레스와 사랑에 빠지는 등 수많은 염문을 뿌렸고, 또한 자신의 불륜과 애욕을 다른 여신들과 인간 여성들에게도 부여해준다.

그 후 애욕과 관련하여 걸리는 질병을 VD(venereal disease), '비너스의 병'라고 부르게 되었다. 지금도 산부인과에서 VD라고 하면, 남녀의 사랑과 연관되어 발생하는 질병을 통칭하는 용어로 쓰이고 있다. 그리고 크든 작든 아프로디테의 선물인 VD에 자꾸 반복 노출되는 사람은 그만큼 자궁암의 위험성 앞으로 다가서게 된다.

VD가 아니라도, 다른 작은 염증이나 이상이 자꾸 반복되거나, 너무 어린나이에 성 관계를 시작했거나, 난산 횟수가 많을수록 자궁암 확률은 높아진다. 불결한 생활습관, 이상한 성 습관, 무절제한 성생활도 마찬가지다. 성 접촉 파트너가 다수일수록 암에 더 잘 걸리는 것은 당연한 일이다. 접촉하는 남성이 또 다른 여성과 성 관계가 문란한 경우에도 위험성이 높아지며, 얌전한 남편과 평화롭게 사는 부인일수록 안전성이 높다.

이것들은 모두 염증이 반복되면 곧 암에 가까워진다는 공식임을 증명하는 것들이다. 그런데 그 염증이라는 것이 곧잘 냉증(cold)과 대하(leukorrea)로 나타나는 경우가 많다. 염(炎)이라는 글자는 불(火)이 두 개나 있어서 더 뜨겁고 열이 나야 할 텐데 왜 차가운 것이 아래로 흘러내리는가? 신체 어느 구석에 염증이 생기면 그것이 온몸으로 퍼져나가는 것을 막기 위하여 제어반응이 나타난다. 감기가 들었을 때 차가운 콧물이 아래로 쏟아지는 것이나, 자궁이나 질에 염증이 있을 때 냉이 흘러내리는 것은 모두 같은 이치이며, 인체가 질병을 막아내는 당연한 피드백 메커니즘이다.

바로 그 뭔가가 흘러나오는 것은 세균이나 헤르페스 또는 파포바 바이러스, 칸디다나 다른 곰팡이, 트리코모나스나 아메바, 기생충 등에 의한 염증에 대항하는 인체의 반응인데, 사람들은 가끔 원인 병원체를 제거할 생각은 안 하고, 아래가 냉하니 보약 먹고 따뜻하게 해주면 냉이 없어질 것이라는 허무맹랑한 공식으로 대응하며 시간을 보내다가 치료시기를 놓치고 너무 오래되어 암으로 변이되는 경우가 허다하다.

성병의 종류

병	미국에서의 발병률	원인	전염 방법
매독	80,000건/년	스피로헤차균 (Treponema pallidum)	성적 접촉(키스만으로도)
임질	800,000건/년	세균 (Neisseria gonorrheoeae)	점막으로 전염
클라미디아	4,000,000건/년	세균 (Chlamydia trachomatis)	점막으로 전염
생식기포진	500,000건/년	단순포진 바이러스	감염된 표면(점막이나 피부)
생식기사마귀	성병에 감염된 성인의 10%	인간 유두종 바이러스	성 접촉, 점막으로 전염
B형 간염	인구의 5-20%	바이러스	성 접촉 또는 수혈
골반염증	1,000,000건/년	자궁과 나팔관으로 이동하는 다양한 세균	성 접촉
AIDS	약 900,000건/년	HIV(HTLV)	생식기 내의 작은 상처나 수혈로 감염

(자료: 《The Science of Biology》)

이렇게 차차 변화하여 암으로 진행하면, 이를 정작 자신은 알아차리지 못하고 옆 사람이 먼저 눈치 채게 된다. 자궁암의 냉 대하는 냄새가 매우 특징적이기 때문이며, 이것이 한참 더 진행되어 통증이 생기거나 혈성대하(bloody leukorrea)가 비쳐야만 비로소 본인이 알게 되는 수가 있다. 염증이나 냉이나 대하나 암이나 모두 다 한 선상에 있는 사건이므로, 평소에 자궁과 질의 염증에 관심을 가져야 한다.

코는 얼굴 가운데에 있어 콧물을 금방 알아차릴 수 있으나, 냉이나 대하는 무관심한 경우가 더 많다. 더군다나 이것이 염증반응이라는 의식은 별로 없고, 아래가 냉하여 나오는 것이라고 해석하면 더 큰 재앙으로 다가갈 수밖에 없다. 세상에 무엇이든지 차고 냉하면 더 굳어지고 흘러내리지 못하는 법이다. 오히려 뜨거워져야(炎) 흘러내리는 법이다. 그러므로 평소 스스로 청결한 위생관념을 갖고, 파트너 또한 청결하게 관리하며, 기분이 이상하면 곧 확인해보는 습관을 가져야 한다.

자궁암은 진단이 쉽고 치료 또한 어렵지 않으며, 치료 후에도 후유증이 거의 없어, 사망률이 가장 낮은 암에 속한다. 예전에는 여성의 권익과 중요성이 무시되고 목욕탕과 세탁시설이 미비하여 위생 또한 엉망이던 시절이 있었다. 그때는 여성암 사망 대부분이 자궁암이었다고 해도 과언이 아닐 정도였으나 지금은 아니다. 과거에는 여성 1위의 암이었으나 이제는 겨우 10위 이내에 걸려 있는 정도이다. 위생 관념이 더 철저해지고 여성의 지위 향상이 더욱 가속될수록 자궁암 발생 건수는 더더욱 떨어질 것이다. 하지만 암이 아니라도 그 전 단계까지만 가보는 것도 기분 나쁜 일임에는 틀림이 없다. 아프로디테도 되지 말며, 큐피드의 화살도 맞지 말며, 파트너와도 늘 깨끗한 상태로 접촉해야 한다.

원래 자연의 법칙에 순응하며 평화롭게만 지낸다면 자궁암은 점점 잊힐 것이다.

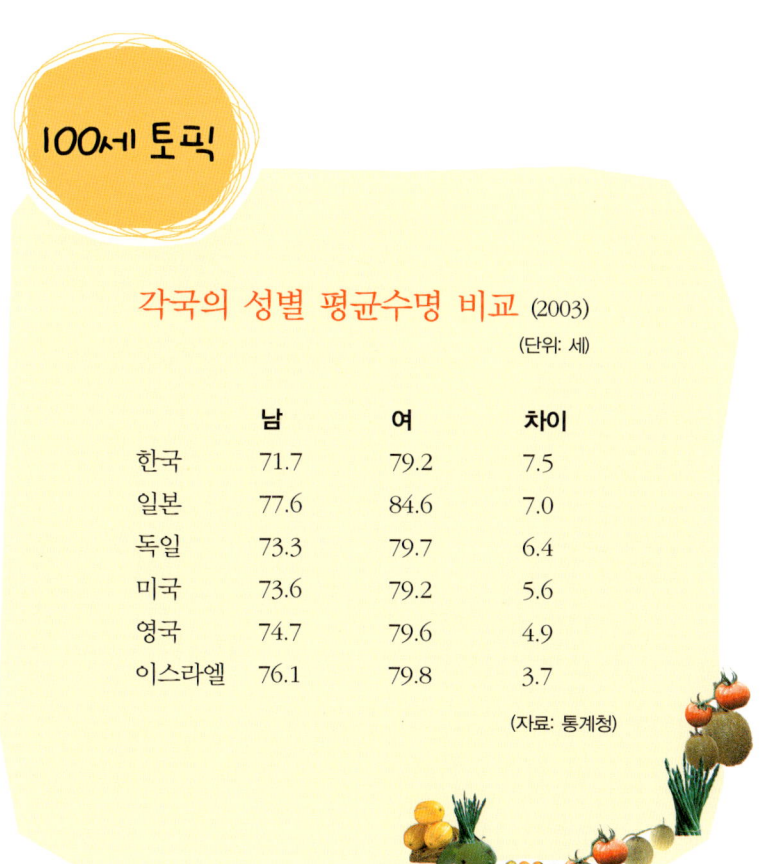

100세 토픽

각국의 성별 평균수명 비교 (2003)

(단위: 세)

	남	여	차이
한국	71.7	79.2	7.5
일본	77.6	84.6	7.0
독일	73.3	79.7	6.4
미국	73.6	79.2	5.6
영국	74.7	79.6	4.9
이스라엘	76.1	79.8	3.7

(자료: 통계청)

머리가 아프면 뇌종양인가요

머리가 아프면 온몸이 아프다.
세르반테스 《돈키호테》

　어느 날 깊은 밤중에 정신분석학의 대가인 프로이드에게 전화가 걸려왔다. 갑자기 정신이상이 된 사람이 있으니 곧 와서 치료를 해달라는 내용이었다. 깊은 잠에서 놀라 깨어난 프로이드는 화가 나서 수화기에 대고 소리를 지르다 서둘러 찾아갔다.
　그는 이전부터 알고 지내던 얀 스타인이라는 바이올리니스트였다. 촛불 속에서 흔들리는 그의 모습은 미친 것뿐만 아니라, 온몸에 고릴라처럼 털이 나고, 눈이 튀어나오고, 눈을 쉴 새 없이 깜박거리고 시선이 빠르게 움직이며, 며칠째 잠을 못잔 상태였다. 손가락 끝이 굵어져 바이올린을 못한 지가 반년이나 되었다고 울부짖었다. 프로이드는 얀 스타인이 뇌종양에 걸렸음을 금세 알아차릴 수 있었으나, 그 시절에 뇌라는 영역은 신성불가침의 성소였다.
　"한 오십 년만 더 살게나, 그때는 고칠 수 있을걸세."
　프로이드는 봉변을 당했음에 틀림없다. 그 후로 프로이드의 기록에서 얀 스타인에 관한 언급은 찾을 수 없었다.

    프로이드는 정신이상이 뇌의 비정상 활동이라는 정의를 내리고 많은 환자들을 진단하고 분석하며 치료도 하였으나, 뇌종양만큼은 도저히 종잡을 수 없는 영역임을 실토하였다. 그 이유는, 뇌종양이 발생한 위치와 크기에 따라서 그 증상이 너무나 다르기 때문이다. 대개는 두통

뇌에서 분비되는 호르몬

분비조직 분비샘	호르몬	주요 성질 또는 작용
시상하부	방출과 방출 억제 호르몬 옥시토신, 항이뇨호르몬	뇌하수체전엽의 호르몬 분비 조절 뇌하수체후엽에의해 저장과 분비
뇌하수체전엽: 샘 자극 호르몬	갑상선자극호르몬 부신피질자극호르몬(ACTH) 황체형성호르몬(LH) 여포자극호르몬(FSH)	티로신 합성과 분비 촉진 부신피질의 호르몬 분비촉진 난소와 정소에서 성호르몬 분비촉진 여성 난자의 성장과 성숙을 촉진
뇌하수체 전엽: 기타 호르몬	생장호르몬(GH) 프로락틴 멜라닌세포 자극호르몬 엔도르핀과 엔케팔린	단백질 합성과 생장을 자극 젖 생산을 자극 피부색소 조절 통증완화
뇌하수체 후엽	옥시토신 항이뇨호르몬(ADH)	근수축촉진 출산유도 수분 재흡수와 혈압 상승
송과선	멜라토닌	신체의 규칙성 조절

(자료: 《Human Biology》)

이 있으나 단독 증상으로 나타나는 경우는 매우 드물고, 보통 구토증과 안구부종이 함께 나타날 수 있고, 입맛을 모르거나, 청력이나 평형감각에 이상이 오기도 하며, 정신이상이나 기억력 감퇴가 더 먼저 나타나기도 한다.

어떤 종류의 뇌종양에서는 온몸에 털이 많아지거나, 손과 발가락이 더 비대해지거나, 체중이 급격히 늘어나거나, 소변량이 현저히 증가할 수도 있다. 또한 운동장애나 근육 무력증, 반사기능 저하, 균형감각 상실, 경직성 운동장애 등이 나타나고, 언어 장애와 시야 장애, 지각 장애, 입체 인식 불가능이 동반할 수도 있다. 두개골 내의 압력이 증가하여 혈류 장애를 동반함으로 두통과 불안, 불면증, 정신 장애가 나타난다.

뇌종양의 증상이 다양한 이유는 뇌가 곧 인체 오장육부와 몸통, 사지, 피부, 이목구비와 내분비기능 모두를 통솔하는 본부(HQ)이기 때문이다. 뇌의 해당 부서에 이상이 생기면 그 말단기관에서도 사단이 생기게 마련인 것이다. 뇌종양은 본래 소아기에 훨씬 흔한 종양이지만, 최근에는 성인 뇌종양도 증가하는 경향이다. 이것은 수명 연장과 감염증, 환경호르몬 및 다른 장기의 암 증가에 따른 전이뇌암 때문이다.

뇌종양은 뇌실질과 뇌를 둘러싸는 뇌막에 생기는 종양뿐만 아니라 폐암, 유방암, 혈액암, 임파암, 흑색종 등이 전이되는 경우도 포함한다. 다른 장기에 암이 생기면 간암, 위암, 폐암, 유방암이라고 말하지만 뇌에서는 뇌암보다는 뇌종양이라는 용어를 많이 쓴다. 두개골의 용적은 오직 뇌를 위한 공간이며, 어디로 더 넓어지거나 클 수 있는 여유가 없기 때문이다. 양성이든 음성이든 무조건 정상 뇌 조직을 압박하고 밀어서 뇌 본연의 기능에 이상이 발생하는 것이다. 종양의 현미경적 소견보다는 그 크기와 위치가 뇌압 상승과 두통의 우선적인 원인이 된다.

사람이 살면서 어찌 두통도 없이 지낼 수 있겠는가. 그러나 지레 짐작하여 암이나 중풍이 아닐까 걱정해서는 뇌압이 더 올라가고 두통이 더 심해져서, 뇌종양이 아닌데도 뇌종양과 유사한 증상이 조장될 수도 있다. 두통이 계속되면 진통제로 적당히 때우려 하지 말고, 그 원인을 알아보자. 원인을 알면 통증이 완화될 수도 있다.

두통의 가장 흔한 원인은 산소 부족이다. 우선 심호흡부터 열심히 하는 습관을 갖자.

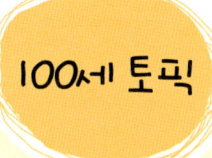

뇌졸중과 뇌종양의 전조 증상

- 한쪽 팔다리의 힘이 빠진다.
- 갑자기 발음이 어눌해진다.
- 중심 잡기가 어렵고 비틀거린다.
- 물체가 두 개로 보인다.
- 한쪽 얼굴이 갑자기 저리거나 먹먹하다.
- 갑자기 표현능력이 떨어지거나 말을 잘 이해하지 못한다.
- 치매증상이 나타난다.
- 한쪽 팔다리가 다른 사람 것처럼 느껴진다.

(자료: 미국의사협회)

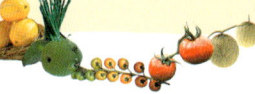

드라마의 주인공은 왜 백혈병으로 죽을까

목숨은 그 피에 있는 것이다.
〈구약성서〉

"사랑은 결코 미안하다고 말하는 것이 아녜요."

세상에서 가장 사랑스럽고 예쁜 여주인공이 백혈병으로 죽어가며 온 세상 연인들의 가슴에 애잔한 여운을 남긴다. 드라마 〈가을동화〉의 여주인공은 결국 백혈병으로 죽고 만다. 드라마 〈겨울연가〉에서 남자 주인공이 백혈병으로 죽게 될까 봐 사람들은 숨을 죽이고 바라본다. 저자가 알고 있는 몇몇 백혈병 환자들 역시 그 사랑이 남달리 돈독하였음을 알고 있다.

백혈병은 전조증상이 없다. 어제까지 건강하던 그이가 오늘 갑자기 백혈병이라고 한다. 상대를 괴롭게 할 틈도 없이 그저 조금 아픈 듯하거나 창백해져서 더 하얗고 더 가련하고 더 예쁘게 보이다가 그냥 소설처럼 종지부를 찍는다.

사실 백혈병(leukemia)은 연인들에게만 오는 것이 아니고, 소아기에 가장 흔한 암이다. 골수기능이 저하되는 노년기에도 찾아올 가능성이 높은 혈액암이지만, 요즘에는 나이와 상관없이 산발적으로 나타나며 최근 증가 경향을 보이고 있다.

백혈병은 그 종류가 매우 다양하여, 나이에 따라 발현되는 종류가 다를 수 있다. 그래서 어떤 백혈병은 한참 사랑을 나누어야 될 젊은이에게 찾아오기도 한다. 젊음은 도전과 자유, 모험과 불규칙을 들랑거린다. 어찌 피가 끓지 않겠는가. 어찌 피가 마르지 않겠는가. 건강을 돌볼 틈 없이 애태우는 마음속에 어찌 피가 타고 마르는 백혈병이 오지 않겠는가.

백혈병은 말 그대로 피 속에 백혈구가 많아지는 병이다. 백혈구 수는 원래 적혈구 수의 약 1/1000정도인데 그런 규칙이 깨어지는 것을 말한다. 그래서 백혈구만 많아지고 적혈구와 혈소판은 부족할 수밖에 없다. 적혈구가 적어지면 빈혈증(anemia)으로 산소운반 능력이 떨어지고 창백하고 가련해진다. 혈소판이 부족하면 지혈기능(hemostasis)이 떨어져서 쉽게 출혈되고 새파랗게 멍이 들고, 웃으면 입가에서 피가 나고, 딱딱한 걸 씹으면 잇몸에서 출혈이 계속되어 죽음에 이르게 된다.

백혈구도 숫자는 늘었지만 그 기능을 습득할 만큼 성숙되지 못하여 질병 방어능력은 떨어지고 염증에 노출될 수밖에 없다. 비록 초기에 발견하는 경우라 할지라도 이미 온몸에 퍼져 있다. 수술도 방사능 치료도 불가능한 유일한 악성종양이다. 그러나 다행스럽게도 백혈병은 모든 암 중에서 가장 치료해볼 만한 것이다. 10년 전까지만 해도 이것은 진단만 가능하고 치료는 불가능한 재앙이었다. 그래서 소설과 영화와 현실의 예쁜 여인들이 죽을 땐 몽땅 백혈병을 선택할 수밖에 없었다. 하지만 지금은 다르다.

이제는 효과가 매우 확실한 백혈병 치료약(chemotherapy)이 개발되어 있고, 골수 이식기술이 고도로 발전되어 그 치료율이 다른 암에 비하여 월등히 높다. 치료 후 5년만 살아남으면 거의 대부분 자기 수명을 다할 수 있게 되었다.

백혈병 예방법은 별다른 묘책이 없다. 평소 감기나 편도선염 같은 것을 소홀이 하지 말고 급격한 심리 변화나 생활을 조심하는 것뿐이다. 물론 방사선 노출이나 벤젠, 바이러스, 임파선 비대 같은 원인이 있을 수 있다는 것은 다른 암에서와 마찬가지이다.

그저 가끔 몸에 별다른 이상이 느껴지면, 현미경 잘 보는 의사를 찾아가보라. 그래야만 젊음과 사랑, 모험과 환희, 자유와 소설 같은 추억이 오래오래 살아남을 수 있을 것이다.

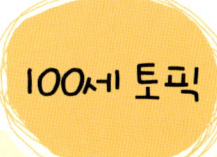
100세 토픽

암 환자 1년 진료비와 본인 부담액

(단위: 만 원)

암 종류	진료비	본인 부담
백혈병	1787	395
대장암	694	191
폐암	607	156
췌장암	580	147
유방암	563	187
위암	561	149
간암	542	137
자궁경부암	453	133

(자료: 국민건강보험공단, 2001년 기준)

암에 걸린다고 다 죽는 건 아니다

살아 있는 한
우리는 절망하지 않는다.
어니스트 섀클턴

인도로 가는 길, 사람들은 그 길 위에서 인도인이 되고 만다. 힌두교 최대의 성지인 바라나시에 베나레스 대학이 있다. 미국인 병리학 의사 콘웨이(Sanford Conway)는 인도를 여행하다 인도인이 되어 베나레스 대학에 정착하고, 이름도 '마하발람'으로 바꾼다. 그가 미국 펜실베이니아 대학에 근무할 때에는 체중이 너무 많이 나가고 두통과 관절통이 심하여 고생하였으나, 인도를 여행하면서 자신이 전혀 다른 우주에 와 있음을 알게 되었고 인도인이 되기로 결심하였다.

같은 대학 정신과 교수였던 그의 부인은 인도로 건너오지 않고, 전에도 늘 그랬던 것처럼 강하게 불평하며 빨리 귀국하라고 그를 닦달하였다. 그는 부인에게 편지를 써 보냈다.

"콘웨이는 죽었소. 나는 마하발람이오. 남편이 죽으면 인도에서는 '사티'라고 하여 아내도 같이 불 속에 던져지오."

그는 인도를 사랑하며 108세까지 살았다. 그는 죽기 전에 제자들에게 이런 유언을 하였다.

"내가 수일 내에 저승으로 갈까 하오. 힌두교의 장례법에 따라야 할 것이나, 그 이전에 내 몸을 완전히 부검하여 기록으로 남기고 세계병리학계에 보고한 다음 그것이 인정된 연후에 화장하여 갠지스강에 던져 주시오."

그는 정말 수일 내에 숨을 거두었다. 제자들은 주임교수의 명에 따라 철저히 부검하였다. 놀라운 사실이 나타났다. 임파암, 신장암, 간암, 대장암, 뇌종양, 부신암 등이 발견되었으나, 그 암들이 오직 각 장기 한곳에 국한되었을 뿐 다른 기관으로 전이되어 퍼져나간 흔적이 없었다. 신체 각 부위는 매우 청결하였으며, 정상 기능을 유지하다가 갑자기 멈춘 듯하였다. 이것은 20세기 중반 세계 암학회에 큰 논쟁거리가 되었다.

그러나 최근에는 그와 유사한 다른 보고들도 나와 있고, 학문적인 이해도 진척되고 있어 그것을 논쟁거리로 삼지 않는다. 사실 암세포는 전혀 색다른 외계인의 것이 아니다. 정상 세포가 살아남기 위해 세포분열을 수없이 반복하는 동안 그 성질이 잠깐 변화되어 생겨난 것일 뿐이다. 지금 이 순간에도 우리 신체 내에서는 단 일분 동안에도 수백만 번의 세포 분열이 일어나고 있다. 아무리 정교한 기계라도 수백만 개 중에 몇 개는 불량품이 만들어진다. 마찬가지로 우리 몸에서도 수백만 번의 세포분열 중에 불량 세포가 몇 개는 발생할 수밖에 없고, 이것을 암세포라고 부른다.

그러므로 인체 내에서는 하루에도 수많은 암세포가 생겨나는 셈이다. 그런데 왜 암에 걸리지 않을까? 우리 몸에는 항상 면역감시체계(immune surveilance system)가 작동되고 있어서 그런 불량 세포들을 곧 찾아 없애버린다. 이때 그 인체의 주인이 자신의 면역감시체계를 방해하는 절차를 행하게 되면 암세포는 제거되지 못하고 분열 증식하여 인체를 점령하는 떼강도가 되어버린다.

암은 순전히 각 개인의 생활습관에 달려 있다. 삶의 방식과 환경이 곧 암의 속성과 직결하기 때문이다. 다른 질병도 마찬가지다. 그런 것이 커가도록 여건을 조성할 때에만 신체는 질병의 구렁텅이로 밀려 떨어질 수 있다.

신체의 면역능력이 정상이면 암이든 병이든 생기지 않는다. 그러므로 특별한 원인도 없이 막연하게 계속 불편하다면 우선 자신의 면역감시체계의 이상을 확인해볼 필요가 있다.

그런데 면역이란 한 국가의 국력처럼, 얼른 한눈으로 파악하기 어려운 것이다. 오장육부 어느 장기가 커지거나 작아지거나, 없어지거나 새로 생겨나는 구체적인 사건이 아니다. 신체 성분의 미묘한 불균형일 뿐이다. 이것은 거시적 사태가 아니고 미시적이고 기능적인 사건이다. 크나큰 붕괴도 작은 균열이 누적되어 이루어지는 것이다. 암도 마찬가지다. 암에 걸린 다음에는 상대하기가 힘들다. 하지만 그 전에 상황을 교정하는 것은 쉽다.

정갈한 삶으로 나이든 사람은 암에 잘 걸리지 않는다. 그리고 혹시 암에 걸린다 할지라도 그것이 잘 퍼져 나가지도 않는다. 나이가 젊으면 암도 젊어서 더 빨리 진행되고 더 빨리 커가고 더 빨리 전이되어 더 빨리 죽음에 이른다. 노인이 암에 걸리게 되면 젊은이들보다 훨씬 더 천천히 진행되거나, 진행이 없이 그냥 존재할 뿐 전이가 되지 않고, 암과 싸우지 않고 마하발람 교수처럼 원하는 만큼 살아가는 경우도 많다. 세계의 백세인들 중 사후 부검결과 암이 있어도 삶에 전혀 지장이 없었다고 보고된 논문이 많이 나와 있다.

그렇다고 해서 젊은 사람이 암에 걸리면 무조건 다 죽는다는 법칙도 없다. 일찍 발견하여 치료하고, 삶의 방향을 정갈하게 유지하면 자신의 수명을 다하는 사례도 많이 있을 뿐만 아니라, 비록 젊어서 암이 발견되었을지라도 암세포의 방해 없이 일생을 잘 마치는 경우도 보고되고 있다.

한국인의 연령별 사망 원인(직접사인, 2000년 기준)

	1위	2위	3위
0세	출산사고	기형	유아돌연사증후군
1~9세	교통사고	익사	기형
10~19세	교통사고	자살	익사
20~29세	교통사고	자살	심장병
30~39세	교통사고	자살	간 질환
40~49세	간 질환	교통사고	뇌졸중
50~59세	뇌졸중	간 질환	간암
60~69세	뇌졸중	심장병	폐암
70세 이상	뇌졸중	심장병	당뇨

(자료: 통계청)

특별한 방법이 따로 있는 것이 아니다. 자연인으로서의 삶을 충실히 이행하는 것이다. 특히 잠을 잘 자야 한다. 인체는 깨어 있는 동안에 체성분을 소모하고 고장 내고 흐트러지게 하며, 잠자는 동안에 그것을 다시 보충하고 보수하고 개선하고 정리하여 원상태로 환원시킨다.

예전에는 "밤 12시(자정)가 되면 귀신이 나와서 사람을 잡아간다."고 하여 반드시 그 시간 전에 자야 하는 것으로 인식되어 왔다. 그러나 요즘에는 무슨 귀신 씨나락 까먹는 소리냐는 듯이 새벽 1시고 2시고 불규칙한 수면을 일관하며, 아침에는 힘들게 일어나 똑같은 생활을 반복한다. 그런데 실은 자정이 넘어 깨어 있으면 정말로 귀신이 나와서 생명을 조금씩 조금씩 잡아간다. 어느 날 다 잡아가고 나면 그날은 암에 걸리는 날이다. 그래서 모든 생명체는 기회만 있으면 잠을 자고 싶도록 조정되어 있는 것인데, 요즘 잘 나가는(?) 사람들은 생명 연장 장치인 숙면 시간을 아까워하며 자신의 생명을 점점 줄이고 있다.

죽지 않을 사람은 아무도 없으나 잠이야말로 죽음을 연기하는 최선의 방책이며, 암을 피해가는 비법인 것이다. 가장 자연스러운 것이 가장 건강한 것이며 또한 가장 아름다운 것이기 때문이다.

살아 있는 한 우리는 절망할 필요가 없다. 생명이 있는 한 희망도 있기 때문이다.

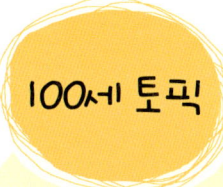
100세 토픽

잠이 부족하면?

한국인은 세계 3위의 올빼미족이다. 밤 12시 이후에 자는 사람이 68%에 달한다.

1위는 포르투갈(75%), 2위는 대만(69%)이다. 캘리포니아 대학 과학자들이 36시간 동안 잠을 못 잔 사람들의 두뇌를 촬영해보니 두뇌 구조 자체가 바뀐 것으로 나타났다. 전두엽은 기능이 정지됐고, 두뇌의 다른 부분이 대신 비정상적으로 많이 가동했다. 이런 상황이 장기화되면 IQ가 좋아지기는커녕 오히려 바닥으로 곤두박질친다!

(자료: 2005년 1월 주요 일간지)

백세청년으로 가는 데 진단이 필요할까

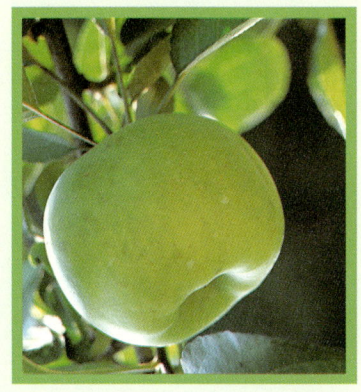

CT, MRI 꼭 할 필요 없다

더 큰 병원에는 더 많은 사망자가 있다.
R. M. 릴케

    여의도에 여러 채의 빌딩을 갖고 있는 강 사장(53세)은 훤칠한 키에 미남이었다. 그는 신체관리에 항상 열중하는 사람이었다. 매년 보약을 먹고 영양제와 간장약을 상시 복용하였다. 헬스클럽에도 다니고 골프 모임에도 빠지는 일이 없었다. 물론 1년에 두 번씩 종합검진도 받았다. 그는 최고라고 알려진 R병원 종합검진센터 정규회원으로 등록하여 매년 봄에 검진을 받았다.
    지난해에도 입춘이 지나자마자 종합검진을 받았다. 검진 결과는 지지난해와 같았다. 큰 이상은 없고 약간의 고지혈증과 다소의 지방간이 있다는 정도였다. 그러나 춘분이 지나고 이제 세상은 예쁜 꽃과 밝은 빛으로 단장했지만, 그의 몸과 마음은 왠지 무겁고 속이 쓰리고 원인 모를 짜증이 자꾸만 생겨났다. 그는 R병원에 다시 가서 재검을 받았다. 한두 달 사이였지만 간 기능 검사 결과가 조금 더 좋지 않게 나타나 있었다. 강 사장은 그 이유를 물었지만, 피곤하고 과음하면 그럴 수도 있다고 하면서, 더 자세히 알고 싶으면 CT촬영을 해보라고 권하였다. 원인만 알 수 있다면 뭘 못해볼까? 곧 서둘러서 이틀 후 CT촬영을 받았는데 결과는 그 다음 주에 보러오라고 하였다.

기다리는 동안 너무나 불안하여 거의 먹을 수가 없었는지 체중이 줄고 얼굴은 더 까맣게 변한 듯 했다. 결과가 나오는 날에 담당 선생님을 만났는데 대답은 간단했다. 별 특별한 이상이 없으니 신경 쓰지 말고 편히 쉬라는 것이었다. 그는 체중도 줄고 얼굴도 더 나빠졌는데, CT에서 확실치 않으면 다시 MRI라도 해보는 것이 좋지 않겠느냐고 자청하였다. 담당의사는 그럴 필요가 없다고 했지만, 본인이 원하여 또 MRI를 받았다. 결과는 똑같은 내용이었다. 겨우 그 말을 들으려고 그 큰돈을 내고 그 힘든 검사를 죽어라 받았던가!

그래도 강 사장은 다소 안심이 되어, 의사 선생님 말대로 그냥 신경을 끊고 즐겁게 지내기로 마음을 먹었다. 하지만 며칠이 지나자 다시 몸이 불편하였다.

몇 주 후 고향 중학교 동문회에 갔다가 옆 좌석에 앉게 된 의사 친구에게 자기 이야기를 했다. 그는 혈액검진을 받아보라고 권하였다.

"나는 매년 두 번씩 혈액검사를 하고 있지. 금년 봄에도 두 번이나 했는데 또 혈액검사를 해?"

강 사장은 이해할 수가 없었다. 친구는 현대의학에서는 혈액을 재료로 하여 수백수천 가지 항목의 검사를 할 수 있으며, 피를 뽑는 검사라고 해서 모두 똑같은 검사는 아니라고 하였다. 또한 이번에는 암을 초기에 진단해낼 수 있는 종양항원검진을 중점적으로 받아보는 게 좋을 것 같다며 혈액검사 전문병원으로 우리 병원을 소개해주었다.

강 사장은 혈액정밀검진을 받으러 왔지만 반신반의하였다. 혈액종합검진 결과 고지혈증과 지방간은 별로 걱정할 정도가 아니며, 간디스토마에 걸려 있고, AFP와 ALP2, TPA 등 간암항원 수치가 증가되어 있었다. 그래서 간디스토마가 오래되어 그렇게 나올 수도 있으니 간디스토마를 먼저 치료하고 2주 후에 간암항원검사를 다시 해보자고 하였다. 2주 후 검사 결과, 수치는 좀 더 높아져 있었다. 진단은 초기 간암일 수밖에 없었다.

초기 암은 그 크기가 매우 작아서 CT나 MRI 같은 거시적인 검사에서는 아직 보이지 않을 가능성이 얼마든지 있다고 설명하였지만, 그는 화를 벌컥 내고 병원 문을 박차고 나가버렸다.

그는 또 다른 병원에 가서 검사를 했는데 간암이 아니라도 그런 수치가 나타날 수 있으니, 술 담배 끊고 다시 검사하면 괜찮을 것이라고 했다며, 분명 암이 아닌데 암이라고 해서 말도 못하게 신경을 쓰게 했다는 둥, 암이 아니라고 밝혀지기만 하면 오진한 의사를 가만두지 않을 거라는 둥 불평이 들려왔다.

그렇게 봄은 지나가고 여름이 왔다. 한창 여름 휴가철이던 어느 날, 강 사장에게서 오랜만에 전화가 걸려왔다. 가슴이 덜컥 했다. 하지만 예상과 달리 휴가 언제 가느냐는 인사와 함께, 자신은 S대병원에서 간암치료를 받고서 몸이 매우 좋아졌고, 암을 초기에 알려줘서 새로운 삶을 살게 되었다는 반가운 소식을 전했다. 암을 조기에 발견하고 치료하였으므로 항암치료와 방사선 치료를 더 받을 필요가 없고, 정규적으로

암항원 추적 검진만 하라는 지시를 받았다고 했다.

강 사장은 한 달 후 혈액검사 결과, 간암항원 수치가 정상으로 떨어져 있었다. 지난여름부터는 일 년 동안 면역혈청학 검사만 받고 있을 뿐이다. 이제 그는 친구들에게 꼭 혈액정밀 검진을 받아보라고 권한다.

강 사장뿐 아니라 부자들일수록 몸이 좀 이상하다 하면 CT나 MRI 등 거시적 검사는 잘 받아보면서도, 정작 더 먼저 발생하는 미시적 현상을 진단하는 성분 정밀 분석이나 종양면역학 검사에는 관심이 없는 경우가 더 많다.

암은 그 종괴가 충분히 커져서 5~10밀리미터(암세포 수억 개) 이상으로 증식하여야 비로소 CT나 MRI 또는 내시경 등 거시적 검사에서 인지할 수 있다. 이것은 초기 단계의 암은 찾아낼 수 없다는 뜻이다.

그러나 현대과학의 초정밀분석능력은 밀리미터(mm)나 그램(g) 수준이 아닌, 마이크로미터(㎛, 10만 분의 1m)나 나노그램(ng, 10억 분의 1g)이나 피코그램(pg, 1조 분의 1g)은 물론, 팸토리터(fℓ, 1천조 분의 1ℓ)를 측정할 수 있는 수준까지 와 있다. 이것은 거시적인 검사나 육안으로 측정할 수 있는 크기의 수천만 분의 1밖에 안 되는 아주 미세한 세포군에서 질병 원인 물질을 추적하여 잡아낼 수 있다는 의미이다.

바늘로 소를 잡을 수 없는 것처럼, 몽둥이로 벼룩을 잡을 수도 없다. 질병의 상태와 정도에 따라서 적합한 검진법이 따로 있게 마련이다. 아무리 훌륭한 기계라도 만능이란 없다.

혈액검진은 CT나 MRI에 비하여 값도 싸고, 부작용도 없고, 반복검사가 가능하고, 신체 구석구석의 정보를 골고루 알아볼 수 있다는 것이 최대의 장점이다.

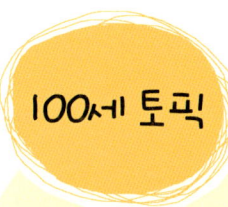
100세 토픽

굉장한 CT, 무서운 MRI

CT검사는 가슴 X선 촬영보다 수십만에서 수백만 배의 방사선을 피폭받게 된다. MRI에는 무려 10톤이나 되는 초강력 자석이 들어 있다. 보통 냉장고에 내장된 자석보다 수백수천 배나 더 강력한 것이다.

2001년 7월, 뉴욕의 한 병원에서는 MRI를 촬영하던 6살짜리 남자 아이가 금속제 산소 탱크에 머리를 맞아 즉사했다. 구석에 세워놓았던 산소 탱크가 움직이는 MRI 자석에 번개처럼 끌려가면서 아이의 머리를 강타했던 것이다. 2000년 뉴욕 주 로체스터 시 한 병원에서는 경찰관이 손에 쥐고 있던 권총에서 총알이 자동적으로 발사되는 사고도 일어났다.

미국에서 해마다 MRI를 촬영받는 환자는 약 천만 명이다. 이 가운데 수만 명이 크고 작은 사고를 낸다.

(자료: 2004, 12 주요 일간지)

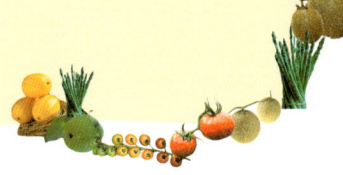

비싼 검사가 더 좋은 걸까

> 뜬세상, 뜬 명성은 금세 여기에 불고,
> 또 금세 저기에 불어 흔들리는 바람 한 자락.
> **A. 단테**

그녀는 빼어난 미인이었다. 그러나 콧대가 너무 높았던지 노처녀가 되고 말았다. 부잣집 외동딸인 G양(34세)은 몇 달 전부터 생리출혈량이 점점 더 많아졌다. 허리도 조금 굵어진 듯하여 걱정이 되었다.

늦게나마 몇 달 후로 결혼날짜를 잡아, 시집가기 전에 종합검진을 받아보고 싶었다. 검진 결과 백혈구 부족과 류머티스 인자 양성, 전해질 불균형 등이 있었으나, 그보다 더 큰 문제는 자궁이 임신 4개월 정도로 커져 있다는 것이었다. 이것은 결혼을 앞둔 여성에게 매우 난처한 문제였다. 본인은 임신 가능성을 절대 부인하였고, 혈액검사에서도 임신이 아닌 것으로 확인되었다. 면역혈청학적 암표지물 검사에서는, 체내에 다소의 평활근이 증가한 상태임을 확인할 수 있었으나, SCC나 CA125, AML-1, βHCG 등과 같은 자궁이나 난소 또는 다른 산부인과, 내과적인 암표지물은 음성으로 판명되었다.

암전문의가 암 환자를 암이 아니라고 진단하는 것은 치명적인 사건이 된다. 하지만 암이 아닌 것을 암이라고 진단한다면 그것은 더욱 치욕적인 사태가 되는 것이다. 암과 관련된 진단에는 항상 불안과 심사숙고가 따른다.

G양은 "자궁이 커져 있으나 암은 아니다."는 진단을 받았다. 임신 경험이 없는 자궁에 근육종이 생겨 커지는 경우는 매우 드문 일이지만, 어쨌든 그것은 전혀 불필요한 덩어리이고, 약으로도 없앨 수 있는 것이 아니었으며, 시일을 끌면 더 커질 수 있으므로 빨리 떼어내야 했다.

G양은 미혼으로 그런 진단을 받은 것이 참으로 부끄러웠다. 뭔가 다른 수가 있을 것만 같았다.

그녀는 H병원에 가서 푸념을 털어놓았다. 그곳 원장님은 여러 가지 기계로 진지하게 진맥한 다음에 신중하게 말했다. '자궁내막암'인데, 수술할 필요 없고, 3~6개월 동안 특수제조약과 침과 뜸으로 치료하면 완전히 없어질 수 있다고. G양은 수술 안 해도 된다는 말이 듣기에는 좋았으나, 결혼 날짜 때문에 3개월 이상이나 침과 뜸을 받아야 한다는 지시에 부담감과 두려움이 앞섰다.

그래서 이번에는 C병원으로 가서 큰돈을 내고 특진을 받고 다시 종합검진도 받았다. 거기서는 악성종양(malignancy)이므로 즉시 수술하지 않으면 위험하므로, 곧바로 수술을 위해 MRI 촬영을 하라는 지시를 받았다. 자궁과 난소 및 골반 내용을 모두 확인해봐야 함은 물론 복부 임파선에도 전이가능성이 있으므로 수술 범위 결정을 위해 반드시 MRI 검사가 필요하다는 것이었다. 더 이상의 질문과 설명은 용납되지도 않았다. 이게 무슨 날벼락인가, 처녀한테 생식기 암이라니! 그녀는 너무나 비참하고 억울하였다.

시집도 안 갔는데 골반 전체를 몽땅 들어내야 한단 말인가? 도대체 어떻게 이럴 수가 있는가. 처음에 암이 아니라고 진단했던 의사에게 따지러 갔다. 그래서 의사는 혈액정밀분석 결과를 다시 꺼내어 찬찬히 판독해보았지만 역시 G양의 몸 안에 그렇게 큰 암덩어리가 있다고 진단할 만한 근거를 찾을 수는 없었다. 다른 더 큰 병원에 가서 더 자세히 진찰 받아보라고 권할 수밖에 다른 도리가 없었다.

G양은 K병원에 가서 거금을 내고 다시 특진을 받았다. 결과는 C병원과 대동소이했고 더 자세히 알기 위해서는 1주 후에 정밀검진을 할 수 있으니 미리 예약하라는 말뿐, 더 이상의 설명을 들을 수 없었.

"아이고, 예약하고 기다리다가 사람 죽겠다!"

당장 죽겠는데 예약이 다 뭐란 말인가. 그녀는 또다시 큰집 언니와 친구 사이인 M병원 원장님을 찾아갔다. 그분은 면역혈청학 검진 내용과 자신의 검사 소견을 자세히 비교해본 다음에, 암은 아닐 수도 있지만 어쨌든 불필요한 덩어리임으로 제거할 필요가 있다고 G양을 완곡하게 타이르며, 자세한 설명과 여러 가능성에 대해 이야기해주었다.

G양은 그 후로도 여러 병원을 돌아다니며 돈과 시간을 낭비하다가 결국 M병원에서 수술하였다. 수술실에서 복부를 들여다본즉 자궁 한쪽 벽만 비정상으로 커져 있을 뿐 다른 조직은 깨끗하였고, 임파선이 커지거나 전이되었을 가능성은 전혀 없었다. 근종덩어리만 떼어내 조직 검사한 결과 그것은 흔히 있는 양성근종(myoma)으로 밝혀졌다.

불행 중 다행이었다. G양은 너무나 기뻤다. 악성종양으로 오인된 채로 불필요하고 무서운 검진을 받았거나 골반내강 전체를 긁어냈다면 어쩔 뻔 했는가.

어떤 검사를 받든, 사람이 기계 속으로 들어가든, 기계가 사람 속으로 들어가든, 혈액을 뽑아서 기계 속에 넣든, 아무리 비싼 검사이든지 간에, 진단이 그냥 기계 속에서 저절로 떨어져 나올 수는 없다. 즉 아무리 대단한 기계나 호화로운 시설이라도, 그것이 스스로 검사할 수 있는 것이 아니고 사람(검진전문의)의 지시에 따라 검사를 해낼 뿐이다.

먼저 어떤 검사를 해야 하고, 어떤 검사를 할 필요가 없는가를 선별해야 한다. 사람마다 상황마다 검사수치 결과마다 다르게 판독해야 할 필요성이 있다. 어떠한 성적이 나오든지 그 분야의 전문의가 주변 상황을 고려하여 정확히 판독함으로써 숨은 질병을 찾아내고 오진을 막을 수 있는 것이다. 어렵고 까다로운 질병일수록 기계나 값비싼 시설이 아니라 그것을 읽어낼 수 있는 사람이 정확한 판독을 할 수 있다.

검진이란 결국 상세한 설명을 듣고 싶어 하는 것이므로, 그 결과가 좋든 나쁘든 의심이 풀릴 때까지 격의 없고 친절한 설명에 정성을 다하는 것이 마땅한 일이다. 비싼 검사가 좋은 것이 아니고 설명을 잘 해주는 검진의가 최고인 것이다.

사람들은 종합검진을 받으면 무서운 질병이 발견될까 두려워 검진을 피하는 경우도 있다. 실상은 그것을 미리 알아낼 수만 있다면 이후에 발생할 심리적 경제적 시간적 손실을 미연에 방지할 수 있고 수명을 연장할 수 있다는 사실을 누구나 잘 알고 있다.

큰 병에 걸린 뒤 그것을 다시 원래 상태로 돌려놓는 것은 불가능한 일이다. 그러나 현재의 상태를 알아내어 미래를 교정할 수 있다면 그것은 곧 삶의 세월을 더 늘리는 일이다.

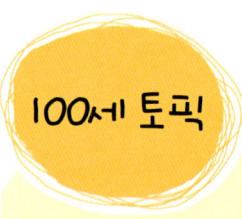
100세 토픽

암, 타액검사로 진단 가능하다

타액(침)을 통해 구강암과 유방암을 비롯한 암을 진단할 수 있다. 미국 로스앤젤레스 캘리포니아대(UCLA) 종합 암센터의 데이비드 웡 박사가 개발한 타액검사법은 두경부암(구강암, 설암, 후두암 등) 진단에 특히 효과가 있으며 유방암을 포함한 다른 암의 진단도 가능하다고 영국 BBC 방송이 보도했다.

웡 박사는 "타액 검사법은 타액 내의 단백질 유전 정보를 전달하는 메신저 리보핵산(mRNA)을 관찰하는 것"이라고 설명했다. 메신저 리보핵산은 유전자와 단백질 사이의 분자 매개체로 침에서 많이 발견되는 물질이다.

(자료: 2005. 2. 주요 일간지)

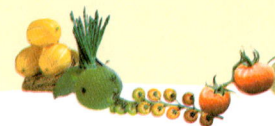

종합검진 A급인데 왜 암에 걸렸나요

많은 것을 알고 있는 자는 많은 것을 오해하는 자이다.
알바니아 속담

장 교수는 늘 A급이었다. 해마다 대학 부속병원에서 건강검진을 받으면 법대 동료교수들은 B급 판정을 받기도 했지만, 그는 늘 '정상'이라고 하여서 재검을 받게 되는 다른 교수들의 부러움을 샀다.

하지만 금년에는 자꾸만 짜증이 나고, 머리에 열감이 있는 듯하고 불안하여 검진통지서를 받자마자 얼른 종합검진을 받았다. 자신의 걱정은 기우였는지 판정은 역시 정상이라고 나왔다. 하지만 미열이 계속되고 가끔 잇몸에서 피가 나오고 목이 아팠다.

중고등학교 동창인 K는 몇 년 전까지만 해도 같은 대학 부속병원 교수로 근무했으나 퇴직하고 개원한 후 거의 만나지 못했고, 또한 장 교수 자신이 불편하기도 하여 오랜만에 그를 찾아갔다.

퇴근 후라서 병원에 다른 직원은 없었고, 친구인 K원장 혼자서 무슨 실험 같은 것에 몰두하며, 온 정신이 빠져 있었다. 장 교수는 한참 만에 인기척을 냈다. K는 매우 반가워하며, 장 교수의 얼굴을 뚫어지게 바라다 보았다.

"니, 어디 아프나?"

"글쎄, 체중이 좀 빠져서, 더 가뿐해질 줄 알았는데 요즘 몸이 더 무겁네?"

K는 장 교수에게 여러 가지를 묻고, 또 그의 증상을 잘 들으며, 여기저기를 만져보고 눌러보고 두드려 보았다. 직원이 아무도 없어 K가 직접 장 교수 혈액을 채취하여, 작은 유리 슬라이드 위에 바르고 시약을 떨어뜨리는 등 한참을 조작한 후 오랫동안 현미경으로 관찰하였다. K가 너무 진지하고, 잠깐의 침묵이 하루처럼 너무 긴 듯하여, 장 교수는 숨이 막혔다.

결과는 '골수성백혈병'이었다. 비교적 초기이고 요즘 좋은 약이 많이 나와 쉽게 치료할 수 있는 형태이므로 K는 걱정 말라고 하였지만, 장 교수는 어이가 없고 너무나 화가 났다.

"나, 엊그제 종합검진에서 A급 판정받았다."

"응, 그래도 마찬가지야, 거기엔 이런 검사항목이 없으니까."

"뭐? 그렇게도 죽을힘을 다해 종합검진을 받았는데, 이렇게도 쉬운 검사도 안 했단 말이야?"

"안 한 것이 아니라 종합검진 항목에 기재되어 있지 않은 것이지."

이튿날 장 교수는 종합검진을 받은 부속병원에 다시 가서 백혈병 검사를 하였는데 똑같은 진단이 나왔다.

장 교수는 법학자로서도, 사회정의를 위해서도 참을 수 없는 일이라 생각하여 자기 대학 부속병원을 상대로 법적인 고발 조치에 들어가 법정 싸움을 하게 되었다. 그 병원에 입원하여 치료를 받으면서, 그 병원을 상대로, 친구인 P변호사가 장 교수 대신 2년 동안을 싸웠으나, 그 책임은 아무에게도 없었고, 책임질 의사도 병원도 없었다. 그 검진은 처음부터 그렇게만 하도록 규정되어 있었던 것일 뿐이었다.

장 교수는 입원치료를 잘 받고 퇴원하여 교수로서 근무를 잘하고 있으나, 더 이상 해마다 내려오는 검진 통지서는 받지 않는다. 다른 사람들에게도 종합검진을 받는 것보다 잘 아는 의사에게 한 번 더 가서 상담하는 것이 더 중요하다고 역설한다.

왜 이런 일이 일어나야만 할까? 사람들은 적정성 여부와는 관계없이 큰 대학병원에서 비싼 검사를 받으면 최고인 줄로 알고 있다. 또한 그런 검사에서 이상이 없다고 하면 사람들은 그것을 곧 신체 전체에 아무런 이상이 없다는 뜻으로 받아들인다. 그러나 실상 그것은 실시한 검사 항목 내에서만 이상이 없다는 뜻이지, 검진자의 신체 내에 아무런 질병도 없다는 뜻은 아니다.

그런데도 장 교수처럼 유식한 사람까지도 이 사실을 착각하고 있다. 이런 검사로는 숨어 있는 질병이나 초기 암을 찾아내기 어렵고, 수명을 연장하는 데에는 아무런 도움도 되지 않을 것이다. 그러면 어떻게 해야 될 것인가. 정답은 의외로 단순명료하다.

누구나 똑같이 정해진 검사만 기계적으로 받거나, 증상과 관계없이 해마다 일률적인 검사만 반복하거나, 유행에 따라 남들이 좋다는 검사를 따라가 받거나, 비싼 것이 좋다고 유명한 검진센터에 수백만 원씩

내놓고 기다리는 등 자기 증상은 말해볼 틈도 없이 죽어라 힘든 검사만 받아본다고 해서 숨어 있는 질병을 찾을 리 만무하다.

정답은 장 교수가 이미 말한 바와 같다. 자기의 증상을 속속들이 잘 들어주는 의사, 검진 결과를 알기 쉽게 설명해주는 의사, 비싼 기계가 아닌 인간적인 대화가 통하는 전문의가 추천하는 검진이야말로 가장 값싸고 가장 필요하고 가장 정확하며 부작용이 없는 필요충분조건인 것이다.

또한 아무리 첨단과학과 컴퓨터 만능시대일지라도 기계가 모든 질병을 한꺼번에 찾아낼 수는 없다. 오직 전문가의 눈으로 직접 봐야만 알 수 있는 질병이 많다. 예를 들자면, 누구나 알고 있는 자신의 혈액형(ABO typing) 검사는 아직까지 어떠한 기계도 해낼 수가 없고, 오직 인간의 눈으로만 감별가능하다. 병원균을 배양하여 이것이 무슨 균인가 하는 것도 인간만이 감별해낼 수 있다. 백혈구의 구체적인 모양도 전문의가 직접 현미경으로 자세히 봐야지 기계로는 진단이 불가능하다. 백혈병이나 세균, 성병, AIDS, 당뇨병, 혈우병 등 수많은 질병들이 MRI로 찍어낼 수 없는 경우가 허다하다.

또한 똑같은 검진과 치료를 하는데도 의원과 병원과 거대 종합병원의 비용은 각각 다르다. 다른 정도가 아니라 몇 배씩 더 나가는 경우도 많다. 그런데도 사람들은 더 비싼 병원에 가서 더 힘든 검사를 받고 더 많은 돈을 내지 못하여 안달 나 있다. 큰 병원일수록 수많은 검사를 거침없이 해댄다. 그것이 진정 환자를 위한 것인지, 의사를 위한 것인지,

병원을 위한 것인지, 뭣 때문에 검사를 하는 것인지 설명조차도 안 해 준다. 환자들도 왜 그것을 해야 하는지 알려고도 않는다. 하라면 그냥 하는 것이다. 오히려 많은 검사를 받았다는 것에 뿌듯한 만족감마저 느끼는 사람도 있다. 비용은 물론 환자부담이다.

이렇게 큰 비용으로 큰 검사를 수두룩하게 하면 큰 병은 수두룩하게 나타나겠지만, 작은 병은 거의 발견할 수가 없다. 그것은 아직도 인간의 손과 눈과 지식과 판단을 요구하기 때문이다. 진리는 멀리 있어 도달하기 힘든 거대한 것이 아니고, 늘 가까이 있는 편안하고 우아한 것이 아닌가!

100세 토픽

암 치료의 순서

1. 치료보다는 예방 (Prevention)
2. 수술 요법 (Operation)
3. 항암제 요법 (Chemotherapy)
4. 방사선 치료 (Radiation)
5. 이식요법 (Transplantation)
6. 병용요법 (Combination therapy)
7. 대증요법 (Consevative therapy)

(자료: 서울 메디칼 랩)

면역 기능, 강할수록 좋은가요

> 자기 방어는 미덕이며
> 정의의 유일한 보루이다.
> **G. G. 바이런**

그녀는 아름답고 영특하여 아침 해처럼 눈부셨다. 한때는 미스코리아로 당선되어 모든 사람들에 선망의 대상이 되기도 하였다. 세계미인대회인 미스 유니버스에 한국 대표로 출전했으며, 세계 각국에 한국을 알리는 홍보대사로서 분주한 나날을 보내기도 했다. 영어도 잘하고 임기응변에 능했다.

그런데 해외여행만 갔다 오면 온몸이 붓고 두드러기가 나고 여기저기가 더 쑤시고 아프고 걷기가 불편하여 자기의 일을 다른 미스코리아에게 넘기지 않을 수 없었다.

그 찬란했던 나날들은 이제 20년도 더 지난 옛일이 되었다. 지금은 그녀를 미스코리아로 알아보는 사람이 없을 뿐만 아니라, 그 어느 구석에도 그 아름답던 흔적은 거의 찾아볼 수가 없다. 결혼 후 임신하기는 하였으나 몇 번씩 자연유산하였고, 늦게야 겨우 딸 하나를 얻었는데 그 애마저 자폐증이 있어 특수학교에 보내야 했으니, 그녀의 고통은 나날이 더 커져 갔다.

　사실 그녀는 고교 시절부터 날씨만 흐리면 관절통이 생겨났다. 생리가 있을 때도 온몸이 아팠다. 하지만 날씨가 좋으면 씻은 듯 쾌청함을 되찾을 수 있었고, 즐겁고 기쁜 일이 있을 때에는 통증을 잊고 지낼 수 있었다. 그러나 일정이 바빠지면서 몸이 더 나빠지기 시작했다.

　그녀는 자신이 미스코리아에 나가지 않았더라면 그렇게까지 심한 고통은 없었을 것이고, 무난하게 나이를 먹을 수 있었을 것이라고 말하였다. 또한 잘 알고 지내던 산부인과 선생님이, 이제 폐경만 되면 좀 덜 아플 것이니 조금만 기다리며 살라고 하였다 한다.

　그게 어찌하여 그렇단 말인가? 그 이유는, 그녀에겐 다른 사람보다 더 높고 강한 면역 기능이 있었기 때문이다. 그것을 '자가면역성질환'이라고도 한다.

　많은 질병들이 자기방어능력 저조로 인하여 생기기도 하지만, 또 어떤 사람에게는 그 방어능력이 너무나 예민하고 잘 발달되어 필요 이상 강한 반응을 나타냄으로 저절로 질병이 생기는 경우도 많이 있다.

　면역이란 원해 외부에서 체내로 들어오는 병원체나 이물질에 반응하여 그것을 사멸시키거나 중화하거나 배출시키도록 진화한 장치이다. 의학적인 정의로는 '자아와 비자아(self vs non-self)'를 구분하여, 비자아에게서 자아를 보호하는 기전이라고 한다. 이것은 하등동물에는 없고 고등동물로 갈수록 더 체계적으로 발전된 진영(system)을 갖고 있다. 모두 너무나 어려운 말이다. 도대체 비자아가 무엇이고, 체계적인 발전이 무엇인가?

비자아란 원래 자신의 신체 성분이나 자신의 에너지원으로 이용할 수 없는 물질을 말하는 것이지만, 그것이 개체에 따라 차이가 있어 문제가 발생하기 시작한다. 예를 들어 어떤 사람은 복숭아를 자아가 될 수 있도록 받아들일 수 있으나, 다른 사람은 그것을 비자아로 판정하여 두드러기가 나올 수도 있다. 이 두드러기가 바로 과민성반응(hyperisensitivity), 즉 면역이 필요 이상 너무 예민하고 강하게 발동하는 현상인 것이다.

아토피나 천식도 마찬가지다. 보통은 문제가 되지 않는 어떤 물질이나 환경에 지나치게 민감하고 강하게 반응을 나타냄으로 자기 스스로 만드는 면역성 질환이다.

면역이란 원래 둥글고 물렁한 공처럼 원만하고 융통성 있는 형태였을 것이다. 그러나 이것이 한두 번 과민반응을 나타내며 변형하다 보면 별 모양이나 밤송이 모양으로 바뀌면서, 어떤 부분에는 너무 깊고 빠르게 반응하고, 또 다른 부분엔 오히려 무감각해져서 정작 필요한 곳에 닿지 못하는 경우도 생길 수 있다. 이러한 변화는 괜히 생기는 것이 아니고, 몸을 너무 차게 다루거나, 감기에 자주 걸리거나 다른 감염증에 자주 노출되거나 스트레스를 자주 받게 되면 나타난다. 이렇게 변형된 면역 기능은 비자아뿐 아니라 비자아와 유사한 환경이나, 비자아로 오인된 자아에게까지도 공격을 퍼붓게 되고, 그것이 연습되고 누적되어 더 적극적으로 자아를 괴롭히는 경우가 생긴다.

이것을 자가면역성질환(autoimmune disease)이라 한다. 결국 면역 기능이 약하고 부족해서가 아니고, 강하고 높아서 생긴 질병인 것이다. 그 대표적인 것이 류머티즘성 관절염, 다발성경화증, 근무력증, 심상성 천포창, 반흔성낭창, 재생불량성빈혈, 용혈성빈혈, 궤양성대장염, 크론 씨병, 위축성위염, 갑상선중독증, 자연유산과 불임증 등이며, 최근에는 루푸스나 베체트병, 파킨슨병 등도 자가면역성 반응과 연관이 있는 것으로 보고 있다. 이것들은 자기면역 기능이 자기 몸의 일부를 적으로 간주하여 공격하는 현상이다. 외부에서 균이나 이물질이 들어와서 생겨나는 질병이 아니다. 그런데도 사람들은 무슨 약을 쓰면 면역 기능이 좋아진다거나, 어떻게 하면 면역력이 더 강해진다는 광고에 현혹되어

면역력 강화에 좋은 음식

면역력 강화 영양소	대표적 식품
엽산(Folic acid)	녹색 채소, 콩류, 과일류, 살코기
피리독신(비타민 B6)	생선, 돼지고기, 닭고기, 계란, 콩, 현미 잡곡류
비타민A (베타카로틴)	생선, 계란, 해조류, 당근 시금치 녹황색 채소류
비타민C	풋고추, 고추잎, 피망, 키일, 양배추, 시금치 등 채소류, 키위, 오렌지, 딸기 등 과일
비타민E	식물성기름, 땅콩, 잣, 호두 등 견과류
철(Fe)	살코기, 생선, 계란, 콩, 팥, 해조류, 푸른 채소
아연(Zn)	굴 등 패류, 육류, 가금류
마그네슘(Mg)	견과류, 콩류, 현미, 귀리 등 잡곡류
셀레늄(Se)	해산물, 살코기, 곡류, 우유 및 유제품

(자료: 삼성병원 영양상담실)

비싼 돈을 내고 소용없는 것들을 사서 먹고 바른다.

지금 곧바로 어떤 잡지든 건강 서적이든 펴보기만 하면, 면역력을 높여준다는 물질들을 대대적으로 광고한 물증 등을 얼마든지 볼 수 있다. 이것은 정말 잘못된 광경이다. 세상에 무엇이든지 적당해야 가장 좋은 것이다. 너무 과하면 부족한 것만도 못한 법인데, 요즘 사람들은 면역이라면, 무슨 보물처럼, 그것이 많을수록 좋은 줄로 알고 있다. 또 어디에 가면 면역세포를 늘려주는 주사를 맞을 수 있다거나, 면역 기능을 올려주는 요법이 있다 하여 우르르 몰려다니고 있다. 면역 세포인 T임파구를 증가시키는 약이나 요법이 있다고도 하며, T세포와 B세포 또는 NK세포나 M세포를 측정하여 교정할 수 있다고 광고하는 경우까지도 있다. 그러나 진실로 면역학을 깊게 공부하는 대학병원에서는 그런 치료를 하지 않는다.

옛날에는 T세포와 B세포 또는 M세포가 따로 있는 것인 줄로 알던 시대도 있었으나, 이제는 그것이 아니라고 밝혀진 지가 이미 오래되었다. 상황과 질병에 따라 각 세포는 수시로 변환 또는 치환되며 한 가지 기능에만 국한되지 않음을 알게 되었는데도 불구하고 오늘도 각종 광고에서는 면역세포를 개선해주겠다고 떠들고 있다.

면역이란 그렇게 몇 가지의 단순한 숫자놀음으로 그 힘과 능력을 표시할 수 있는 것이 아니다. 면역력이 어디에 따로 있는 것이 아니고 신체 전반적인 기능이 곧 면역력인 것이다. 숫자가 높으면 좋고 낮으면 나쁜 것도 아니고, 수많은 역할들의 균형을 이해할 수 있어야만 면역

기능에 대하여 논할 수 있으며, 인위적으로 간섭하여 교정할 성질의 것은 더욱 아니다.

　아무리 좋은 것이라도 너무 많아지면 병이 되는 것이다. 또한 어떤 기능이나 역할을 단순하게 숫자로 표시할 수 없는 경우도 참으로 많다. 자연스러운 것이 가장 안전하고 가장 강한 것인데, 잘 알지도 못하는 그것을 어찌 인간의 약물 따위로 조절하고 개조하여 더 좋게 만들 수가 있겠는가?

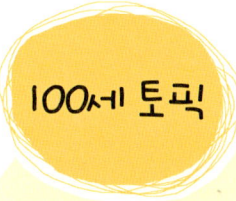
100세 토픽

적절한 햇빛은 암을 예방해준다

적당한 양의 햇빛은 전기의 빛과는 정반대의 효과를 갖는다. 암을 예방해주는 것이다. 그래서 적도에서 먼 지역일수록 암 발생률이 높아진다. 일조량이 적은 북유럽의 영국, 독일, 네덜란드, 오스트리아의 대장암 사망률은 10만 명당 16명이나 된다. 반면, 일조량이 풍부한 남쪽의 스페인, 그리스, 칠레, 멕시코, 미국 플로리다, 하와이의 대장암 사망률은 5.5~8.5명에 불과하다.
유방암 사망률도 전자는 26~29명, 후자는 12~15명이다. 전립선암, 난소암, 심장병, 당뇨병 환자도 북쪽으로 올라갈수록 많아진다. 햇빛은 많이 쬐면 피부암을 일으키지만 매일 10분 정도씩 장기간에 걸쳐 꾸준히 쬐면 오히려 피부암도 막아주는 것이다.

(자료: 《Leben bis 100》)

생명은 혈액 속에 숨어 있다

생명은 하나의 거대한 물결이다.
H. 베르그송

윌리엄 하비(William Harvey)는 인류 역사상 가장 훌륭한 100명에 하나로 꼽히는 인물이다. 그는 17세기에 세계 최초로, "인간의 피는 한 곳에 머무르지 않고 매우 빠른 속도로 온몸을 돌며 섞인다."는 이론을 학계에 발표하였다.

그때까지만 해도 피는 우리 몸속에 고여 있는 것으로, 몸속을 흐른다는 생각을 할 수 없었던 시절이었으므로 그의 이론은 허무맹랑한 것으로 간주되었다. 영국 의사들은 그를 이단자로 몰아붙였으며, 영국의학회에서는 그에게 발표를 철회할 것을 요구하며 불응 시에는 의사면허를 박탈하겠다고 엄포를 놓았다.

그러자 하비는, "자연을 변화시킬 수는 없다. 그것은 있는 그대로 받아들일 수밖에 없다."는 유명한 연설로 자신의 위대한 생물학적인 발견을 역설하였다. 그러자 그를 따르고 믿던 제자들과 단골이던 환자들까지도, 그가 이단의 피를 마셨다고 하며 그에게서 발길을 돌렸다.

그 당시 의사들은 환자가 아프다고 하면 '혈액이 상했기 때문'이며, 아픈 곳을 째고 피를 빼내는 사혈과 방혈(放血)을 한 뒤 어혈이 풀려났으니 병이 치료된 것이라 너스레를 떨던 인물들이 많았다.

하지만 이제는 누구나 혈액이 매우 빠른 속도로 혈관 속을 순행한다는 사실을 잘 알고 있으며, 그런 어처구니없는 일은 저지르지 않는다. 온몸에 퍼져 있는 혈관의 전체 길이는 10만킬로미터에 이른다. 혈관은 온몸 구석구석까지 산소와 영양물질을 운반하고, 노폐물과 독소를 실어나르는 신비의 터널로 몸속 최대의 장기라고 할 수 있다.

혈액순환 중 가장 중요한 역할은 적혈구의 산소 운반 기능이다. 이 기능이 단 몇 분만 중단되어도 그 이하 조직은 살아남을 길이 없다. 인체 내에서 혈액은 일분 동안에도 몸 전체를 일사불란하게 두세 바퀴씩(1바퀴 23초) 돌아서 균일하게 섞이는 특성을 갖는다. 그러므로 어디서 뽑아내든지 그것은 우리 몸속 각 장기의 현재 정보를 똑같이 공유하고 있다. 이제는 혈액을 통하여 눈으로 볼 수 없는 작은 변화까지 측정할 수 있게 되었다.

신체 어느 장기가 커지거나 작아지거나 부러지거나 그 모양이 변형되는 거시적인 질병은 옛날부터 용이하게 관찰할 수 있었으나, 당뇨나 간염, 빈혈이나 내분비장애, 성병, 열병처럼 형태의 변형 없이 오직 성분과 기능만이 먼저 변화하는 미시적 현상은 오직 혈액을 통해서만 발견할 수 있다. 정상인은 체중의 약 8퍼센트가 혈액이다. 즉 5000~7000시시의 혈액이 순환하고 있다. 그중에서 50~60시시는 매일 제거되고 또 그만큼 새롭게 다시 생산되기에 그중 수십 시시를 뽑아 검사하는 것은 하등의 문제가 되지 않는다.

혈액의 혈장 성분 속에는 현대과학으로 밝힌 것만 해도 수천 가지 성분이 포함되어 있으므로, 이론상으로는 가히 수천 종목의 검사를 실시할 수 있다. 우리가 흔히 알고 있는 간기능, 간염, 신장 기능, 당뇨병, 호르몬, 고지혈증, 효소, 면역, 항원, 항체, 내분비, 약물중독, 중금속중독, AIDS 등 수도 없이 많은 질병들이 오직 이 혈장 성분을 통해서만 발견할 수 있다. 혈액정밀분석검사처럼 여러 정보를 값싸고 부작용 없고, 손쉽고 정확하게 섭렵할 수 있는 또 다른 방법은 없게 되었다. 물론 혈액 하나로 모든 질병을 전부 진단할 수 있다고 말하기는 어려우나, 흔히 말하는 '질병'이라고 하는 것들, 특히 거의 모든 성인병, 즉 생활습관병들은 오직 혈액을 통해서만 그 진단이 가능한 것들이다.

초기 암 역시 혈청면역학적 검사로만 발생 유무를 알아낼 수 있다. 암은 그 세포수가 10억 개는 되어야 1센티미터 직경을 이루며 이때 비로소 CT나 MRI에 발각될 수 있다. 이때는 이미 전이되었을 수도 있다. 하지만 암세포가 훨씬 적은 초기에는, 정상 세포에서는 나오지 않는, 암세포 특유물질인 단일클론성항원(monoclonal antigen) 등을 내보내게 된다. 혈청면역학 검진에서는 바로 이것을 검출하여 초기 암의 진단이 가능한 것이다.

피를 뜻하는 영어 blood는 '기질, 성품, 혈통, 가문'의 뜻도 함께 있다. 혈액 속에 가계의 특성이 담겨져 있고, 그것이 대대로 이어 전해지기 때문이다. 가계의 특성에는 얼굴, 체격, 성격, 소질 등 수많은 요소가 있다. 그중에서 얼굴 하나만 해도 지구상 수십억의 인구 중에 똑같은 모양은 하나도 없다. 이처럼 혈액 역시 사람마다 그 내용이 다르고, 상황마다 엄청난 양의 정보를 표현하고 있다.

현대과학은 혈액 속에 담긴 수천수만 가지의 정보를 물리적, 화학적, 기술적으로 밝혀내고 있다. 사실 혈액 속에는 그 사람의 거의 모든 정보가 담겨 있다고 해도 과언이 아니다. 오장육부 모든 조직의 상태와 상황이 반영되고 있음은 당연한 일이다. 따라서 몸속 모든 이상 유무와

혈액의 성분과 작용

성분	작용	특성
적혈구	세포에 산소를 공급하고 이산화 탄소를 가져오는 가스 교환을 한다.	적혈구 무게의 약 3분의 1은 헤모글로빈이다.
과립구 임파구	세균이나 이물질을 공격하거나 그 활동을 억제한다. 필요 없는 백혈구 성분이나 노폐물 등을 제거한다.	백혈구(과립구)는 다시 호중구, 호염구, 대식세포 등으로 나뉜다. 임파구에도 B세포와 T세포 등이 있다.
혈소판	상처 입은 혈관 부위에 모여 응고해서 출혈을 막는다.	유전적으로 혈소판에 이상이 있는 것을 혈우병이라 한다.
혈장	모든 세포에 물이나 염분, 칼슘, 인 등을 보급하고 노폐물을 가져다 버린다.	전체 혈액의 약 55%를 차지하고 있다. 각종 질병과 암 진단의 재료가 된다.

(자료: 서울 메디칼 랩)

질병상황을 혈액검사를 통하여 알아낼 수 있다는 사실 역시 당연한 절차인 것이다.

몸속에 혈액이 흐를 때에만 한 인간의 삶이 가능한 것이므로, 혈액이 온몸 구석구석의 비밀을 다 알고 있음도 지당한 것이다.

혈액이 곧 생명이며 목숨은 오직 혈액 속에 있다.

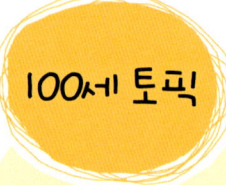

노화와 사망을 촉진시키는 요인들
(* 숫자는 감소되는 수명)

1. 당뇨병	7년
2. 흡연	7년
3. 과음	5년
4. 스트레스	5년
5. 고혈압	4년
6. 비만	4년
7. 운동부족	3년
8. 영양과잉 · 영양부족	3년
9. 고지혈증	2년
10. 수면장애	2~4년

(자료: 서울대 가정의학과)

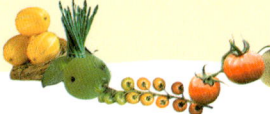

행복은 가장 좋은 자율신경조절제

> 육체는 연장이며 노예에 불과하다.
> **생텍쥐페리**

그는 베토벤〈피아노 소나타〉해석과 연주 분야에서 최고의 권위를 갖고 있다. 그의 부인도 한때는 유명한 성악가였고, 두 딸도 미국 줄리아드 음악원에 재학 중이다. 남들이 보기에는 가족끼리 얼마나 하모니가 잘 맞을까 생각하며 부러워할 수도 있겠으나, 사실 그는 지금 한국에서 혼자 살고, 아내와 두 딸은 이미 미국 사람이 된 지가 오래되었다. 부인과는 한국에 있을 때부터 사이가 안 좋아 서로 떨어져 사는 것이 차라리 더 편하다는 생각에서 별거하고 있다.

그는 늘 바빴으나 문득문득 고독하였다. 텅 빈 집에 들어가기 싫어 교수실 소파에서 새우잠으로 밤을 새우기도 하였다. 그러나 20대 때 독일 유학시절부터 무엇이든지 닥치는 대로 잘 먹던 식습관 덕에 체격은 빠지거나 흐트러짐 없이 잘 버텨왔는데, 언제부터인지 입맛이 없어졌다. 그것이 몇 주 지속되면서 체중이 빠졌으나, 그간 은근히 걱정하던 비만이 해소되는 듯하여 좀 더 기다려 보자고 생각하고 있던 차에,

갑자기 눈에 초점이 흐려지고, 음식을 먹으면 중간에 걸리는 듯하고, 만사가 귀찮고 매우 피곤하여, 강의는 물론 피아노도 칠 수가 없게 되었다.

결국 온몸이 말을 듣지 않게 되어 몇 군데 병원을 찾아갔으나, 특별한 진단은 없고 "피곤하여 그러니 쉬면 좋아질 것이다, 신경성 식도염이다" 하며, 견디기 어려우면 병원에 입원하라고 권유받았다. 입원하는 동안에는 조금 호전되는 듯도 하였으나, 퇴원 후 증상이 더 심해져서 또 여기저기 병원을 다니다가, 중학교 동창이 원장으로 있는 의원에 가게 되었다. 자세한 진찰과 복잡한 검진 후 친구인 원장은 '자율신경실조증'이라는 진단을 내렸다. 장 교수는 친구 병원에서 침 맞고 약 먹고 기치료도 받았으나 증상은 점점 심해지고 기력과 의욕을 잃어, 삶을 포기하고 싶은 생각까지 하게 되었다.

증상이 시작된 지 거의 2년이 지나서야, 장 교수는 HLA-B8 항원이 강 양성을 보이는 중증근무력증(myasthenia gravis)이라는 자가면역성 질환임을 진단받을 수 있었고, 진단이 옳으니 치료 또한 올바로 이뤄져 삶을 포기하는 상태에서 가까스로 벗어날 수 있었다.

장 교수에게 발병된 근무력증은 여자에게 더 많은 것이라서 진단이 늦어질 수도 있었으나 다행히 조기에 발견되었다. 그렇지 않고 여기저기에 돈 쓰고, 힘들고 무서운 검사를 다 받고도 진단이 안 되면, 신경성, 자율신경실조증, 내분비기능저하증, 혈액순환장애라며 불필요한 약이나 먹으면서 시간적, 경제적, 육체적인 손상을 더하는 경우가 더러 있다.

　세상에 자율신경실조증도 있을 수 있고 내분비기능저하증도 있을 수는 있으나, 정녕 그런 진단은 붙일 수 없는 법이다. 자율신경이상으로 오는 질병은 수십 가지요, 내분비기능이상은 수백 가지로 많고도 많은데, 그중에 어떤 기관이, 무엇 때문에, 얼마나 이상이 있는지를 구체적으로 증명해야 되는 것이다. 그저 '내분비기능저하'라고 해버린다면, '당신은 병 걸렸다'라는 말과 하나도 다를 바 없다.

　내분비기능저하가 없다는 뜻은 아니다. 오히려 앞으로 그것은 점점 더 많아질 것이다. 그렇다 해도 그런 용어는 쓸 수가 없는 것이다. 예를 들어, 당뇨병이 대표적인 내분비기능저하증인데, 그것을 당뇨병이라 하지 않고 내분비기능저하증이라고 해서는, 치료는 강 건너 불구경이 될 뿐이다. 미래엔 이런 병이 더 많아질 것이므로, 그런 용어가 남발되고 유행되는 것은 위험한 일이라 하겠다.

　특히, 현재 한국의 50대 이후 사람들은 어렸을 때 못 먹고 못 입고 보릿고개를 넘으며 가난하게 살아 왔다. 그로 인하여 오장육부의 발달이 부실하고, 더욱이 내분비기능이 미비한 상태로 나이가 든 후, 갑자기 잘 먹게 되어 당뇨병이 더욱 늘어나고 있다. 60대 이상 인구에서 미국과 일본은 당뇨병 유발률이 10퍼센트 미만인데 비해, 우리나라는 20퍼센트 이상으로 두 배가 넘으며, 매년 50만 명 이상의 당뇨병 환자가 새로 생겨나고 있다. 머지않아 한국에는 당뇨병 대란이 오고야 말 것이다. 현재에도 전 국민의 15퍼센트 정도가 당뇨환자이나, 머지않아 20

퍼센트에 육박하고, 자신이나 동료 중 몇 명은 반드시 당뇨병으로 고생하게 될 것이다.

이것은 보릿고개 세대는 물론이고 더 젊은 세대에도 예외가 아니다. 한국인의 곡식섭취량은 일본인의 2~4배, 미국인의 4~8배에 달하고 있다. 육체적 활동량은 감소되고, 혈당량은 계속 올라가고 있다. 이

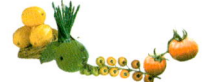

갑작스런 체중 감소는?

1. 2~5kg 정도 빠진다면 별로 걱정하지 않아도 되지만 그 이상 급격히 줄면 건강의 적신호다. 특히 당뇨병일 위험성이 크다.
2. 체중이 줄어들면서 갈증이 심하면 확실한 당뇨병이다.
3. 체중은 그대로 유지되면서 갈증이 심하게 생기면 갑상선 기능 항진증일 수 있다.
4. 기침과 미열이 계속되면서 체중이 줄어들면 폐결핵일 가능성이 크다.
5. 항상 피로를 느끼고 피부가 누렇게 변하면서 체중이 감소한다면 간에 이상이 생겼다는 신호일 수 있다.
6. 이 밖에 호흡이 가빠지고 몸이 부으면서 체중이 줄면 심장 질환이 아닌지 확인해봐야 한다.
7. 나이든 사람들의 갑작스런 체중 감소는 암의 초기 증상일 수도 있다.
8. 꾸준한 체중감소나 체중미달은 치매의 위험성이 높다.

(자료: 미국의사협회지)

것이 개선되지 않는 한 우리나라는 위암왕국에 이어 당뇨왕국의 명칭을 부여받아야 할 판이다. 당뇨병은 그 병 하나로 국한되는 것이 아니고, 만성신부전과 심장질환, 고혈압, 뇌졸중, 말초신경염, 시력장애, 피부질환, 치매 등으로 후유증이 세력을 뻗쳐서, 국민의료부담률 1위를 차지하게 될 수 있다. 당뇨병뿐 아니라 다른 내분비(호르몬)질환이나 자율신경계이상이 더 늘어날 수밖에 없다.

그러나 아무리 그것이 사실이라 해도, 이를 몽땅 싸잡아서 내분비기능저하증이나 면역기능저하증, 혈액순환장애, 자율신경실조증, 신경성이라고 하여 두루뭉술 인생을 낭비해서는 안 된다. 무섭고 크고 힘든 기계 속에 들어가면서 전혀 필요도 없는 검사를 하며 돈은 버리고 시간을 소비하고 치료시기를 놓치는 불행이 이어져서는 안 될 일이다. 그렇게 손에 잡히지 않고 눈에 보이지 않는 막연한 질병들이야말로 정말 더 확실하고도 구체적인 진단명이 필요한 것이다. 이현령비현령(耳懸鈴鼻懸鈴)식으로 막연한 진단과 막연한 치료로 맞서다가는 패가망신이 적격이다. 이에 적절한 호르몬 정량검사, 자가항체 면역검사, 미세성분 검출 등 혈액정밀분석을 통하여 올바른 접근이 이루어져야 조기치료가 진실로 가능하게 되는 것이다.

어떤 질병이든 반드시 원인이 있기 마련인데도, 그 원인을 찾지 않고, 그 증상이 곧바로 원인인 것처럼, 그 증상이 곧바로 진단명인 것처럼 오해해서는 안 된다.

길도 있고 방법도 있다. 그러나 진리와 진실이 유행하는 말들 속에 있는 것은 결코 아니다.

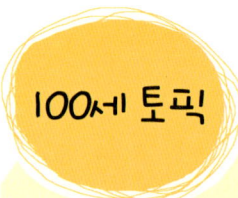

2050년엔 평균 150살까지 산다

오타와 심장연구소장 밥 로버츠 박사는 "과학 기술의 발달로 앞으로 100년 뒤 인간의 수명은 지금보다 2배로 늘어날 것으로 믿는다."고 밝혔다.

북미지역 최고의 심장병 전문의 중 한 명으로 꼽히는 로버츠 박사는 1900년 인간의 평균수명은 36세에 불과했지만, 2000년엔 80세가 됐다며, 100년 후에도 같은 추세를 보일 가능성이 있다고 내다봤다. 그는 인간 게놈 연구 성과로 수명 연장 시점이 앞당겨져 2050년에 평균수명이 150세로 늘어날 수도 있을 것이라고 전망했다.

(자료: 2005. 1. 31 주요 일간지)

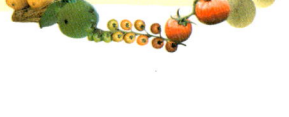

AIDS, 성병, 세균, 바이러스

> 인생은 병이며, 세상은 병원이다.
> **H. 하이네**

록 허드슨은 잉그리드 버그만과 함께 열연한 영화 〈무기여 잘 있거라〉를 통해 모든 여성들의 연인이 되었다. 엘리자베스 테일러를 두고 제임스 딘과 경쟁을 벌인 〈자이언트〉에서 그는 또다시 모든 미국인의 우상으로 떠올랐다. 그처럼 흠집하나 없게 생긴 미남이, 도대체 무엇이 부족하여 50대에 AIDS로 떠나가야 했는지, 지금도 그의 팬들은 그 사실이 믿기지 않는다.

천재들은 삶을 하직하는 순간까지도 종종 세상을 놀라게 한다. 여성 애찬가였던 모차르트와 슈베르트, 마네, 모네, 루벤스 등이 성병에 걸린 것은 이해할 수 있지만, 유명한 여성 혐오가였던 데카르트와 쇼펜하우어, 스피노자, 볼테르까지 성병에 걸려 단명하였다고 하니 정말 놀라운 일이다. 하지만 천재들이 모두 성병에만 걸린 것은 아니다.

러시아의 천재 차이코프스키는 콜레라에 걸려 절명하였고, 마케도니아의 영웅 알렉산더대왕은 말라리아로 세계대제국의 건설이 무산되었다.

지금도 문학소녀들의 가슴을 저리게 만드는 요절 시인 이상과 김소월은 결핵에 걸렸고, 한하운은 나병(한센병)으로 죽어갔다. 이제 선진국에서는 병원균에 사망하는 사례가 매우 드물지만, 지금도 지구 저편 제3세계에서는 병원균과 기생충 감염이 가장 높은 직접사인이다(가장 높은 간접사인은 기아이다).

인류 역사가 증명하는 인간의 가장 무서운 적수는 단연 천연두였다. 그러나 1776년 에드워드 제너의 우두 창시와 함께 이제 천연두는 지구상에서 완전히 자취를 감추어버렸다.

그리고 나병이나 결핵, 성병, 페스트, 콜레라, 폐렴 등도 1928년 알렉산더 플레밍의 페니실린 발견 이후 수많은 항생제의 출현으로 거의 사라졌고, 예방접종의 발달로 이제 사람들은 치명적인 감염성 질환에서 비켜가는 방법을 알게 되었다.

하지만 지금도 항생제에 잘 들지 않는 나병이나 AIDS처럼, 예방주사도 만들어내지 못하고, 병에 걸리면 장애인이 되거나 죽어야 하는 전염병들이 많이 있다. 왜 이런 전염병에 맞서는 예방주사는 못 만들어내는 것일까?

이런 세균들은 인체 내에서는 번식이 가능한 반면, 다른 일반 병원균처럼 실험실에서 대량으로 배양시킬 수가 없으므로, 예방주사를 만들 만한 균주 재료를 얻을 수 없기 때문이다.

또한 예방주사가 엄연히 있는데도 접종하지 않고 병에 걸려 시일을 오래 끌다가 결국 암에 걸리게 되는 경우도 많이 있다. 그 대표적인 것이 B형간염이다. B형간염을 오래 앓게 되면 간경화와 간암에 걸릴 수밖에 없다.

간암뿐만 아니라, 위암이나 자궁암, 기관지 폐암, 대장암 등도 우선 병원균에 오래 노출되어 염증이 지속되는 경우에서 대부분 암으로 변이되고 있다. AIDS 역시 처음에 감염증 형태이다가 나중에는 육종암으로 변형되어 사망에 이르게 한다. 그러나 이런 것들이 큰 암덩어리를 이루기 전에는 아무리 좋은 기계로 비싼 촬영을 해보아도 보일 리 만무하다. 그렇다고 원인 세균배양이 쉽게 이루어지는 것도 아니다.

인체 내에 들어온 세균이나 바이러스는 그들 자신의 대사산물이나 노폐물이나 흔적과 기미(scent)를 혈액 속으로 방출하므로 면역혈청학 검진을 통하여 원인세균과 바이러스의 실체를 증명할 수 있게 되었다. 또한 인체는 그들 병원체(항원)에 대항하는 면역반응(항체)을 나타내어, 바로 그 항원과 항체를 추출하여 정확한 진단이 가능하게 되었다.

아무리 과학이 발달하여도 온 세상 병원균을 다 박멸할 방법은 없다. 아니 과학이 발달할수록 인간은 병원균에 더 약한 존재로 전락하고 있다. 그러므로 지나친 결벽증은 오히려 더욱 자신을 치명적인 미약체질로 바꾸어버릴 수도 있다. 세균공포증에 시달리던 미국의 영화재벌이자 거대 항공사 회장이며, 〈플레이보이〉 잡지 발행인 하워드 휴즈는 지나치게 깔끔 떨다가 결국 굶어 죽었다.

몸속으로 병원체가 들어오지 못하도록 하는 것이 최선의 방책이겠으나, 자신도 모르게 침입한 병원균까지 얼른 알아보는 일은 쉽지 않다. 몸이 이상할 때 요란하고 유명한 검사에 매달리기보다는, 조용하고 편안하고 섬세한 검사가 더 필요한 경우도 많이 있다.

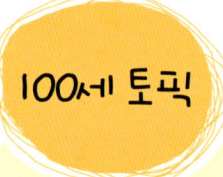

바이러스나 세균으로부터 인체를 지키는 시스템

피부: 세균의 증식을 억제한다.
입, 코, 기도의 점막: 재채기나 기침, 콧물 등으로 이물질을 배제한다.
소화관: 위액의 산이나 장내 세균 등으로 저지한다.
혈액: 백혈구 속의 대식세포나 호중구로 병원체를 배제한다.

(자료: 《감염성 질환 교과서》)

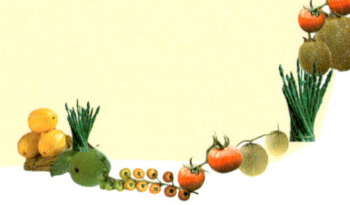

무슨 검사가 그렇게 많을까

병은 한 가지, 약은 천 가지다.
한국 속담

영국의 화가 윌리엄 터너의 〈해상의 폭풍우〉라는 그림을 보는 사람들은 그 현실감에 떨며 감탄을 아끼지 않았다. 〈타임〉지의 미술평론가가 작가에게 물었다.

"어떻게 이런 명작을 그리셨습니까?"

"예. 나는 폭풍우를 그리고 싶어서, 어부에게 폭풍우가 일거든 배에 태워달라고 부탁했습니다. 굉장한 폭풍이어서 겁이 나고 두려워 배에서 내리고 싶었습니다. 그러나 이미 자청하여 결박을 당하였고 소리를 쳐도 소용이 없었습니다. 폭풍우와 마주쳐 그것을 직접 느끼고, 폭풍우가 내 몸을 감싸 안고, 내 자신이 폭풍우의 일부가 되었던 것입니다."

그렇다. 세상에서 그 무엇보다도 값진 것은 경험에서 나오는 것이다. 모든 경험은 인간을 풍요롭게 하고 영혼의 깊이를 더해주지만, 체험이 없는 지식은 인간을 위태롭게 한다. 그래서 사람들은 경험을 얻기 위해 시간과 돈을 투자한다.

하지만 아무리 그것이 중요한 덕목이라 할지라도 경험하지 말아야 할 항목도 가끔 있다. 그 첫째가 감옥살이와 입원일 것이다. 만일 〈해상의 폭풍우〉처럼 병원을 경험하게 된다면 명작은 커녕 병신이 되고 말 것이다. 그래서 사람들은 그것을 경험하지 않기 위해서 갖은 노력을 아끼지 않는다. 하지만 아차 하는 찰나에 일이 꼬여 입원하는 경험을 갖기도 한다. 입원이 두려운 것은 병원이라는 공간 자체보다는 수도 없이 많은 검사 때문이다. 정말이지, 검사 종류의 명칭만으로도 수십 장의 기록이 필요할 지경에 이르렀다. 그러나 사실 이런 것들은 대부분 20세기 말경에 이르러서야 겨우 인간들에게 실험되기 시작한 것에 불과하다.

그렇다면 그 이전에는 병원에 검사가 없었을까? 그 이전에도 병원과 의사가 있었다. 따라서 진단과 치료도 있었다. 물론 오늘날처럼 그렇게 구체적인 진단은 어려웠겠지만….

그러나 작금의 현실처럼 그렇게도 무분별하고 겁 없이 많은 검사들을 진행하며 신체적, 정신적, 경제적 부작용과 손실을 유발시키는 전례는 존재하지 않았을 것이다.

이렇게 된 것은 병원과 의사들 탓만 있는 것은 아니다. 사람들이 적정성 여부보다는 값 비싸고 이름난 병원의 어마어마한 검사라야만 더 자세하고 정확하고 좋은 줄로 알고 있는 것이 가장 큰 문제이다.

"복잡하고 어렵고 아파도 눈으로 직접 확인해야 속이 시원하다."

"힘들어야 검사 받는 것 같다. 그래야 믿을 수 있을 것 같다."

사실 노련하고 경험 많고 실력 있는 의사는 그렇게 굉장한 검사를 잘 시키지 않는다. 검사 항목이 많아야 정확한 것이 아니고 꼭 필요한 검사 항목이 선택되어야 정확한 진단이 가능한 것이다. 훌륭한 의사는 환자와 함께 대화하는 시간을 오래 가지려 한다.

먼저, 의사가 환자를 잘 살펴본다. 이것을 시진(視診 또는 望診, inspection)이라 하며 가장 중요한 부분이다. 그 다음은 문진(問診 또는 聞診, history talking)이다. 환자의 말을 잘 들어보고 또 이것저것 상세하게 묻고 확인해봐야 하는 것이다. 그리고 촉진(觸診, palpation)이 있다. 여기저기 만져보고 맥도 짚어보고 눌러보고 아픈 곳과 안 아픈 곳의 차이점을 환자와 의사가 동시에 느껴 봐야 하는 것이다. 이어서 탁진(啄診, percussion)이다. 두들겨보고 그 반향소리를 듣고, 그 아래 장기 조직의 상태를 견주어 봐야 한다. 그리고 누구나 다 아는 청진(聽診, auscultation)이 있다. 선배 의사들은 청진기 하나만 가지고도 별별 질병을 훌륭하게 진단해내면서 청진기를 더 없이 기막힌 의료기기로 자랑스러워했다. 그런데 요즘은 그게 아닌 줄 안다. 검진(檢診, laboratory exam)을 해야만 진단되는 줄 알고 있다.

지금 이 글을 쓰는 저자는 검진을 전문으로 공부한 검진전문의이지만, 검진만이 만능인 것처럼 휘둘러서는 안 된다. 이것도 사실은 의사보다도 환자들이 한술 더 뜬다. 검진하지 않고, 청진까지만 해서 진단을 내면 엉터리 의사이고 시설이 형편없는 병원이라고 말한다. 환자들은 병원에 가려면 의사를 먼저 확인해야 하는데도 불구하고 그럴 마음은 거의 없다.

"그 병원에 그런 최신 기계가 다 있지요?"라고 먼저 묻고 기계가 확인되어야 그 병원에 간다. 점점 더 요란한 기계와 휘황찬란한 시설이 더 중요한 시대로 바뀌고 있다. 그래서 한국인은 인구밀도당 가장 많은 CT와 MRI와 PET와 라식 기계와 각종 첨단의료장비를 갖춘 나라가 되고 말았다. 하지만 한국의 의학 수준이 세계 최고라거나, 한국인의 평균수명이 세계 최고라거나, 한국인이 최고의 정력을 지녔다거나 건강하다는 기록은 어디에도 없다.

가능하기만 하다면 감옥과 병원은 경험하지 말아야 한다. 그중에서도 특히 크고 유명하고 굉장한 기계로 검사 받는 경험은 더욱 없을수록 좋은 일이다. 기계보다는 의사를 믿는 것이 최선이다. 그중에서도 환자의 말을 자세히 들어주고 쉬운 말로 설명을 잘하는 의사가 최상이다. 기계의 작품보다는 인간의 작품이 최고 명품이다.

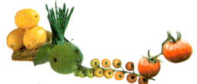

병원병 (Hospital Disease)

1. 입원하여 더 큰 병을 얻게 되는 경우
2. 불필요한 검사나 약물로 인하여 얻어지는 질병
3. 병원 환자나 환경에서 전염되는 질병
4. 사소한 이상을 과대평가하여 얻는 질병이나 불안한 상태
5. 큰 병원에 자주 출입하는 환자나 가족의 6% 정도가 이런 병에 걸리며, 그중 1%가 이 병으로 사망한다.

(자료: Harrison's Internal Med)

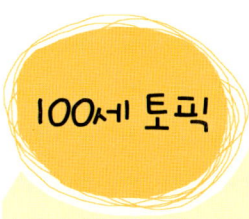
100세 토픽

미래에는 침과 소변으로 모든 질병을 진단할 수 있다

- 예방치료가 보편화되어 강력한 산화방지제가 출현한다.
- DNA를 완전 해독하여 질병을 미리 제압한다.
- 초 유전자를 조작하여 노화현상을 늦출 수 있게 된다.
- 식욕 조절제가 개발되어 비만이 사라진다.
- 뇌 조직 이식술이 발달되어 치매가 사라진다.
- 인공피부, 인공뼈, 인공혈액, 인공장기 등이 개발된다.
- 암세포만 골라 죽이는 세포가 개발된다.
- 모든 통증을 조절할 수 있는 메커니즘이 해결된다.
- 태아의 자궁 내 수술이 성공적으로 시술된다.
- 신체를 부분적으로 기계화하는 기술이 가능해진다.

(자료: Everyday Science Explained)

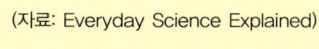

참고 문헌

《Incredible Machine》 National Geographic Society

《Stories behind Everythings》 Reader's Digest

《The Human Body》 Ferrington Davids, Reader's Digest

《The Sciesce of Biology》 Purves, Sinauer ass.

《Everyday Science Explained》 N. G. S.

《Living on the Earth》 Gilbert M. Growners

《National Geographic》 Jan 2004 ~ April 2005

《Foods that Fight Pain》 Neal Bernard, Three River Press

《Year Book of Cancer》 Hickery Clark, Medicine Publisher

《Medical & Health Annual》 Encyclopedia Britannica

《Journey into Body》 Davis Christopher, Saunders

《The Body》 Massao Tanoi, Diamond Inc.

《Leben bis 100》 Sigfsiend Meryn. Carl Ueberrento

《Color Subject》 Creon. Megapress Agency

《실크로드》 서울언론인클럽, 연합보도사

《대세계의 역사》 양병우 외, 삼성출판사

《원시에서 현대까지, 인류생활사》 리더스다이제스트 편집부, 동아출판사

《미래신문》 이인식, 김영사

《오지의 사람들》 연호택, 성하출판

《책 속의 책》 폴임, 우리문학사

《자연, 사람 그리고 한의학》 김명호, 역사와비평사

《세계상식백과사전》 리더스다이제스트 편집부, 두산동아

《상식 속의 놀라운 세계》 리더스다이제스트 편집부, 두산동아

《몸의 지혜》 셔윈 널랜드, 사이언스북스

《얼굴》 대니얼 맥닐, 사이언스북스

《내 몸을 망가뜨리는 건강 상식 사전》 김상운, 이지북

〈과학동아〉, 2004년 1월 ~ 2006년 1월, 동아일보사

〈리더스 다이제스트〉 2004년 1월 ~ 2006년 1월

Harrison's Internal Medicine 외 교과서 10여 종